心のお茶。大切な人へ

井上 泉

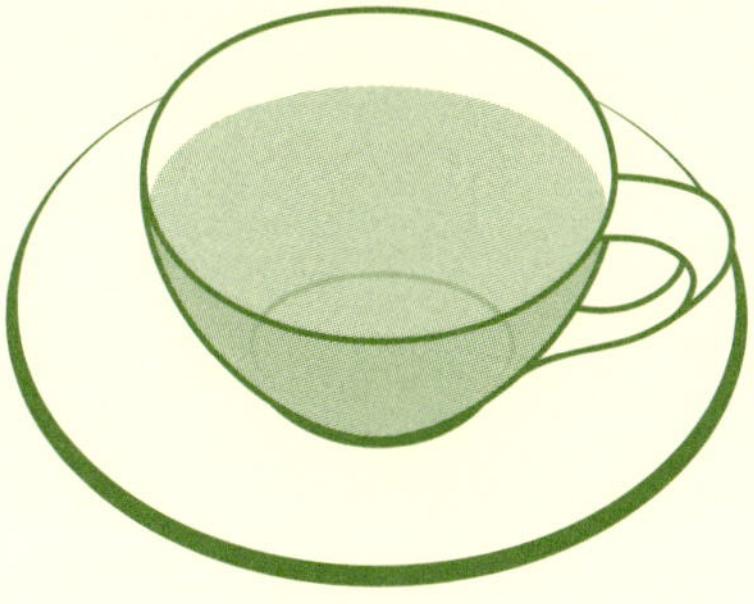

心のお茶。大切な人へ

はじめに

ハーブティーには古今東西、様々な自然療法やホームメディスンとしての働きがありました。しかし、一番の「薬効」は、お茶を淹れて差し出す温かな手や想い、眼差しではないかと思うようになりました。

そのことは、私がブレンドしたShihoというハーブティーが出来上がってから始まった様々な出会いやエピソードが教えてくれました。

お客様から、Shihoについての詳しい説明がほしいと言っていただき、小さなフォトブックを作りました。作っているうちに、「ハーブティーについてもっとお伝えしたい」という気持ちが湧いてきました。

地方都市に生まれ育った私は、小さい頃とても身体が弱く、食も細く、小学校低学年のときにはクラスメートから離れて給食を保健室に運ばれ、養護の先生の指導を受けながら少しずつ、時には泣きながら給食を食べていました。すぐに転んで、その時に作った傷はブクブクと泡立ち、いつまでも治りませんでした。小児科の先生には二桁の年になるまで生きられないかもしれないぞ、と言われました。そんな私が今のように元気になるきっかけとなったのは、その先生からご自身が連盟の役員をされているスケートを勧められたことでした。

日曜日の早朝、寒いリンクに立つと、慣れないスケート靴を履いた足はとても痛く、転ぶたびに真っ青なアザができ、やめたくてたまりませんでしたが、そのうちにちょっと上手に滑ることができるようになり、お腹が空くと朝食に出た苦手のヒジキさえも美味しいと思えるようになりました。結局スケートはそこそこ滑れる程度で終わりましたが、よく食べるようになり、それに伴って身体を動かし、どんどん元気になりました。

その頃の私は、誰でも身体を動かせばお腹が空いて沢山食べて元気になれる、そうシンプルに信じていました。

人は変われるか？ よく話題になりますが、多くの人はそう簡単には変われない、と思っておられるでしょう。でも私は思うのです。変わらない人なんているのだろうか、と。怒りっぽい人が穏やかな人になるとか、弱気な人が強気な人になるという極端な変化は難しいにしても、人は日々出合う出来事や出会った人の影響で少しずつ変化していくと思うのです。

私自身も、今日までに起こった出来事や出会ってきた人たちから影響を受けて、今の私があると思っています。少しずつ変化していくためには目の前に現れる様々な出来事に背を向けず、精いっぱい向き合って、沢山の人に会うことだと思うのです。そして言葉にはしなくても、家族や周りの人にその変化を伝えていけるのだと思っています。

若い頃、子育てをしていた頃、組織の中で働いていた頃、その時々で考え方も変わりました。後ほどお話ししますが、食の安全にこだわり過ぎた時期もあります。自分と違う人への敬意に欠けて、偉そうだったなあと恥ずかしく思う時代もあります。でもそれは全て過去のことであり、またその時代が今の私を育てたのだと思っています。

私のハーブとの出合いは、赤毛のアンに出てくるラベンダーという素敵な植物を目の当たりにした時です。想像以上の芳香と美しい紫色の花に圧倒されました。その頃から私の暮らしの中には常にハーブがあり、楽しいときも苦しいときもハーブの香りに癒されてきました。いつのまにか、そんな暮らしをみなさまにお伝えすることが仕事になり、もう20年近い月日が流れました。

どんなことも長くやっていると、特別だったことが当たり前になり、丁寧に伝えることも疎かになってきていました。そんな頃、Shihoというお茶を作ることになりました。それは、事故で亡くなった友人から依頼されていたオリジナルブレンドハーブティーでした。作る過程で沢山のことに出合い、多くの気づきがありました。ずっと思っていたことが一つ一つ言葉としてまとまりを持って私の前に現れてきた、という方が正しいかもしれません。

ハーブは私たちの身近にあり、誰でも生活に取り入れて豊かな暮らしを彩ることができるものです。ハーブ講師として様々な講座をしてきた私の経験から難しく考えず、初めての方でも取り入れやすくなるよう、具体的なお話をさせていただこうと思います。

また、よくいただくご質問にも答えさせていただきました。長くハーブに親しんでいると、こんなことは当たり前、と思い込んで省略してしまうこともあり、初めての方々の講座をさせていただくたびに、沢山の気づきをいただきます。

ここでは、最近流行りのスーパーフード的なハーブではなく、長く利用されてきたものだけをご紹介しています。

分類上必要な学名は記載していますが、ハーブのテキストとして書いたものでもありませんので、成分も多い順ではなく特徴的なものを抜粋してご紹介しています。

これからハーブのある暮らしを始めたい、暮らしに取り入れてみたい、大切な人へ伝えたい、そんな方への、私からの「お手紙」のような気持ちで書かせていただきました。

少しでも皆様のお役に立てば幸いです。

心のお茶。大切な人へ　目次

ハーブのある暮らし、　はじめませんか？

心のお茶

Shiho

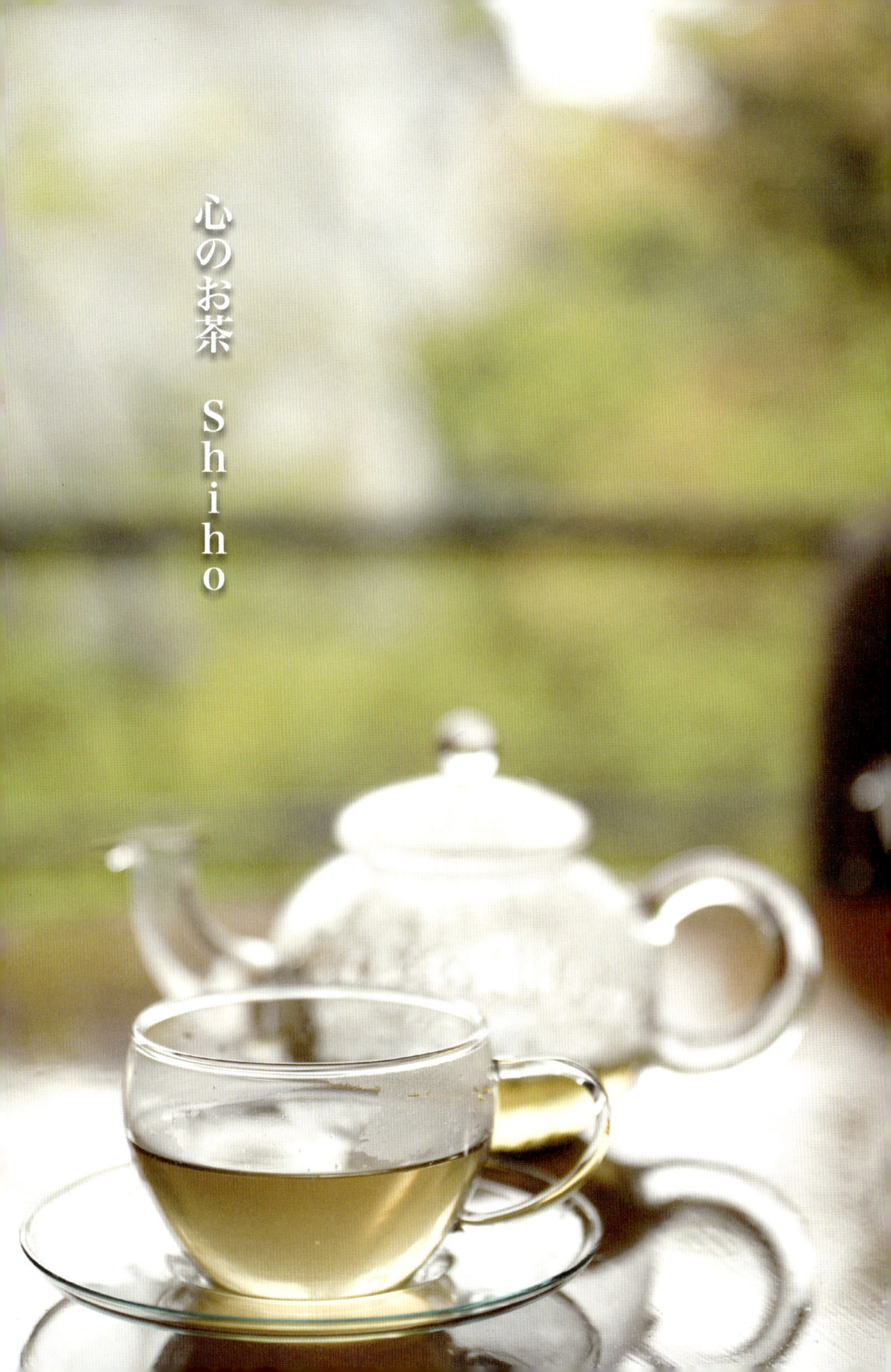

Shihoについて

まずは、私が作ったハーブティーShihoについて少しお話しさせてください。

２０１６年、５年越しのハーブティーが出来上がりました。亡くなった友人志保さんから依頼されていたブレンドハーブティーで、出来上がるまでの５年間、出来上がってからの３年間で、沢山のエピソードがあります。フェイスブックの友達に支えていただいて、１回限りのつもりで作ったハーブティーが定番商品になりました。

人工的な香料や添加物を避けている方には、久万《くま》高原のきれいな空気の中で育ったクロモジの葉とローゼル、無農薬の伊予柑皮のバランスを感じていただけると思います。そんなShihoの魅力に気づいてくださる方に支えていただいて、今があります。

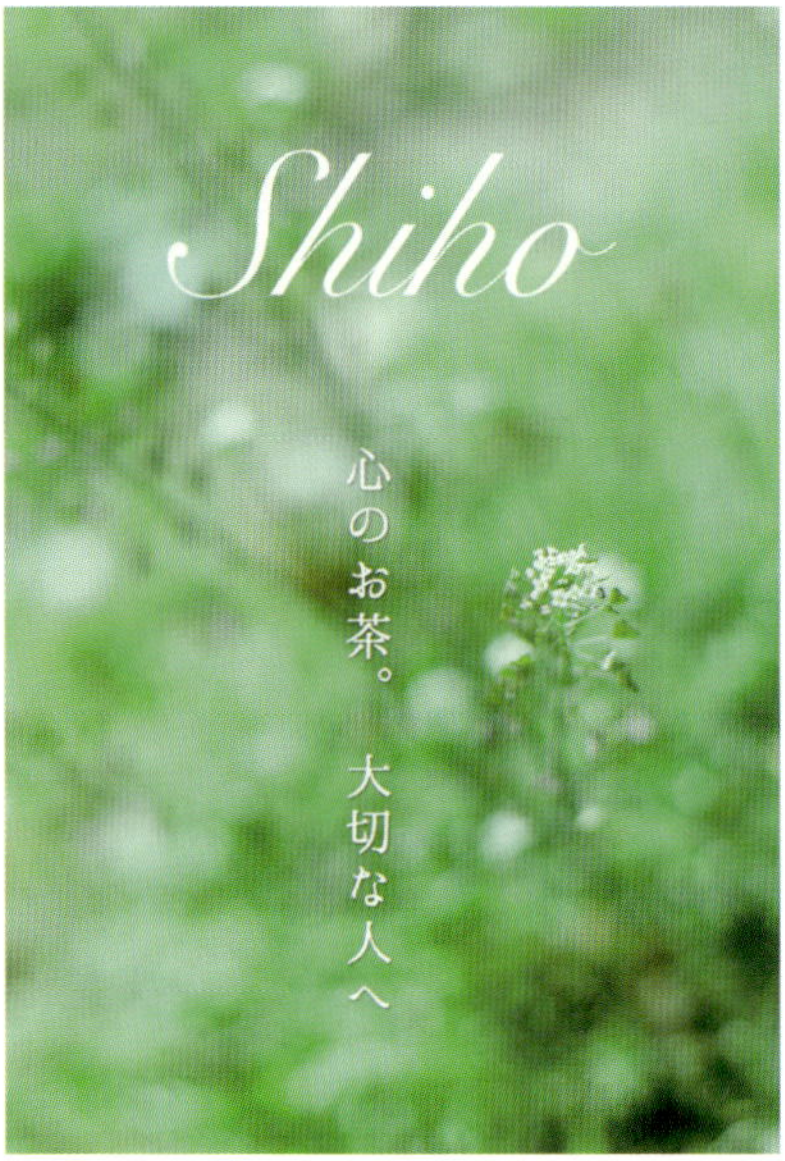

ラベルデザイン：熊 博之

先日、とても身近な方からこんな言葉をいただいて、とても嬉しく思いました。２日間でご自身のお母さんと義理のお母さんを相次いで亡くされ、すっかり落ち込んでいたある日、いつも飲んでいたShihoを淹れて飲んでみたら、今までとまったく異なり、弱った心と身体に、なんて優しく美味しいのだろう、と思われたそうです。

私も、誰かの言葉が胸の中で何度も思い出されて気になったり、就寝のタイミングを外してしまい、遅くまで眠れないときには、少量サイズのティーバッグを１００ccのお湯でゆっくり淹れて飲みます。すると、お腹の中に温かな光が入ったような心地よさが眠りを応援してくれます。私は普段ティーバッグを使わないのですが、これから眠ろうと思うときはなるべく簡単にと思って、眠りのためのサイズも作りました。

大切な人

このハーブティーの「大切な人」は、友人「志保」さんではありません。私がこのお茶を届けたかった人は、志保さんが亡くなるときにどんなにか心を残したであろうと思われる、二人のお嬢様です。

Shihoさんこと光田志保さんは、愛媛県松山市にある青果販売会社「八百甚」の社長として、粉骨砕身よく働く人でした。２０１１年1月に会社のシステムを一新し、店舗も改装して大きく羽ばたく準備は完了していました。広大なハーブ畑を用意して、無農薬にこだわり、きれいなハーブを収穫することができるようになっていました。

愛媛県産の美味しくて安全な野菜や果物を全国区にした

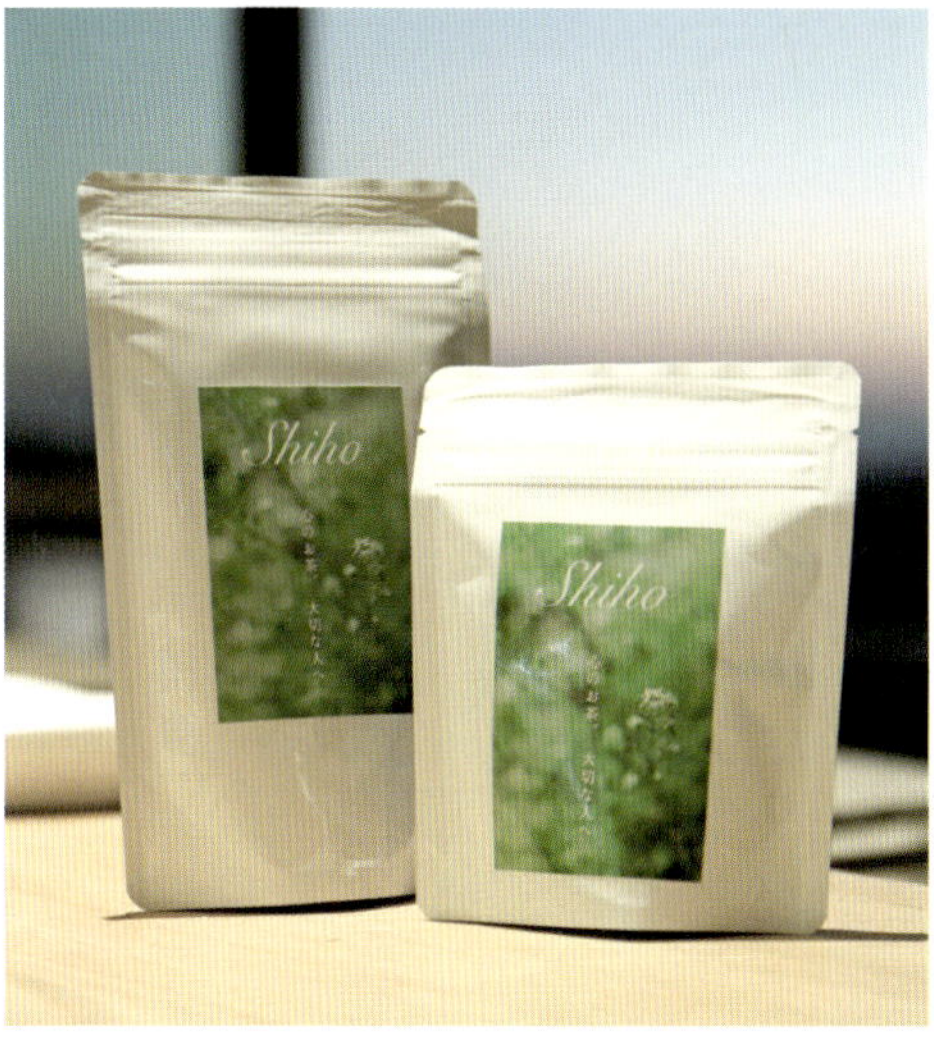

ハーブティー「Shiho」のパッケージ

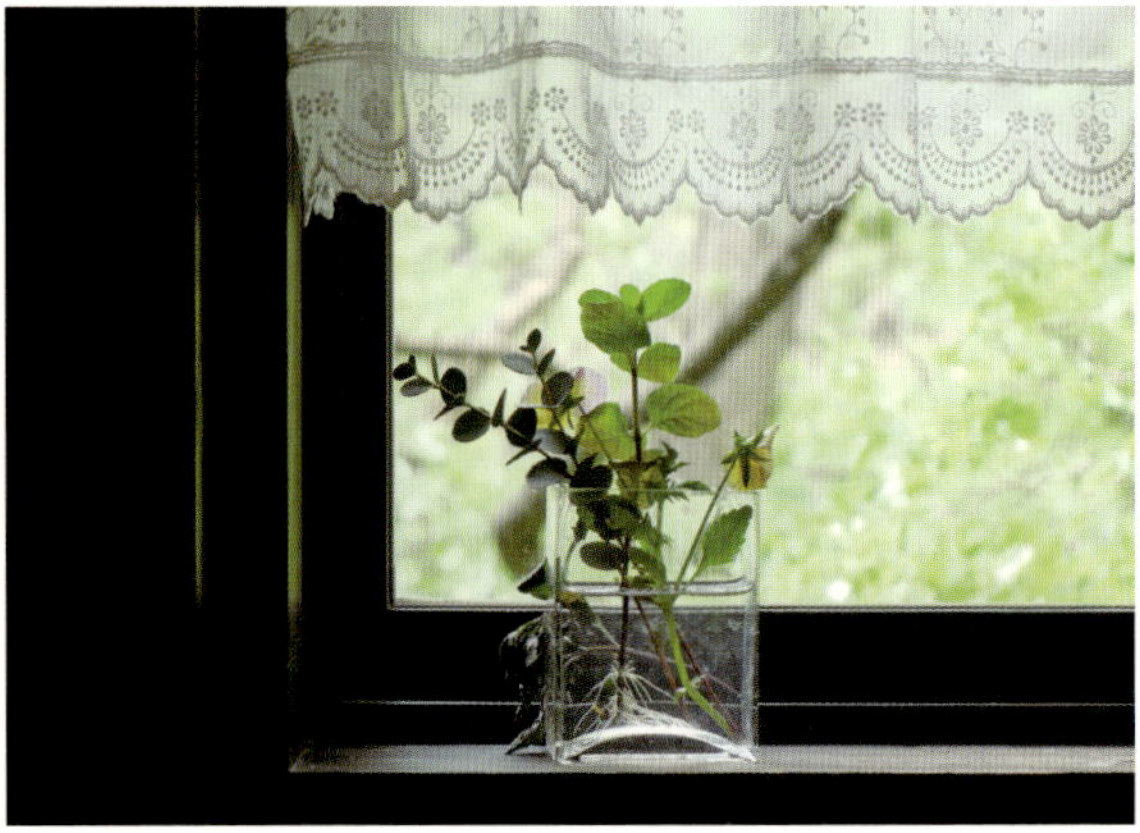

い、その思いで、あの日も仕事を終えてから、大阪での物産展に向けて雨の松山道を走っていました。
　出発前に、志保さんから連絡がありましたが、その時は気づきませんでした。事故が起こったのはそれから1時間後だったようです。着信に気づいて折り返しましたが、その電話は、志保さんが高速道路上の事故で亡くなられたときに、車内に残された鞄の中で鳴っていたようです。そのため、娘さんからいち早く連絡をもらうことができました。
　八百甚ブランドとして、第一号のハーブティーは、レモンバームをベースにした「ミセスメリッサ」と二人で決めていました。でも葬儀の日、私は本当に美味しいブレンドハーブティー「Shiho」を作りたいと思いました。そして、そのハーブティーをお嬢さんたちに届けるからね、と涙に霞んだ志保さんの遺影に約束したのでした。

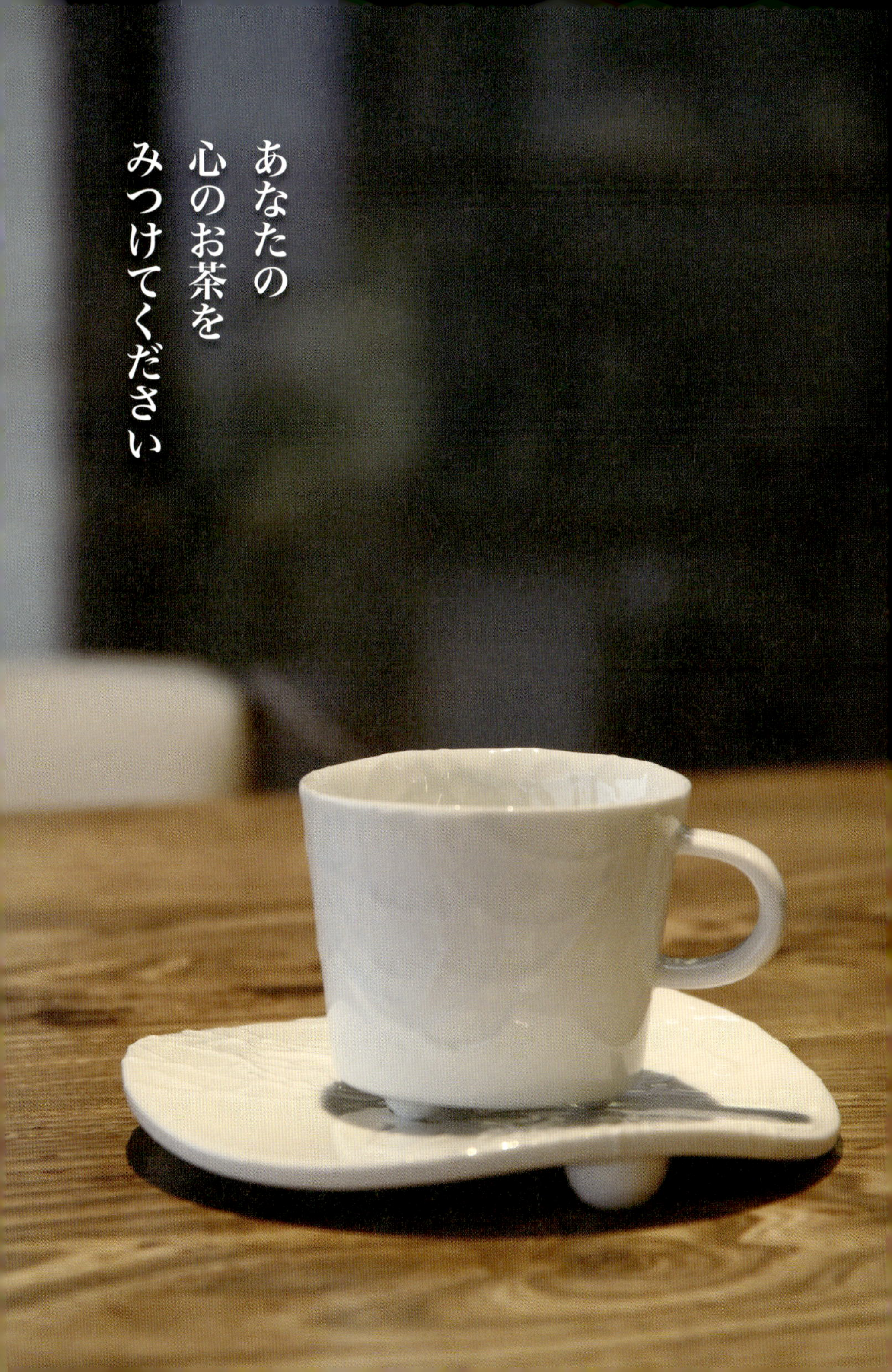
あなたの
心のお茶を
みつけてください

あなたの心のお茶をみつけてください

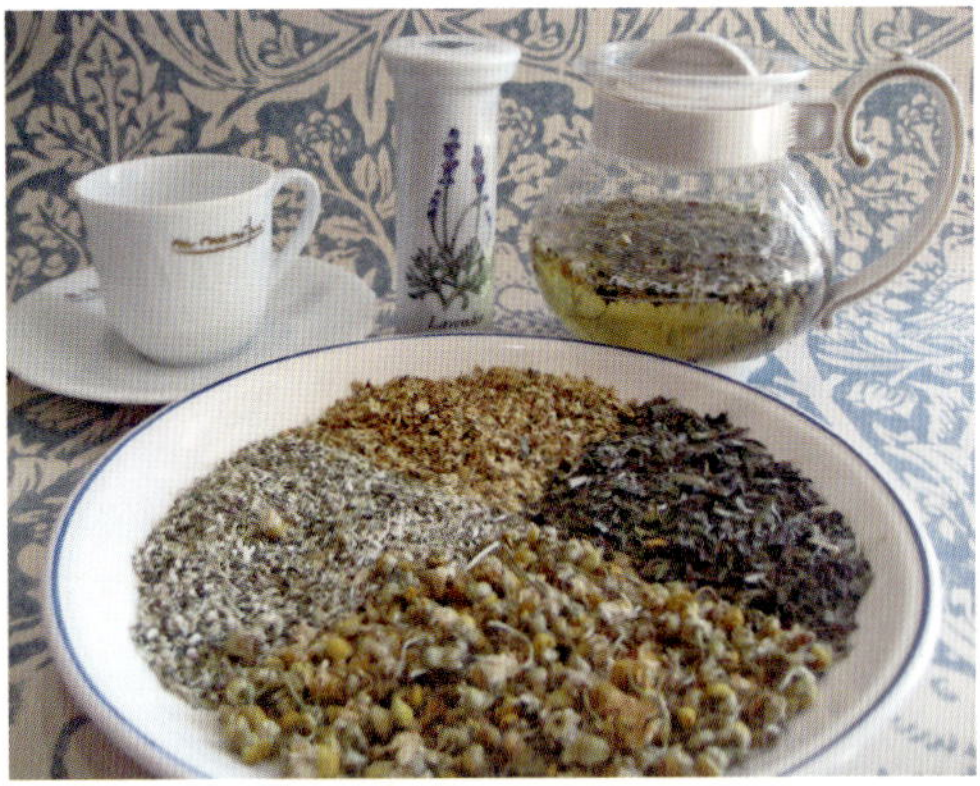

次々と目新しいハーブやスーパーフードが紹介されますが、劇的に影響があるとしたら専門知識がないと迂闊に飲めないということになってしまいます。
私がおすすめするハーブティーは、生活の中で食品として長く親しまれてきたものです。
とはいえ、以下のような作用がありますので、最初は薄めに淹れたものを飲むようになさってください。最初は美味しいと思うものを取り入れていけばいいと思います。

ハーブティーの働きは、次のようなものが期待できます。

・リラックス　・リフレッシュ
・ストレスの軽減　・抗酸化作用
・抗炎症・抗菌　・食欲増進・消化促進
・血行促進　・デトックス

ハーブティーはノンカフェインで穏やかに心身に作用するものですし、水分をたっぷり摂るということも美容と健康のために効果的ですね。利尿作用がありますが、珈琲や紅茶と違ってノンカフェインですから、必要以上に身体から水分を排出してしまう心配はありません。一日何杯くらい飲んでもいいですか？というご質問を、よくいただきます。何杯まで大丈夫とか、何杯以上飲まないと効果がない、というものではありませんが、慣れるまでは一日1〜2杯、慣れれば、飲みたい時に飲みたいだけ飲んでも良いと思います。

ハーブティーを暮らしに取り入れたいけれど、お茶の時間は珈琲や紅茶の方がいい、なかなか続けて飲めないという方は、まずは朝1杯のハーブティーを入れて、水分補給的に、朝食を作りながら、身支度をしながらなど、「ながら飲み」を試してみてください。

ハーブティーを楽しもうと思って本を買ってきても、最近は100種類以上ものハーブが紹介されていて、何から始めたらいいのかわからない、というご相談もよくいただきます。

ここでは、伝統的に長く親しまれてきたハーブをご紹介します。あなたご自身のために、また大切な人のためのハーブティーを見つけてください。

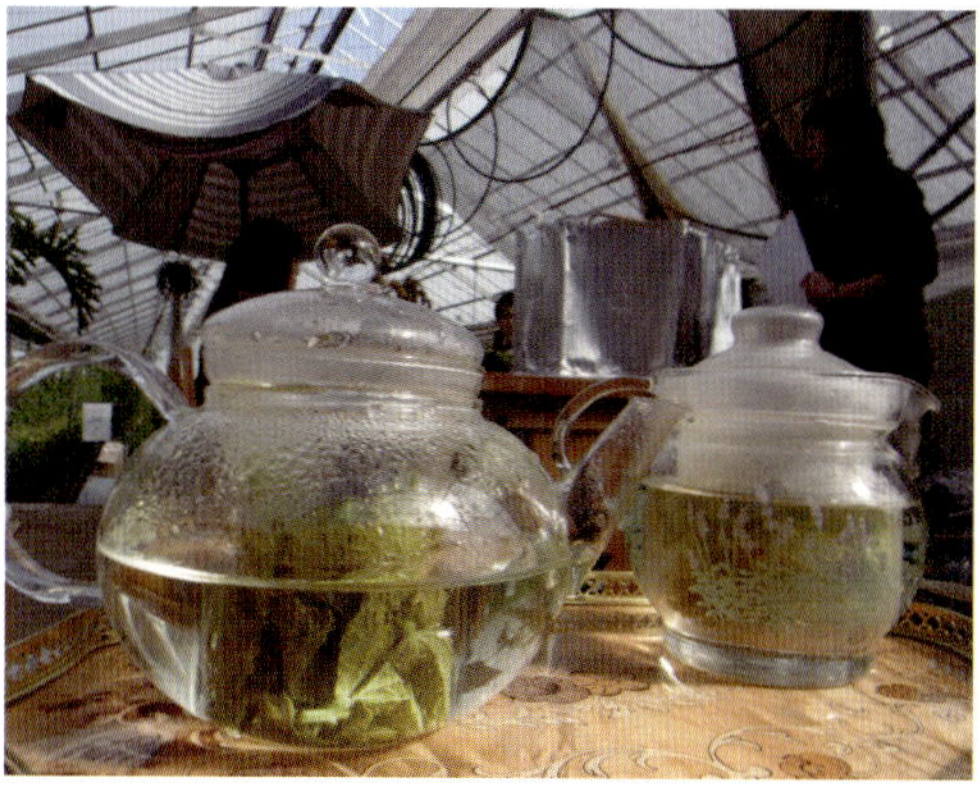

ドライハーブティー
初めは基本3種類を

まずは、手軽に手に入るドライハーブティーを買ってきましょう。

ハーブティーを楽しもう！と張り切って、あれこれドライハーブを買ったものの、古くなってしまったのですが、どのくらいまで使えますか？　そんな質問をよくいただきます。

どんなものでも新鮮な方がいいです。ですから、初めてドライハーブをご自身でブレンドされるときは、後でご紹介する基本的なハーブの中から、味や機能性を中心に3種類選び、割高でも少量を購入して楽しまれることをおすすめします。

機能性を求めて1種類だけを飲み続ける、という方もいますが、私たちの身体はさまざまな外的変化や加齢、疾病により、突然合わなくなることもあります。同じものを摂り続けるより、その日の気分に合わせて2種類、3種類のブレンドから始めることをおすすめします。

よく、味は香りで大体判断できるといわれますが、ハーブティーに関してはそうでもないことがよくあります。ブレンドして香りを嗅ぐと、とても良い香りなのに、味はいまひとつだったり、藁みたいな香りなのに、お茶にして飲んでみるととても美味しいなど、香りと味が逆転することもあります。

いろいろ試してみて、あなたご自身の心のお茶を見つけてください。

基本のハーブ

私がおすすめする3種類は、次の3つ。カモミール、ペパーミント、レモングラスです。優しい味でクセがなく、守備範囲も広く、手に入りやすいハーブですので、最初はシングルで味や香りを楽しんで覚えてください。

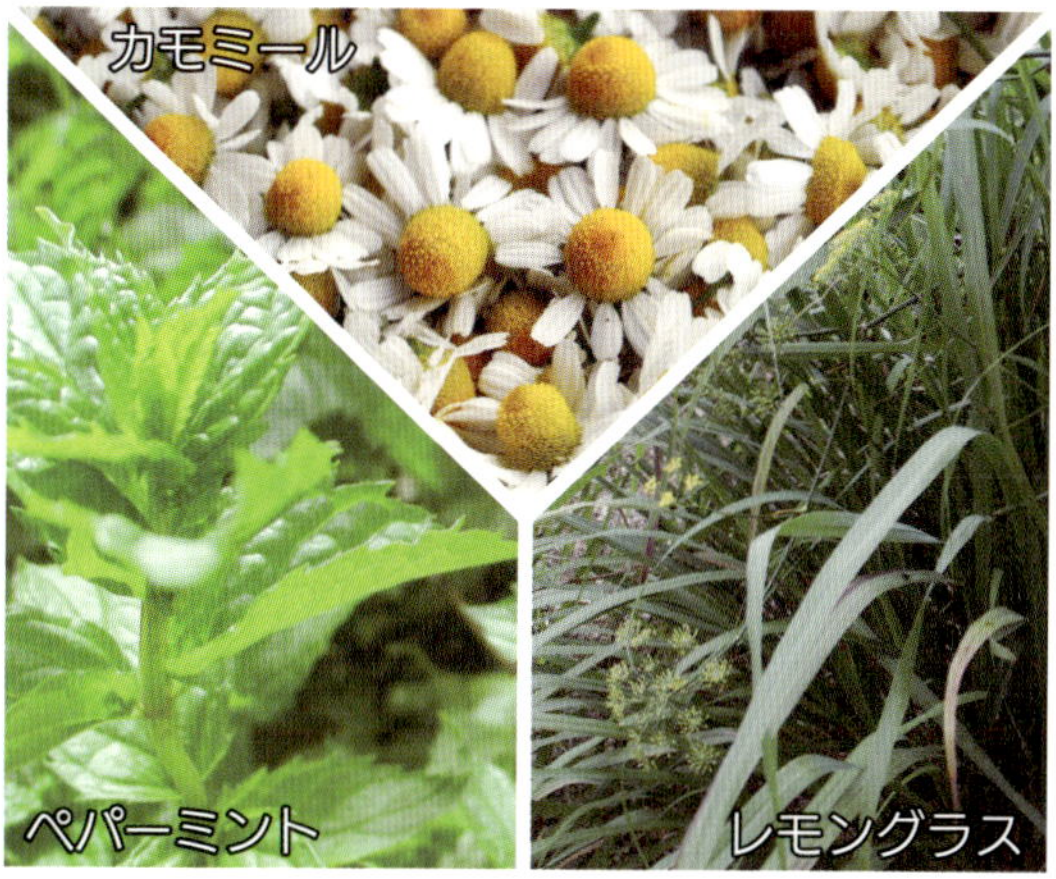

そして、徐々に2つ、3つとブレンドしてみてください。ちょっと風邪気味だからカモミールを多めにとか、胃腸がすっきりしないのでペパーミントを多めにとか、気分が落ち込んでいるからレモングラスを多めに、など。

人によっては、気分が落ち込んだときにはペパーミントでシャキッとしたい、という方もいるでしょうし、カモミールの優しい味が元気をくれる、という場合もあると思います。

ハーブティーは医薬品のように正しい分量があるわけではなく、それぞれの症状に1対1の効能があるものでもないので、ご自身が心地よいと思われるものを選んで使ってみてください。

これでお腹が楽になるよ、風邪のひき始めにはいいよ、そんな言葉とともに差し出されるハーブティーは、有効成分だけでなく、言葉のおまじないも加わり、かなり有効だと思います。ご自身で淹れるときも、「疲れたからカモミールをたくさん入れよう」とか、「明日また元気になれるよう、レモングラスをたっぷり」などと言葉に出してくださいね。ご自身の声を最初に聞くのは、あなたご自身ですから。

バリエーションを広げる

さらにブレンドの種類を増やしたいと思われる方は、以下に例を挙げましたので参考にしてください。これでなくてはならない、というものではありません。ハーブティーには水溶性の食物繊維がたっぷり、もちろんノンカフェイン。ほとんどのハーブが抗酸化作用やデトックス効果、リラックス効果、リフレッシュ効果を持っています。

また、ローズマリーなど同じハーブが、リラックスにも、集中力を高めるにもというふうに、一見相反する目的に有効であったりします。それこそがハーブの優しさであり、自然のバランスの力なのです。

あれもこれもといきなりたくさん増やすのではなく、専門店で香りや味を確かめて、できれば1種類ずつ増やしていってください。

また、妊娠中の方や、持病をお持ちの方は避けた方がいいハーブもありますので、後述する注意点（24ページ）を参考にしてください。

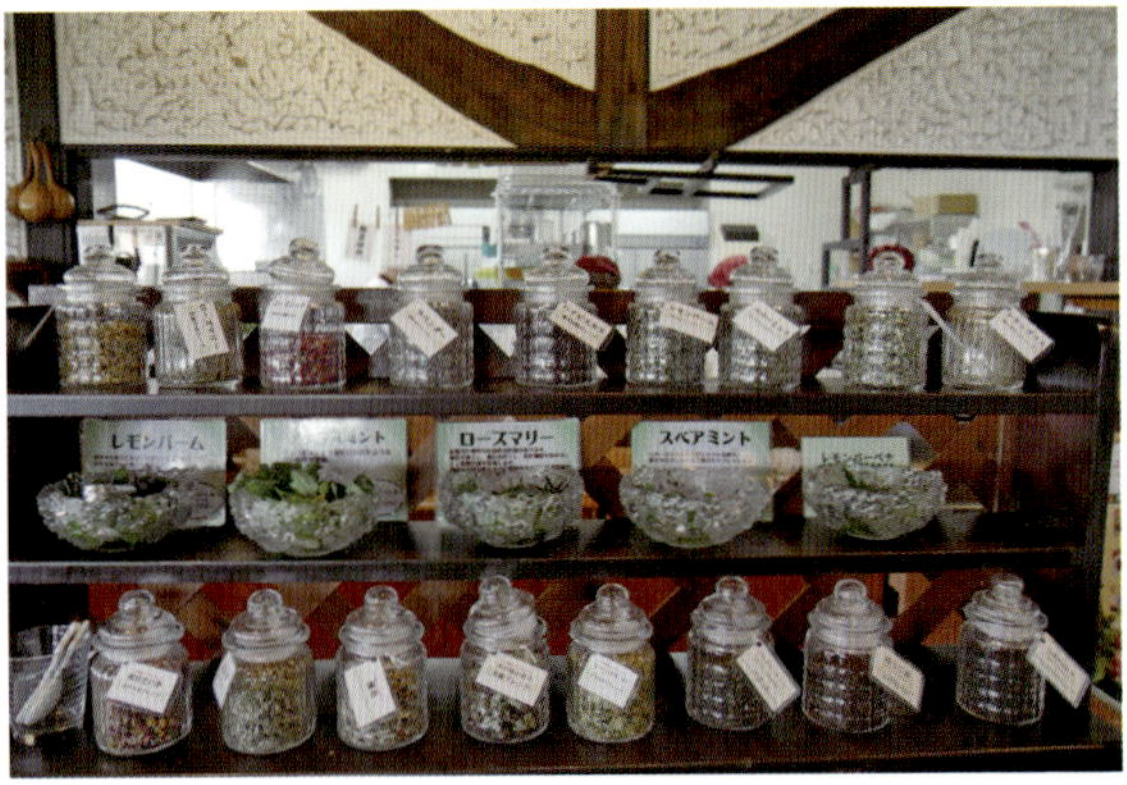

館ヶ森アーク牧場レストラン（岩手県）のハーブティーコーナー

ハーブをブレンドするときには、次のようなブレンド方法があります。

1　同じ働きのものをブレンドする。

2　ベースになるハーブの働きを補うものをブレンドする

3　飲みやすい味や香りを加える（ミントやレモン系）

※3種類から多くても5種類、それ以上ブレンドすると機能性も味も特徴が薄れてきます。

※次に、各機能性の代表的なハーブをご紹介します。

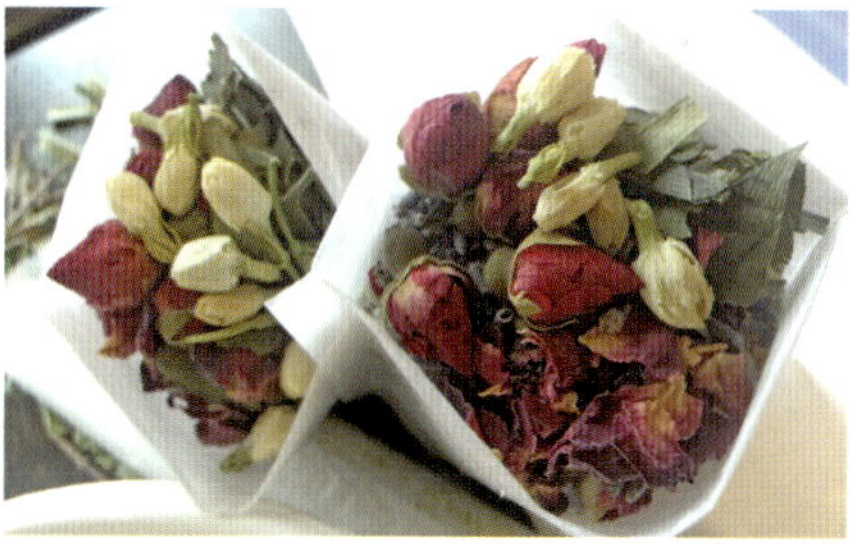

同じ働きのブレンドで、見た目の華やかさを楽しむブレンドの一例です。

・ローズ（花びら）　・ローズ（つぼみ）
・ジャスミン花　・ラベンダー
・イチョウ葉

※分量はすべて等量に、ラベンダーのみ少なめで。

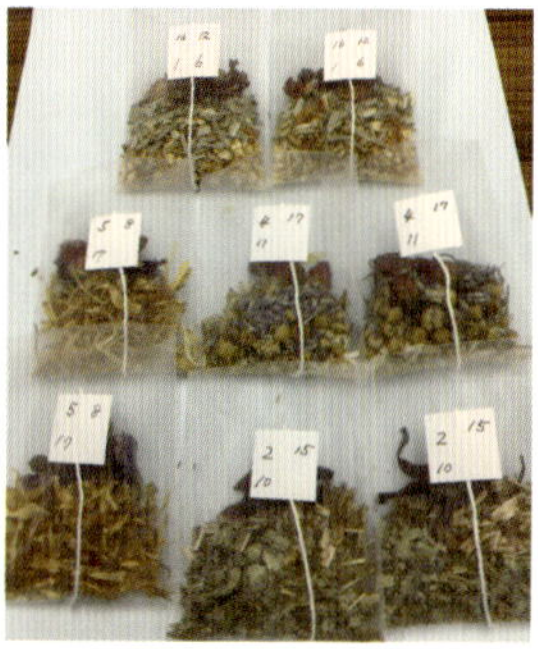

機能別にブレンドした例

アレルギーにお悩みの方は

ネトル	ルイボス
エルダーフラワー	カモミール
エキナセア	ペパーミント
アイブライト	タイム

女性のホルモンバランスを整えたい方は

カレンデュラ	カモミール
ゼラニウム	レディースマントル
チェストツリー（セイヨウニンジンボク）	

疲れが気になる方は

タイム	エルダーフラワー
ローゼル	カモミール
リンデン	レモンバーベナ
ハイビスカスローゼル	ローズヒップ

眠れない方は

エルダーフラワー	カモミール
レモンバーム	レモングラス
リンデン	ローズ
セントジョーンズワート	

冷えが気になる方は

ローズマリー	ローズヒップ
ジンジャー	リンデン
カモミール	エルダーフラワー
イチョウ葉（ギンコウ）	

集中力を高めたい時には

ペパーミント	レモンバーム
レモングラス	ローズマリー
タイム	

リラックスしたい時には

カモミール	ラベンダー
ローズ	リンデン
エルダーフラワー	レモンバーベナ
セントジョーンズワート	レモングラス
ペパーミント	ローズマリー

リフレッシュしたい時には

タイム	レモングラス
エルダーフラワー	レモンバーベナ
ハイビスカスローゼル	ローズマリー

気分が落ち込んだ時には

セントジョーンズワート	ラベンダー
エルダーフラワー	リンデン
タイム	レモングラス
ハイビスカスローゼル	レモンバーベナ

ダイエットの応援に

ステビア	ローズマリー
イチョウ葉(ギンコウ)	ラベンダー
フェンネルシード	

勉強のお供に

ローズマリー	レモングラス
ミント	レモンバーベナ
タイム	マリーゴールド

脳の健康と疲労回復に

パセリ	ローズマリー
タイム	レモングラス
カモミール	ペパーミント
セージ	イチョウ葉(ギンコウ)

※飲用についての注意点

妊娠中の方
・ジャーマンカモミール　・ペパーミント
・タイム　・ヒソップ　・ラベンダー
・ローズマリー　・フェンネル
・レモングラス　・セージ　・ジンジャー
・シナモン

授乳中の方
・ペパーミント　・チェストツリー
・セントジョーンズワート

持病のある方
・主治医に相談する

セントジョーンズワートの薬品との相互作用
・抗HIV薬　・免疫抑制剤　・強心薬
・血液凝固防止剤　・経口避妊薬
・気管支拡張薬

メディカルハーブ安全ハンドブック
厚生労働省　報道発表資料　より

心のお茶に名前を

ある程度ハーブティーのブレンドに慣れてきたら、名前をつけてみましょう。ハーブの花束「タッジーマッジー」には、魔除けや疾病予防などの目的もありますが、構成するハーブの花言葉を使って、贈る相手へのメッセージを込めることもあります。ハーブティーの場合も、名前に想いを重ね、ご自身が好きなブレンド名をつけてみましょう。お茶の美味しさが倍増すると思います。その薬効や花言葉にこだわらなくても良いと思います。

ネーミングはとても大事です。例えば愛媛県松山市のイエムラコーヒーさんの「笑顔のブレンド」を贈ると、みなさん笑顔になります。コーヒー豆の種類が笑顔成分ではないのは当然ですが、贈る心が込められると思います。

私は自分のために用意するブレンドハーブティーに一歩踏み出すための「勇気のブレンド」、まるごとの自分を受け入れる「IZブレンド」など名前をつけています。皆さんもぜひ、一番大切なご自身のために、ブレンドしたお茶に名前をつけてみてください。巻末にブレンド記入表をつけましたので、オリジナルだけでなく、購入したブレンドハーブティーで気に入ったもののメモにもお使いください。

記入例

名　前	ダウンブレンド
ブレンド日時	2019.1.1
内　容	レモングラス　ローズヒップ　ハイビスカス ２杯分　各同量（ティースプーン山盛り１杯）
機能性	運動後のクーリングダウンと疲労回復のために
メ　モ	マラソン仲間や自分へ　ドライハーブ

美味しいハーブティーの淹れ方

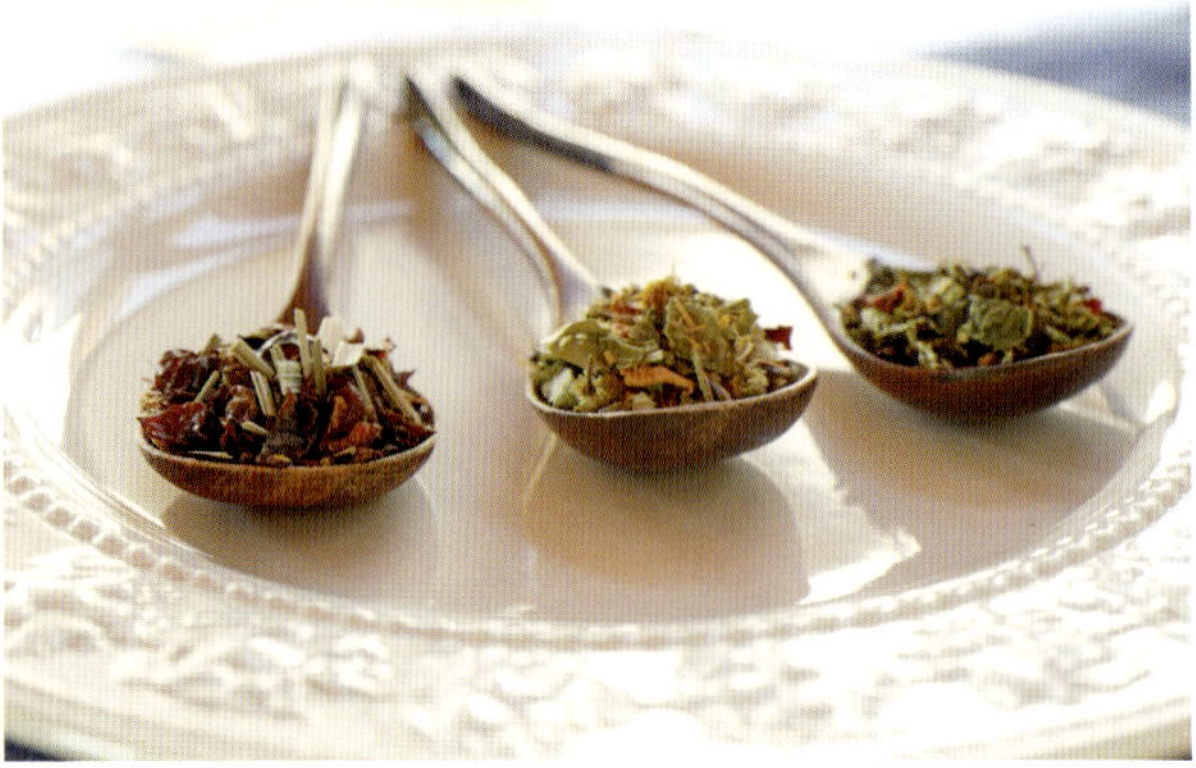

《分量と抽出時間》

ハーブティーの淹れ方は、さまざまな出版物や、ハーブティーのパッケージに書かれています。発信者によって分量や抽出時間は異なりますが、大差はありません。食品ですので、医薬品のように厳密に分量を計る必要もありません。飲む人のその日の体調や気分に合わせて、しっかりと成分を抽出したり、少なめで白湯に近い抽出でも、自由に楽しめます。ただし、基本的な淹れ方を経験して、ハーブティー本来の味や濃さを知ってからアレンジされることをおすすめします。

個人差がありますので、どなたにも有効というわけではありませんが、私は母乳の出が悪かった頃に、フェンネルシードをたっぷりのお湯が冷めるくらいまで時間をかけて抽出し、1日かけて1リットル近く飲みました。おかげで、職場復帰するまでは母乳だけで乗り切ることができました。

《一般的な淹れ方》

カップ1杯分　お湯180〜200cc

ドライハーブ　ティースプーン山盛り1杯

花びらなど嵩張るものは大さじ山盛り1杯

あらかじめ温めたポットに熱湯を注ぎ、蒸らす。

花や葉は約3分　実や根は5〜7分

《作りやすい分量》

熱湯400〜500ml

ドライハーブ　ティースプーン　山盛り2杯

花びらなど嵩張るものは大さじ　山盛り2杯

花や葉は3分　実や根は5分以上

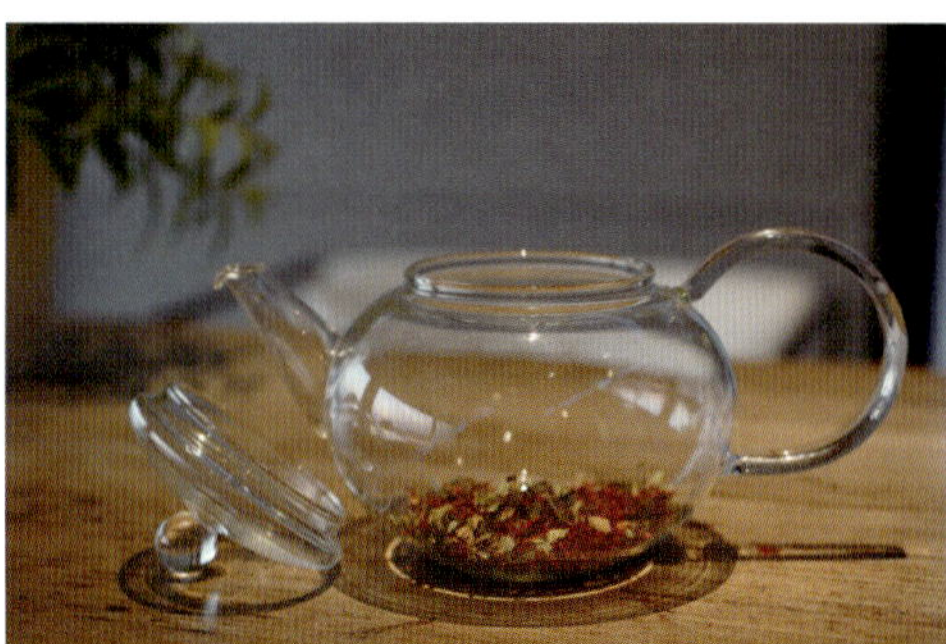

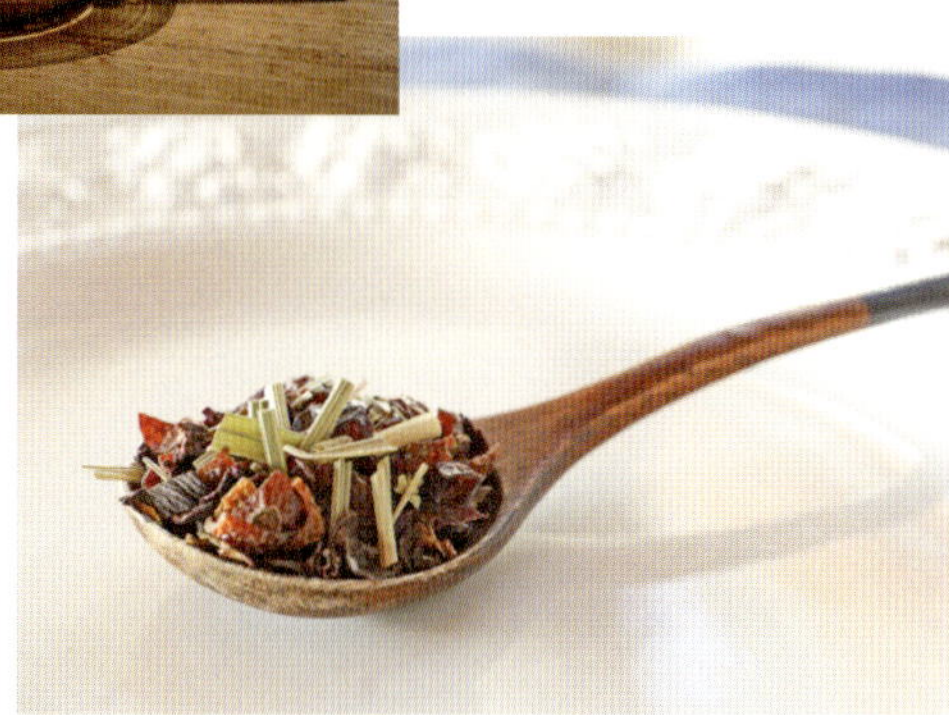

カップ１杯分のドライハーブ

《ポットとカップ》

ポットは、抽出の状態を色で見分けられる透明のガラスが向いています。ドライハーブティーの場合は細かいハーブが出てきますので、ストレーナーがついていても茶こしを使う方が美味しくいただけます。

最近は、ポットにハーブを入れたまま、お好みのタイミングでそれ以上濃くならないように閉じることができるストレーナー付きのタンブラーポットなど、便利なものや可愛いものが沢山あります。長めに抽出する場合は冷めないよう、ティーコゼーなどで保温すると美味しくいただけます。

カップもハーブティーの色を楽しめるように、透明のガラス製か、内側の白いカップが良いでしょう。

《ティーバッグ》

どこでも、お湯があればすぐに楽しめるティーバッグ入りも人気ですね。できれば、ティーバッグの素材の味が出ないような良質のものを選んでください。体の中に入ってくるものですので、植物由来で、熱湯をかけても溶け出さないものを使っているかどうか、最近ではメーカーのホームページなどでチェックできます。

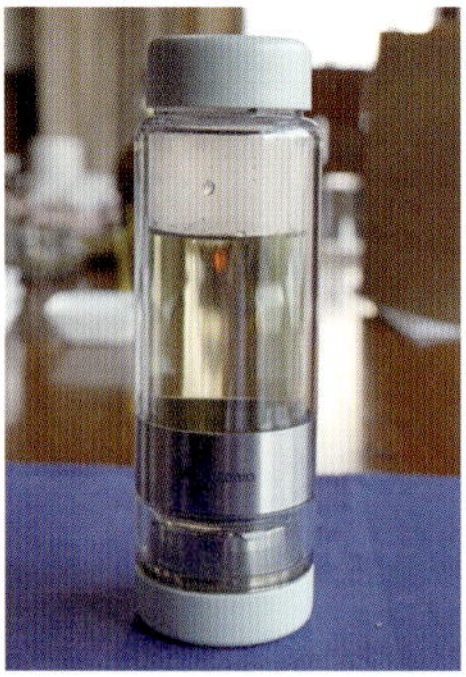

タンブラーポット

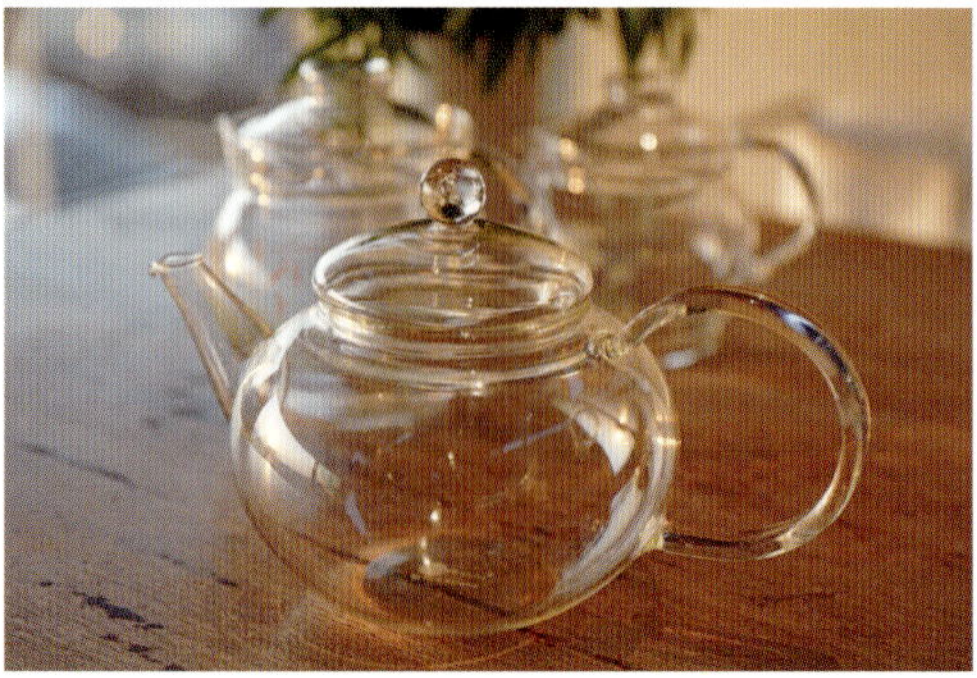

ティーポット

フレッシュハーブティー
最初はシングルで

ドライハーブティーに慣れてきたら、次はご自身が育てたハーブでハーブティーを楽しんでみましょう。

フレッシュハーブティーはいろいろ混ぜても美味しいのですが、初めてご自分で育てる時には、あれもこれも植えると世話が大変で、ハーブティーで癒される前に疲れて嫌になってしまうかもしれません。まずは1種類から始めてみて、物足りないときはフルーツを加えてみてください。オレンジやいちご、ぶどう、キウイ、りんごなど、季節のフルーツと合わせると香りも良く、見た目もきれいで楽しめます。

栽培に慣れて種類が増えてきたら、いろいろブレンドしてみましょう。レモン系、ミント系、花系など、最初は似た味のものから楽しんでみてください。

そしてあなたの心のお茶には、思い出にまつわるハー

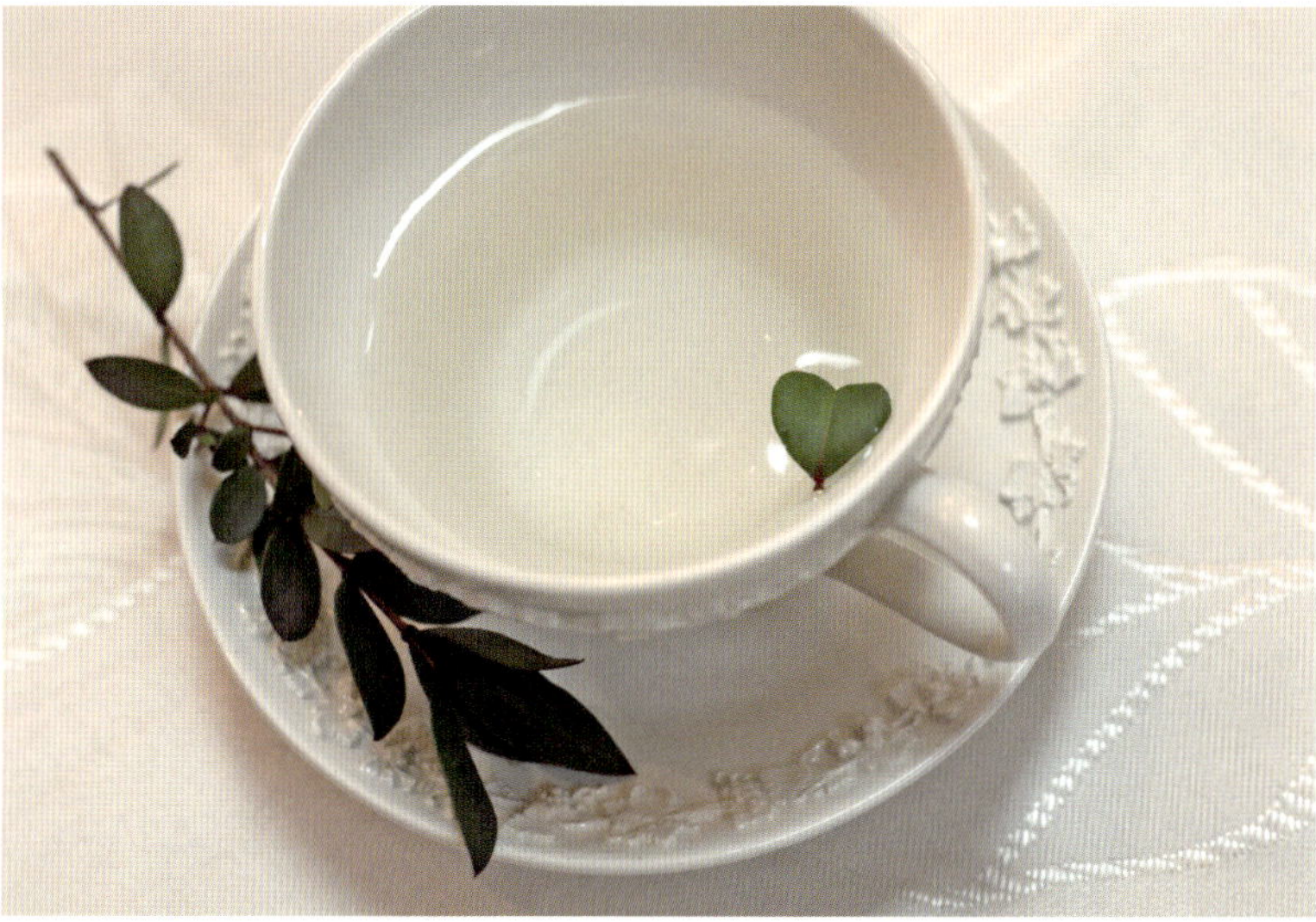

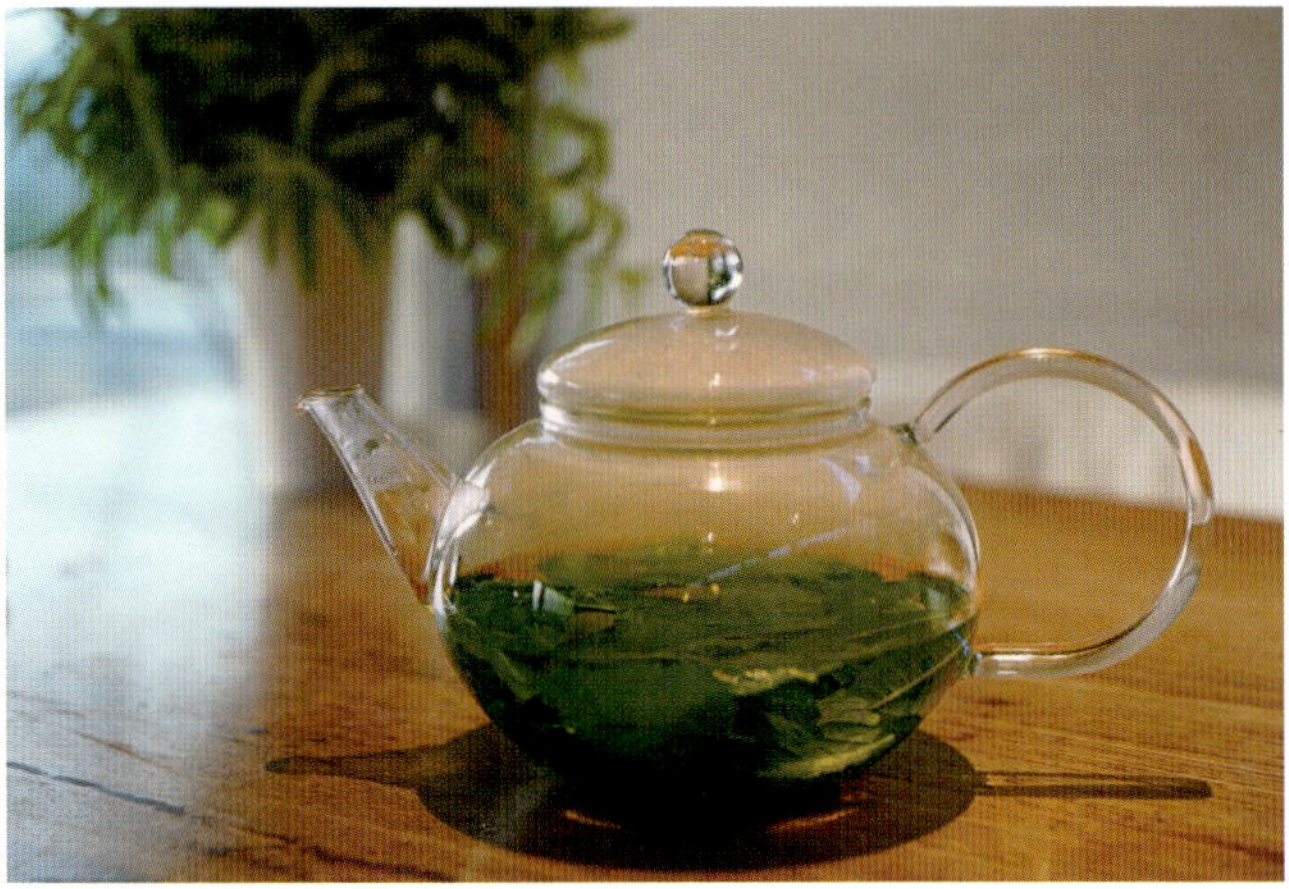

ブも加えてみてください。ハーブになんて縁がないわ、と言われる方も、お菓子に添えられたミント、お土産でいただいたラベンダーなど、香りは大切な記憶と結びついていて、幸せだったその頃を思い出させてくれます。その香りを嗅ぐことで、その頃の思い出に再び出会うことができます。これは香りの「プルースト効果」※注 と呼ばれています。

※注　嗅覚から過去の記憶が呼び覚まされる心理現象。フランスの小説家マルセル・プルーストの小説『失われた時を求めて』の中で、主人公がマドレーヌを紅茶に浸したとき、その香りがきっかけで幼い頃の記憶が鮮やかに蘇ったという描写から名付けられた。

初めてハーブを育てる時に

《まずは1種類から》

興味を持つといろいろ育ててみたくなりますが、最初はくたびれてしまわないように、1種類を育ててみましょう。

ハーブは丈夫で簡単、と思われていますが、生き物ですから、それぞれに好む環境は違います。たっぷりと水分が欲しいものもあれば、半日陰を好むものもあります。

慣れてきたら1種類ずつ増やしていきましょう。せっかくだからと、いろいろ欲しくなると思いますが、ぐっと我慢してまずは1種類から。

《ハーブを育てる時間を用意する》

植木鉢や土、苗などを買いに行く前に、まずはハーブのために使う時間を用意しましょう。その時点では「ハーブを育てる」ための時間は0分で自分の生活が24時間満杯なのですから、どこかで隙間をつくるか、それまでにやってきた無駄な時間を見つけて「ハーブを育てる」ための時間を作りましょう。物の片付けも同じですよね。入れるものを減らさないと、新しいものは収納できません。

植物を育てるということは単発の活動ではないので、習慣化が必要です。そのためにも習慣を入れる場所を作ることが必要なのです。

あなたはどんな時間を置き換えますか？　私は、心配事の種になるような集まりや人から距離を取りたいと思っています。簡単なことではありませんが、一度だけの人生、持ち時間は限られていますから。

《本やネットだけではなく、観察を》

ハーブの育て方は、日本であれば関東あたりの気候を想定して書かれていることが多く、翻訳本は海外の気候を想定していることもあります。ご自身の庭の陽当たりや、土の性質、水はけなどが快適か、育っている植物を観察して植物からも教えてもらいましょう。植物が弱っていたら、土が固くないか、虫はいないか、日差しが強すぎないか、周囲の植物からストレスを受けてないかなど、しっかり観察をして、問題があれば取り除いてあげましょう。

インターネットの情報は間違っているものも多く、簡単にコピー&ペーストができてしまいます。「売りたい人」が出す情報は、誇張されていたり、偏っていることも多いので、注意が必要です。ただ、新しくわかったことへの注意喚起などは、いち早くネット上で確認できますので、玉石混交の情報の質を見抜く力が必要です。

《吹聴しましょう》

ハーブを育てている、育て始めた、と周りの人に伝えましょう。いろいろな情報が集まってきます。ハーブ栽培の先輩からアドバイスがもらえたり、同じハーブを育てている人と情報交換をしたり励まし合ったりして、楽しい輪が広がります。一人で育てているよりも何倍もの経験値が得られます。

《飲用の注意》

ご自身が種や苗から育てたものを初めて飲用する場合は、少量から試しましょう。いやな味がしたり、刺激がある場合には、飲用を避けましょう。違う植物の場合もありますし、身体に合わないこともあります。最近、ホームセンターで、苗ポットに名札をホッチキスで留めているのをよく見かけます。他の人が違うところに戻してしまったものを、そのまま買ってしまう間違いを避けるためでもあるようです。

たとえ間違って買ってしまっても、庭にあるだけで、良い香りや緑で目や心を楽しませてくれるはずです。無理をして飲用する必要はありません。

少量飲んでみて大丈夫と思っても、いきなり大量に続けて飲まず、少しずつ量を増やしていきましょう。植物は私たちが思っているほど優しくない時もあります。植物性、植物由来、というとマイルドに感じられると思いますが、そうとも限りません。化学成分というと、全てダメ、という方もいますが、私のように弱い者が自然の恩恵をいただくために開発されたものもあるはずです。

《消毒について》

ハーブ講座でよくいただく質問が、「なるべく消毒せずに育てるには」というものです。

食べたり、飲んだりするものですから、消毒をしないで楽に育てられたらそれに越したことはありません。しかし、消毒をせず、虫に少しも分けてあげずに育てるということはとても労力がいります。

自然界の約束で、虫も元気な株より弱りかけたものにつきますから、その株に犠牲になってもらって、元気な株を守るのも一つの方法です。それでも虫は食欲旺盛ですから、食べてほしくない時は、退場してもらうしかありません。手や箸でつまんで取るのには時間と根気が必要です。虫が増えてしまってからでは大変ですから、毎日観察して、発生を見つけたらなるべく早く始末するといいですね。

消毒イコール悪、化学物質イコール悪、と思われがちですが、いろいろな目線で見ると、必ずしも悪ではない、ということもありますから、広い目で見るようにしたいですね。

自然はそれほど優しくないので、弱い人間が自然の恵みをいただくために作り出された化学成分もあると思います。

有機無農薬野菜は全ての人に行き渡るほどの量はありませんから、慣行農法で作られた野菜を家庭でできるだけ洗って安心していただく、ということも必要ではないかと思います。戦火の下で食べるステーキよりも、平和な食卓で食べる粗末な食事の方が良い身体をつくる、と言われています。無農薬野菜を食べられない時も、気にし過ぎずに食べようと私は思っています。

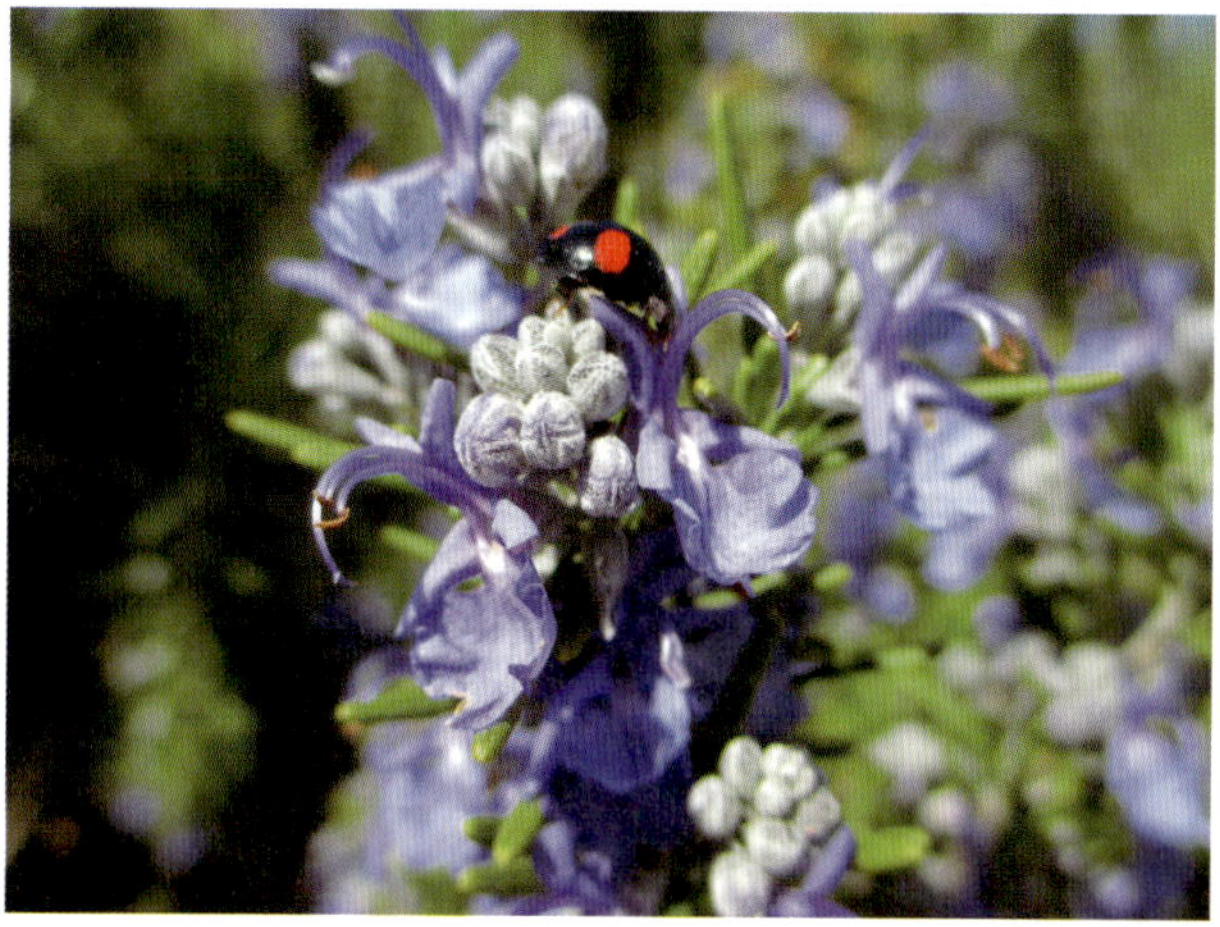

最初の一鉢　ローズマリー

私がおすすめする最初の一鉢は、ローズマリーです。

ローズマリーは記憶を呼び起こし、頭脳を明晰に、集中力を高め、若さを保つと言われています。実際に血行を促し、集中力や記憶力を向上させ、老化を防止する成分が含まれています。

また、ローズマリーは使い道がたくさんありますし、育て方も簡単ですので、初めてハーブを育ててみようという方には一番おすすめのハーブです。

まずは一鉢のローズマリーを育てて、ハーブのある暮らしをお楽しみください。以下にたくさんの使用例の中から代表的なものをご紹介しますので、一鉢で様々な楽しみを体験なさってください。

Data

ハーブ名	ローズマリー
分　類	シソ科
学　名	*Rosmarinus officinalis L.*
原産地	地中海沿岸
成　分	
タンニン ロスマリン酸 カフェ酸　クロロゲン酸　他	
作　用	
鎮痛　抗酸化　鎮静　血行改善 集中力・記憶力向上　など	

《育てる》

①鉢

初めての一鉢には、少し重いですが、蒸れにくい素焼きの鉢がおすすめです。プラスチックの鉢は保水性があり、軽いので、忙しい方にはこちらがおすすめです。植え替えを嫌いますので、最初から大きめの鉢が良いでしょう。

②土

水はけの良い場所を好みますので、土は有機物がたっぷりミックスされたもので、少しお値段の良いものを選びましょう。安い土は、しばらくすると単粒構造といって、固まってしまう傾向が強いです。

しっかりと水を含んで溜まらずに抜ける団粒構造の土を使って、初めての一鉢を元気に育てましょう。

③植え方

鉢底にナメクジ避けの目の細かいネットを敷き、土を入れます。苗を置いてみて、苗土の表面が鉢のふちから1.5～2センチのところへ来る深さに植えます。

土を入れて、苗の根元はしっかり押さえてグラグラしないようにしましょう。

鉢底から水が流れ出るまで水をかけて、1週間ほどは半日陰に置きましょう。

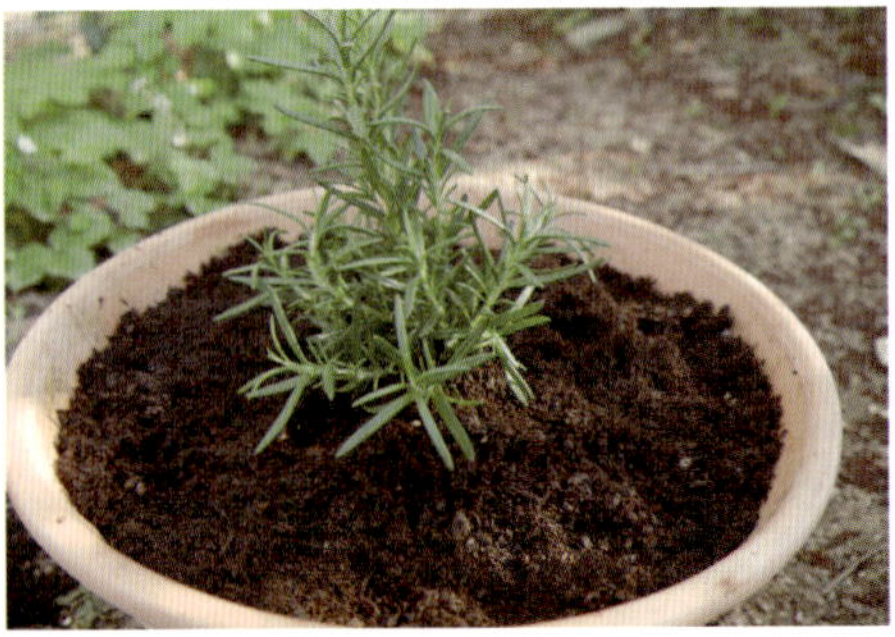

④管理

苗が元気になってきたら、日当たりの良い場所に置き、たっぷりの水をかけて、土が乾いたら鉢全体にたっぷり水をかけましょう。肥料は春と秋に施しましょう。我が家は鶏糞や腐葉土を使っていますが、最近はハーブ用の肥料なども出ていますので、初めての方は使用量などをよく確認して、与え過ぎないよう気をつけてください。

大きくなったら、ひとまわり大きな鉢か地植えに植え替えましょう。

⑤収穫

2年目からはどんどん切って使うことができます。株が小さいうちはあまり刈り込んでしまわないようにしましょう。

《食べる》

基本の使い方

まずは、一枝のローズマリーをお皿に添えましょう。それだけで食卓がワンランクアップします。

デザートのフルーツに一枝添えて、おしゃれに演出しましょう。

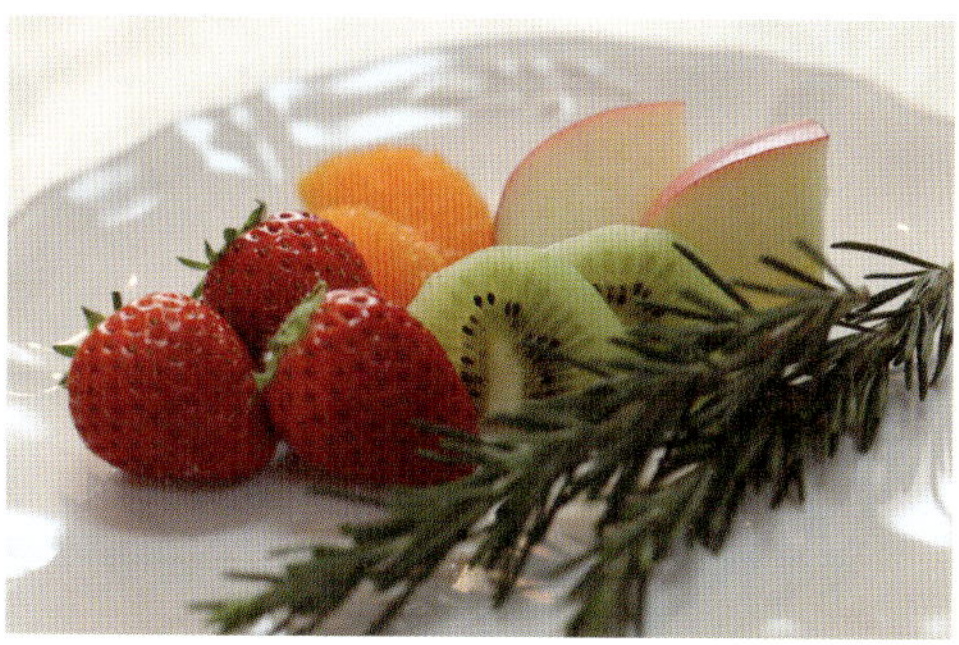

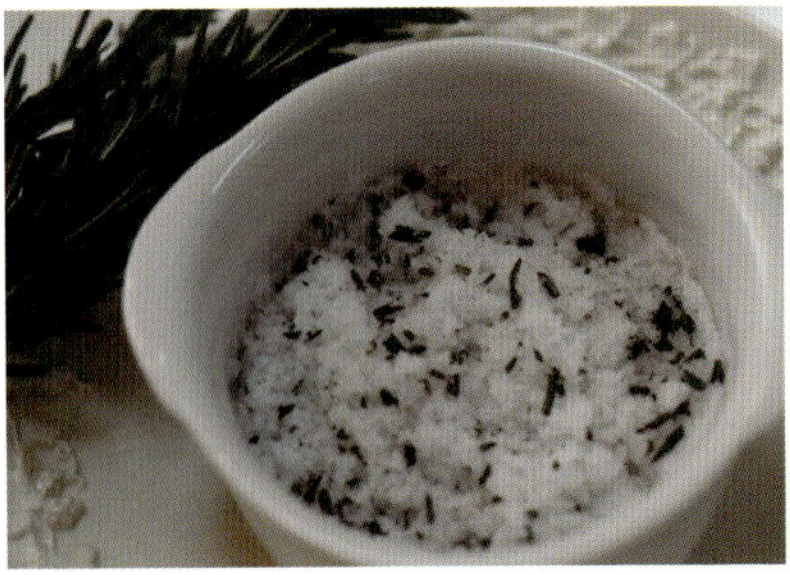

ローズマリーソルト

ミネラルたっぷりの塩に、刻んだローズマリーを混ぜ込み、1週間ほど寝かせます。

天ぷらに添えたり、シチューや炒め物などに使うとよいでしょう。

ローズマリーポテト

じゃがいもを茹でて潰します。刻んだローズマリーを混ぜ、塩胡椒で味付けし、肉料理などの付け合わせに。

ローズマリーは少なめで。

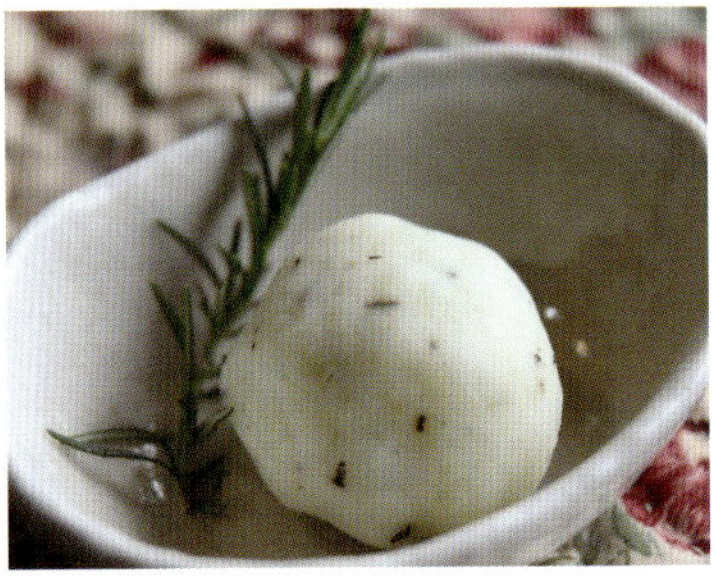

ローズマリーディップ

①チーズディップ

クリームチーズに刻んだローズマリーとすりおろしたガーリックを混ぜ、牛乳で程よい硬さになるまでのばし、塩胡椒で味を整える。クラッカーや野菜につけて。

使い切り易い分量

クリームチーズ 50g、ローズマリー 1 枝（葉だけをしごき取る）、ニンニク少々、塩少々

気に入れば、倍量、3 倍量を作りおきしておくと便利。2～3 週間以内に食べきる。

②マヨネーズディップ

マヨネーズに、刻んだローズマリーとすりおろしたニンニクを加えて混ぜる。生野菜やゆで卵に。

使い切り易い分量

マヨネーズ大さじ 3、ローズマリー 1 枝（葉だけをしごき取る）、ニンニク少々

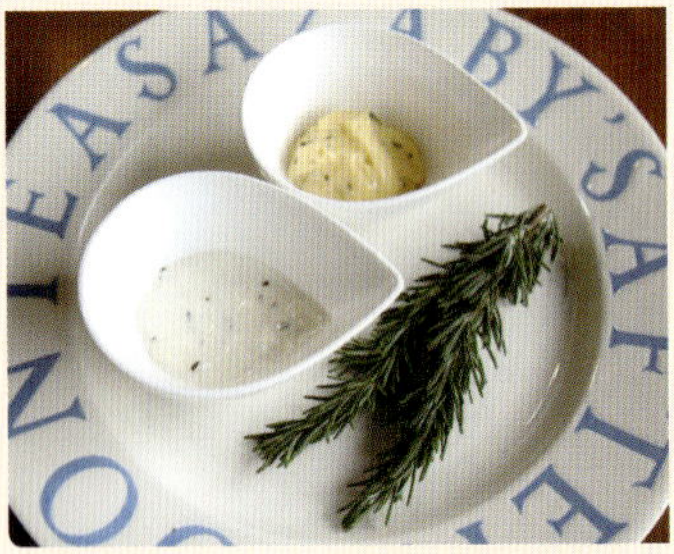

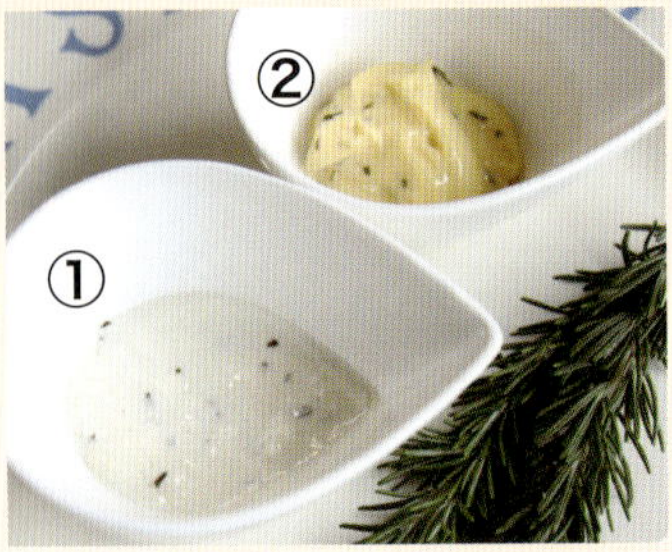

ローズマリーフライドポテト

じゃがいもをよく洗い、皮付きのまま串切りにし、水にさらして水分を拭き取り、じっくりと揚げます。冷たい油に入れ、きつね色になるまで揚げると中まで火が通って美味しいです。ローズマリーソルトをかけて出来上がり。

チキンソテー

オイルをフライパンで温めてチキンを焼き、塩胡椒で味付け。焼きあがったチキンをお皿にのせ、上にローズマリーを一枝のせて、その上から焼き汁をかけます。

ローズマリーは、チキンを焼くときに入れると焦げるので、仕上げにほんのり香りをつける程度にした方が、ハーブに慣れていない人でも食べやすくなります。逆に、しっかり香りをつけたい場合は、ローズマリーオイル（※注 40ページ参照）でソテーします。

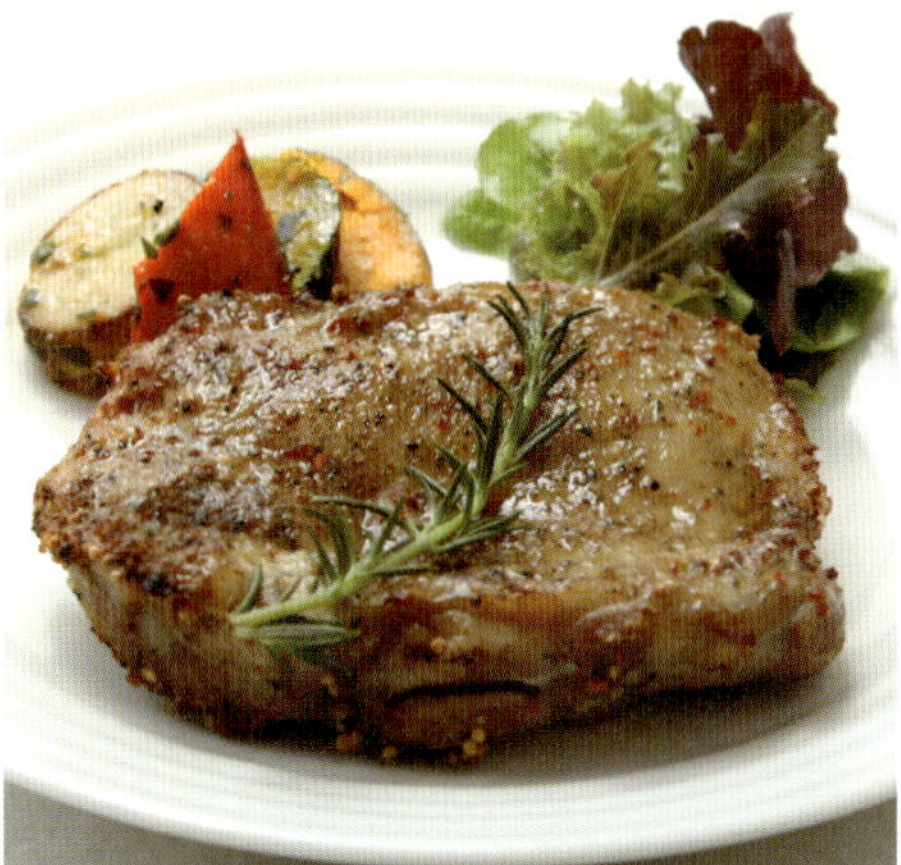

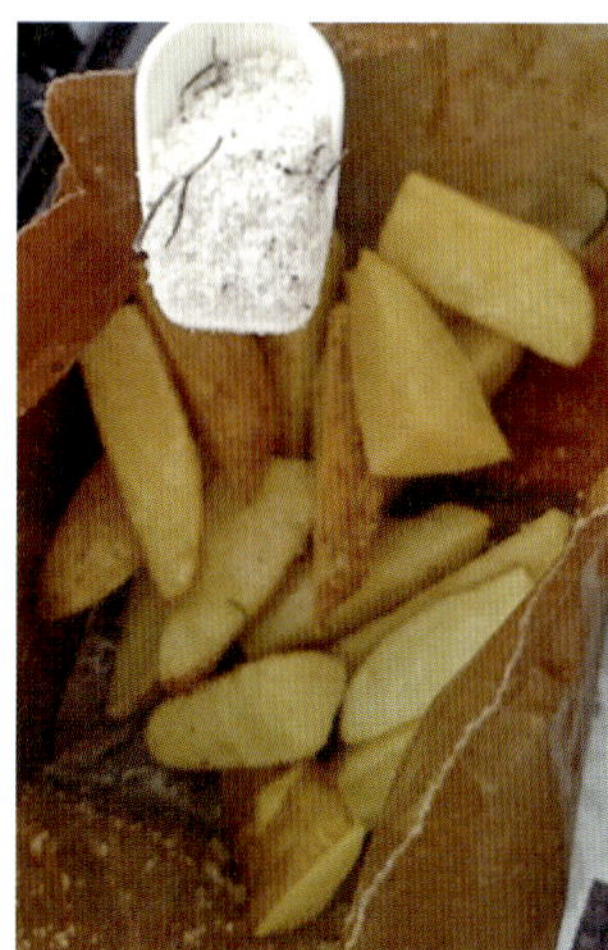

ハーブソーセージ

数種類のハーブ（セージ、タイム、オレガノなど）を使いますが、ローズマリーだけでも美味しいソーセージができます。

ローズマリーオイル＆ビネガー

オリーブオイルまたはお好みのお酢に、洗って水気を切ったローズマリーを2〜3枝入れます。

赤唐辛子やニンニクを加えると、見た目も味もぐんと高まります。オイルは野菜炒めや、肉料理、ス

ハーブソーセージ

〈材料〉
豚ミンチ 400g、刻んだローズマリー大さじ2、胡椒・塩 少々、小麦粉 大さじ2

全ての材料をボウルに入れ、手で粘りが出るまでよく捏ねる。

冷蔵庫で1時間以上寝かせて、ソーセージ型に形成し、フライパンで転がしながら焼く。

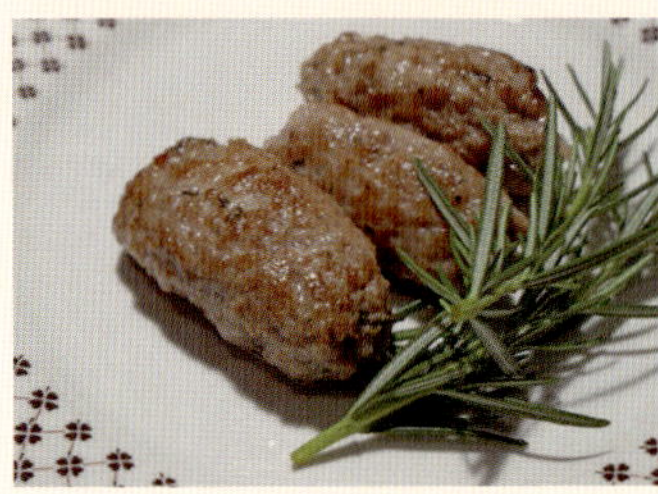

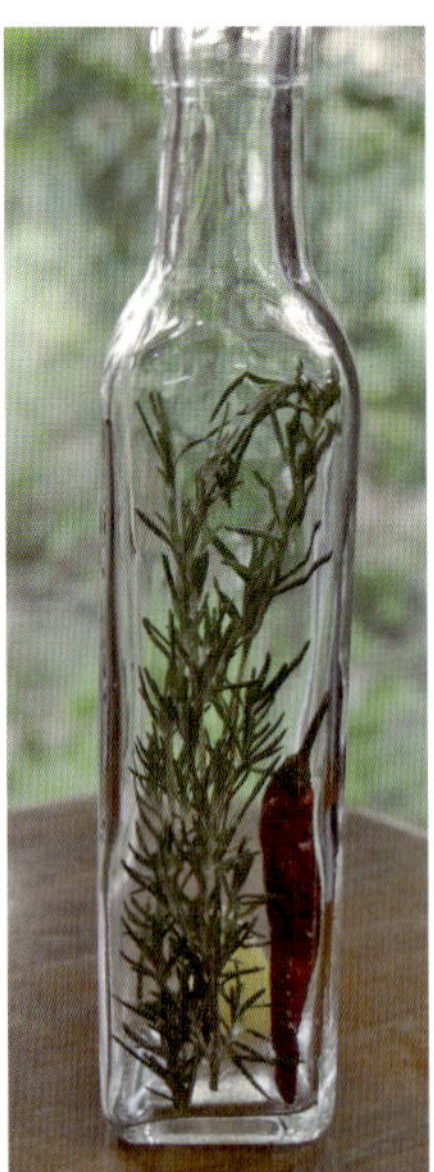

ローズマリーオイル

ローズマリー風味ピクルス

〈一般的な量〉
きゅうり1/2本、人参1/2本
大根3cm、セロリ 1/2 本
パプリカ赤 1/4 個、パプリカ黄1/4個
酢100cc、水 50cc
塩・粒胡椒適宜、砂糖少々

〈作り方〉

容器に生野菜を入れ、間にローズマリーの枝を挟む。

塩、砂糖、粒胡椒を入れて温めた酢水を回しかけ、冷蔵庫で1日置いてから一週間くらいで食べ切る。

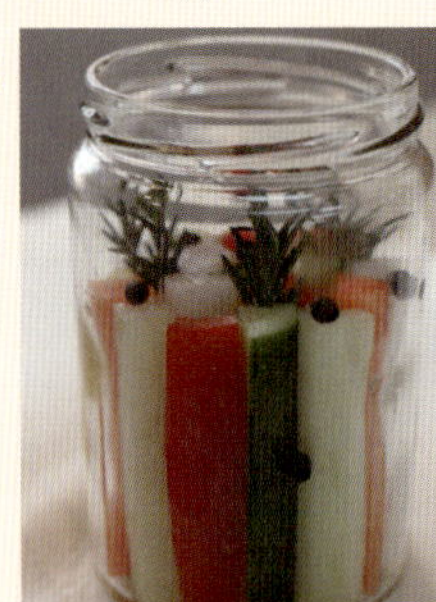

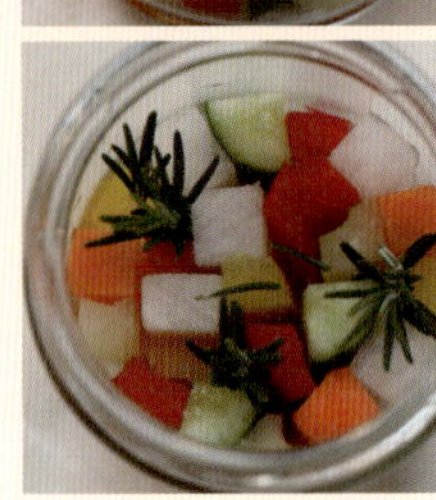

クランブルドエッグ、ドレッシングに。ビネガーは焼き魚や肉料理にかけたり、ドレッシングに。

ローズマリーハニー

洗ってよく水分を切ったローズマリーを、1枝蜂蜜の瓶に加えます。

水分が出るので、ローズマリーは少なめが良いでしょう。

ローズマリー酒

ウォッカやホワイトリカーに1カ月ほど漬け込み、炭酸や水で割ってお召し上がりください。白ワインにローズマリーを1枝入れていただくと、見た目も爽やかでおしゃれな食卓が演出できます。

ピックに

ローズマリーと相性のいいチーズやハムに枝を刺して、ピックとして楽しめます。食卓を楽しく演出してくれます。

シンプルブーケガルニ

ブーケガルニは数種類のハーブを束ねて作りますが、ポトフを作る時など、何もないよりは、束ねたローズマリーを加えて煮込む方が美味しくできます。

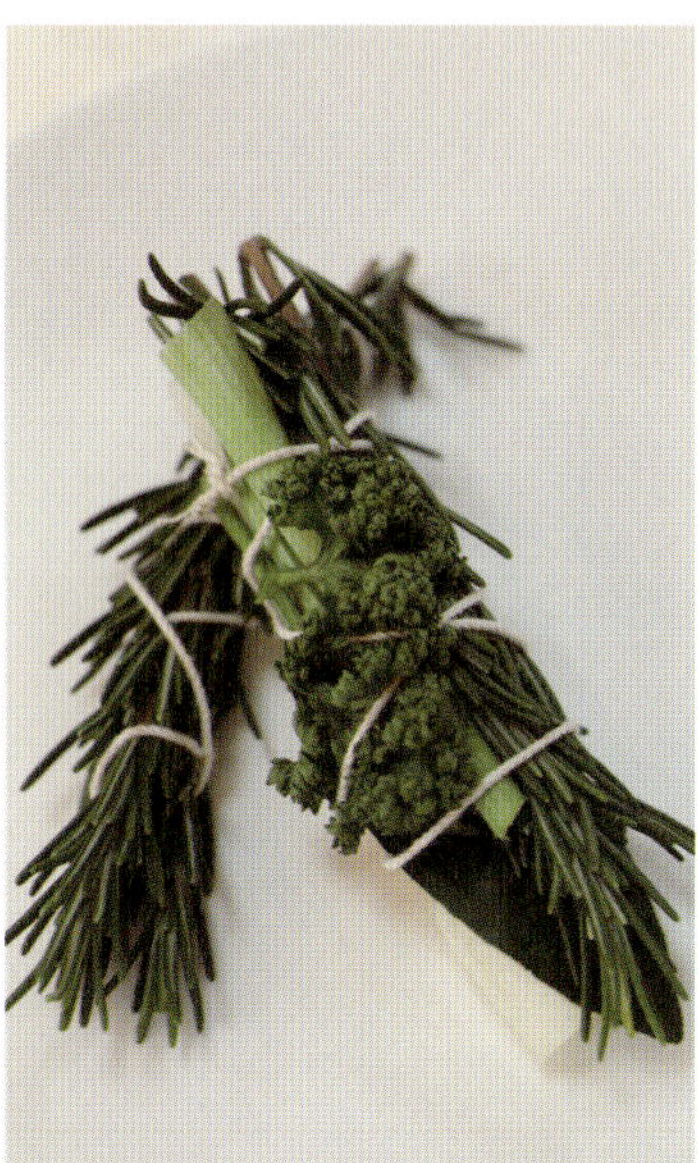

ブーケガルニ

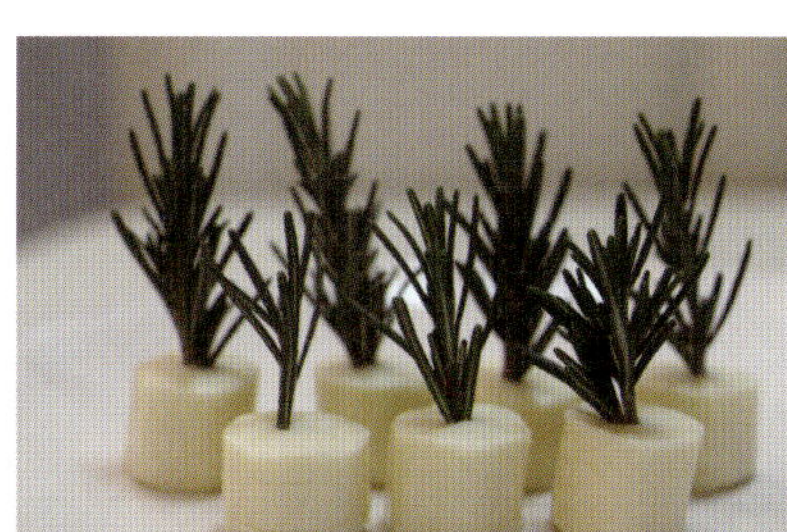

ローズマリーピック

ローズマリークッキー

〈材料・分量〉
バター 100g、小麦粉 200g、砂糖 70g、卵 1個、ローズマリーみじん切り 大さじ1

〈作り方〉
1 バターをクリーム状になるまで練る。
2 砂糖を加えてよく混ぜる。
3 卵を加えてさらによく混ぜる。
4 粉ふるいに小麦粉とローズマリーを入れ、ふるう。
5 ふるった小麦粉を3に加え､よく混ぜる。
6 生地を棒状に整え、1時間ほど冷凍庫で冷やしてスライスする。
7 170℃に温めておいたオーブンで約15分焼く。

※6の段階のまま保存しておくと、いつでも必要なときにスライスしてすぐに焼くことができる。おやつの予備や、急な来客対策に最適。

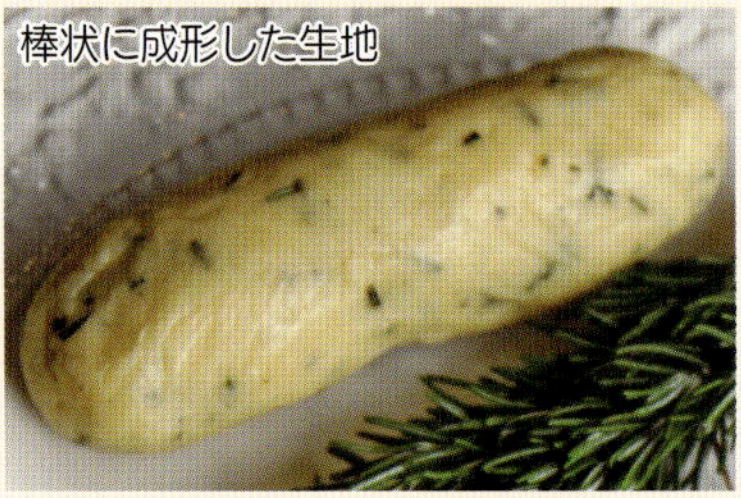
棒状に成形した生地

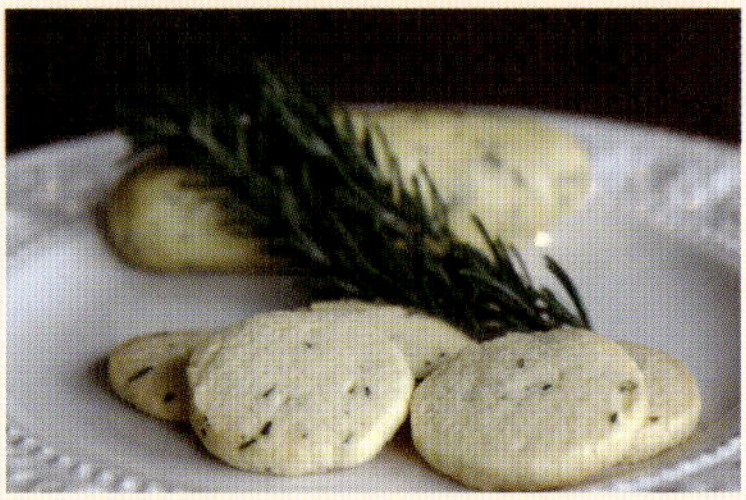

ローズマリーシフォンケーキ

〈材料 18cm シフォン型〉
卵黄 3個、砂糖 40g、植物油 40g
牛乳 50g、卵白 4個、砂糖 30g
薄力粉 70g、ベーキングパウダー 2g
ローズマリーの枝 10cm分

〈作り方〉
1 卵を卵黄と卵白に分け、卵黄に砂糖40gを入れ、もったりするくらい混ぜる。
2 混ぜながら、水、植物油の順に入れる。
3 ふるった粉を再度ふるいながら入れてよく混ぜ、ローズマリーのみじん切りを加えて混ぜる。
4 卵白と残りの砂糖で硬いメレンゲをつくる。
5 3の生地に1/3のメレンゲを加えてヘラでよくなじませてから、残りのメレンゲを入れてざっくりと混ぜる。
6 型に入れ、170℃に温めておいたオーブンで40分焼く。

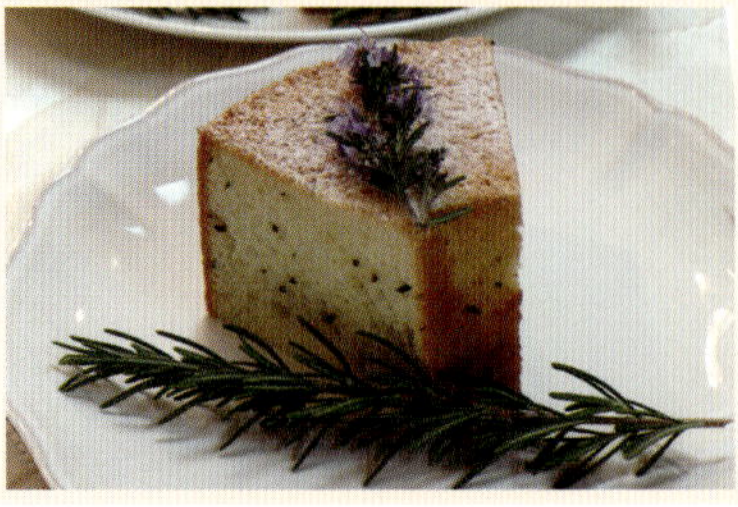

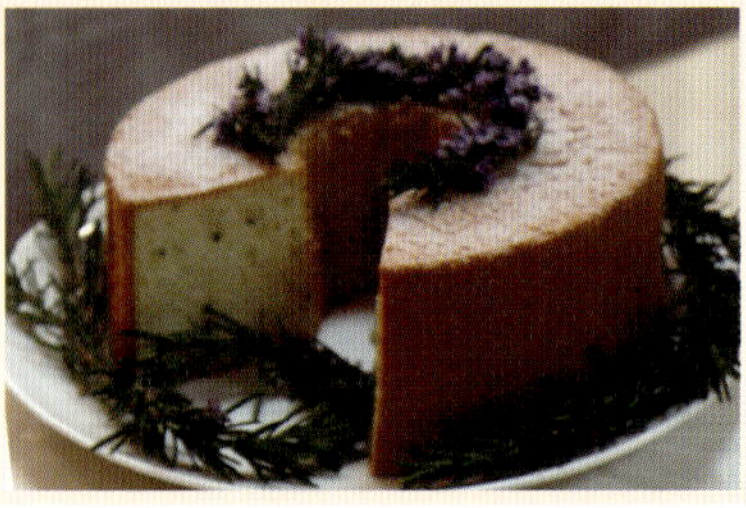

ローズマリーケーキ

ローズマリーは肉料理や野菜と相性がいいと思われていますが、お菓子に加えると、すっきりとした味わいが美味しく、抗酸化作用や消化促進作用でよりヘルシーに楽しめます。

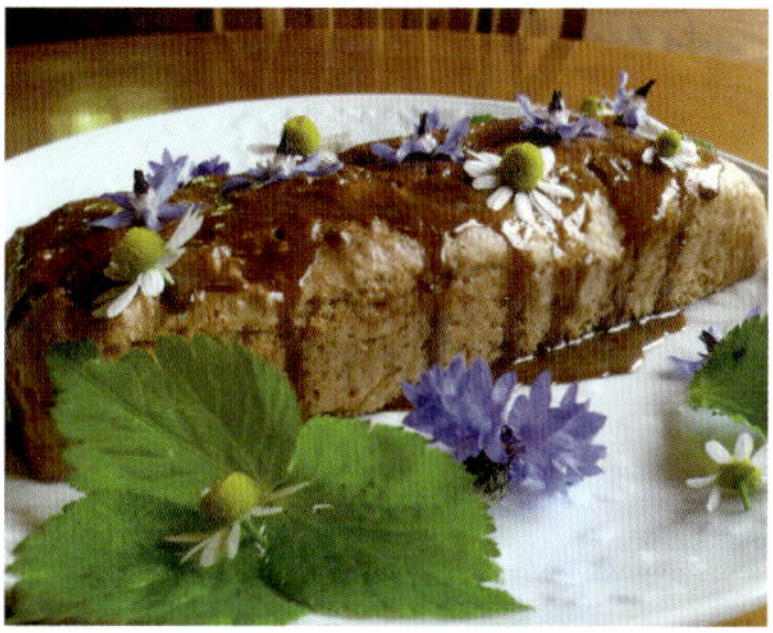

ローズマリーケーキ

〈材料・分量〉
バター 120g
小麦粉 170g
砂糖 120g
卵 2個
ベーキングパウダー 小さじ1
牛乳 20cc
ローズマリーみじん切り 小さじ1

〈作り方〉
1 バターを溶かし、砂糖を加えて混ぜる。
2 卵、牛乳を順に加えながら混ぜる。
3 小麦粉、ベーキングパウダー、ローズマリーをふるって加え、よく混ぜる。
4 仕上がった生地を型に流し入れる。
5 160℃に温めておいたオーブンで35〜40分焼いて出来上がり。
仕上げにアイシング（※注）をしてエディブルフラワー（食べられるお花）を飾ると可愛い。

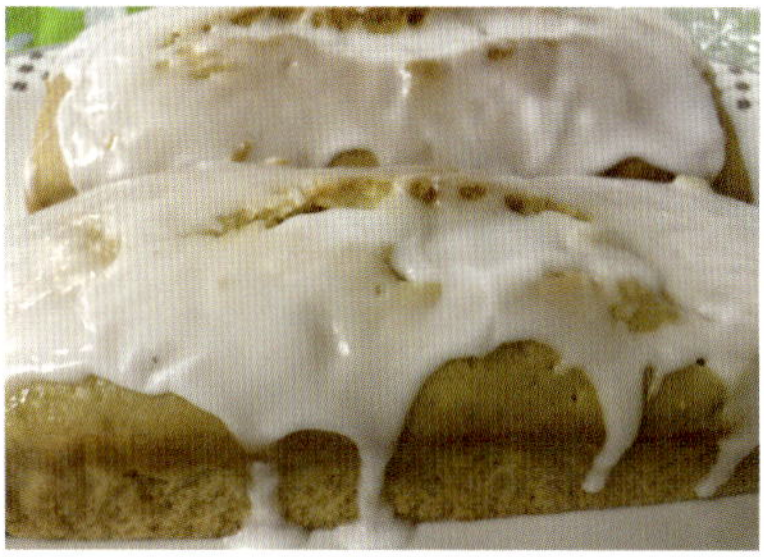

また、基本的なパウンドケーキの上に一枝置いて焼くだけで、お洒落なハーブのケーキになります。

※注 アイシング（砂糖衣がけ）

粉砂糖　100g
レモン果汁　小さじ2
水　小さじ2
材料を小鍋に入れて弱火にかけ、木べらで混ぜながら温める。とろみがついてきたら素早くケーキの上に流す。

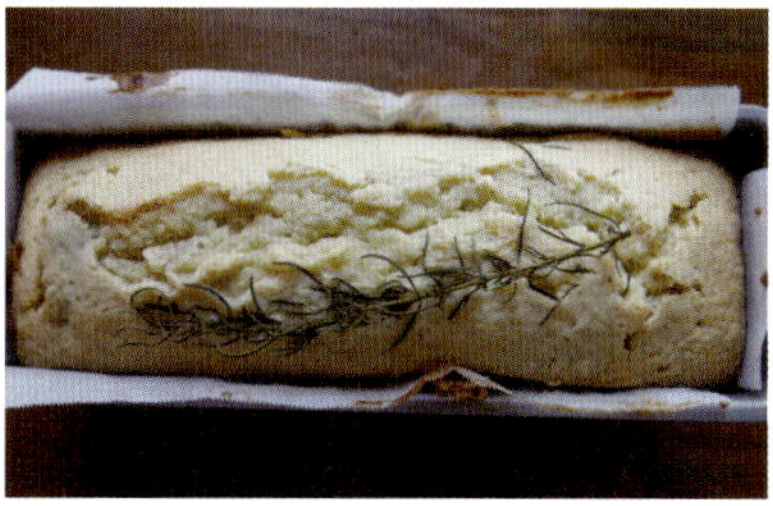

パウンドケーキのアクセントに

シングルフレッシュハーブティー

ローズマリーだけのシングルで楽しむハーブティー。ハーブの味に慣れていない人は早めに引き上げます。あまり色が付かず、白湯のように見えるため、小さな枝を浮かせても良いです。フルーツとの相性がいいので、ポットに季節のフルーツを入れてローズマリーを載せ、フルーツローズマリーティーにすると美味しいです。

ポットがないときには、ローズマリーを3本ほどタコ糸で束ねて直接カップに入れてお湯を注ぎ、取り出します。束ねたローズマリーのティーブーケを器に盛ってテーブルに出すとおしゃれです。

ローズマリーソーダ

グラスにローズマリー2枝を洗って入れ、レモン、バナナなどの甘い果物かジャムを加えて、炭酸水を静かに注ぎます。

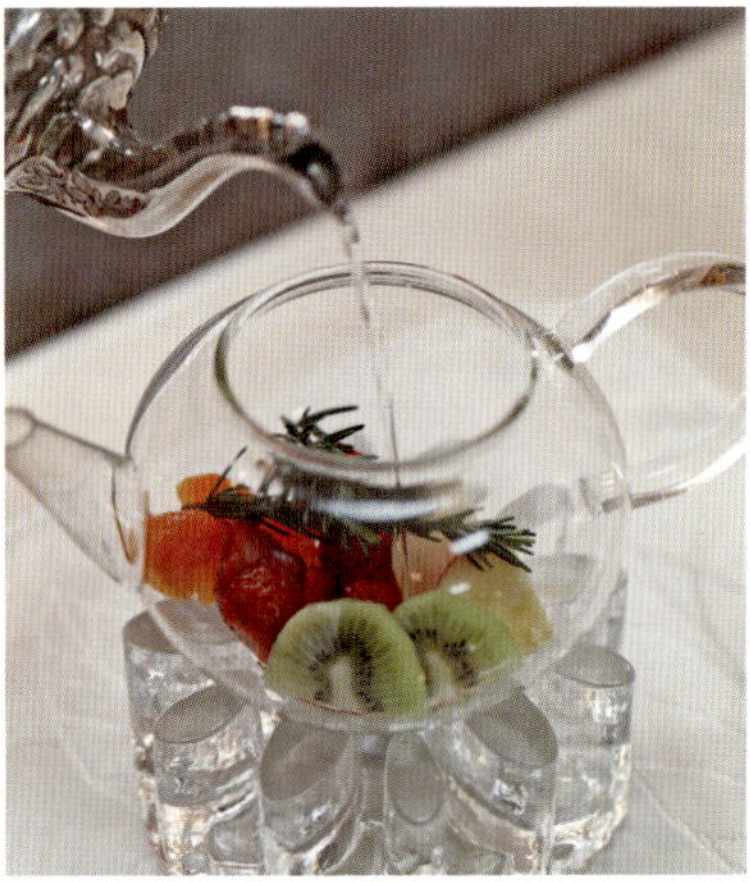

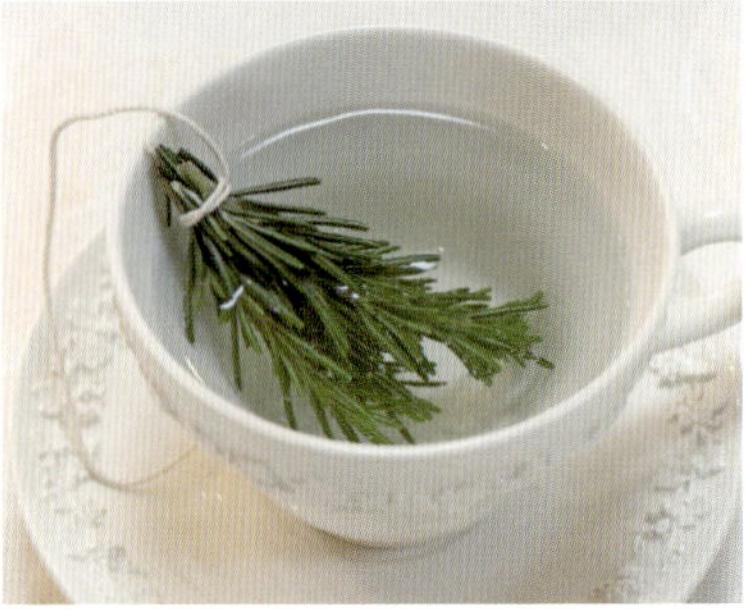

ティーブーケを使ったローズマリーティー

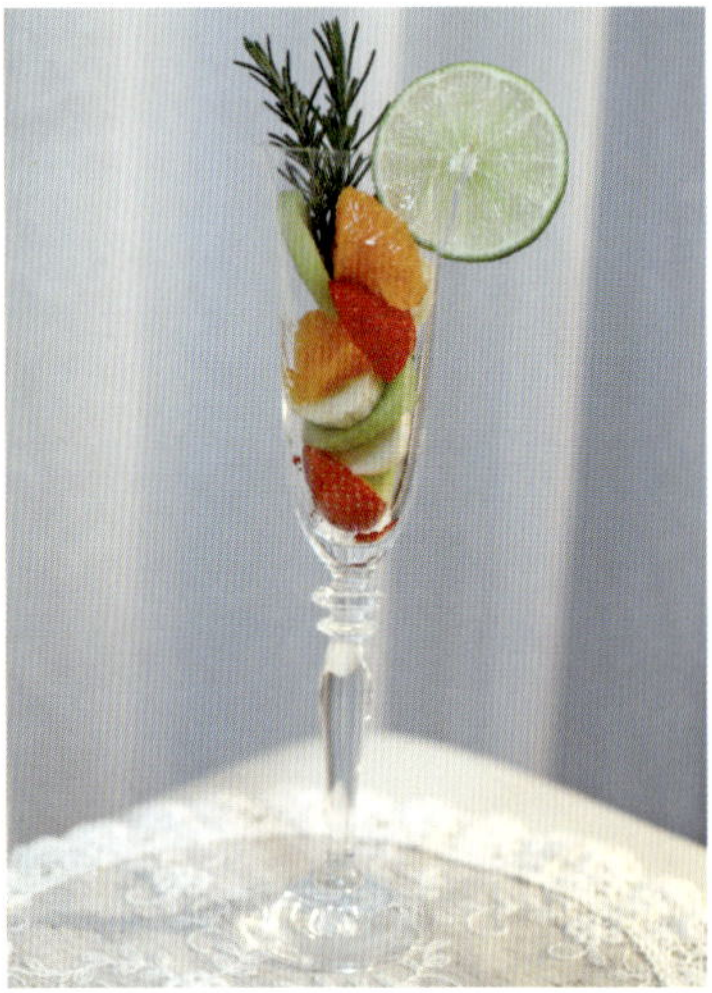

ローズマリーソーダ

ローズマリーウォーター

よく洗ったローズマリーを、ガラスのジャーやペットボトルに入れて半日ほど置きます。グラスに直にローズマリーを1枚入れて、水を注いでも良いです。ペットボトルを持ち歩いて、喉が乾いたときに少しずつ飲むと、ローズマリーの抗酸化作用や、リラックス効果、リフレッシュ効果などで、気持ちの良い1日を過ごせます。レモンやライムの輪切りを加えても良いでしょう。

《心と身体の疲れを癒す》

ハンドバス

耐熱で深めの洗面器にローズマリーを数本入れて熱湯を注ぎ、香りと成分を引き出します。手がつけられる40度くらいになるまで水を加えて両手を浸します。この時、高いテーブルに洗面器を置くと肩が凝ることもありますので、手を下ろせるような高さでゆったりと楽しみましょう。

フットバス

お湯の作り方はハンドバスと同じです。くるぶしまで、できれば膝下まで浸かる深さで、足指がのびのびと広げられるサイズのバケツで。

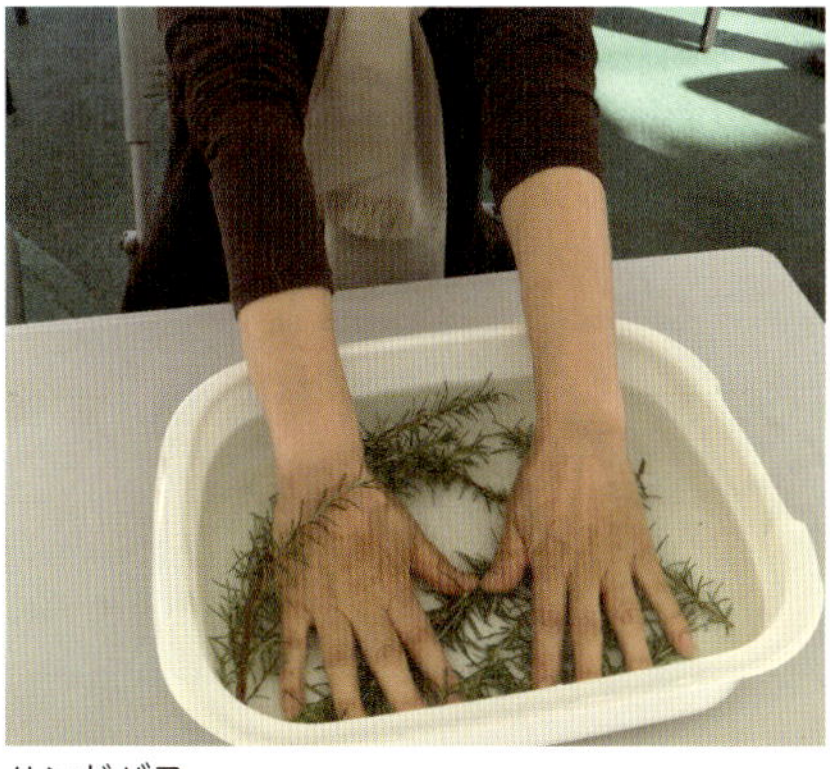
ハンドバス

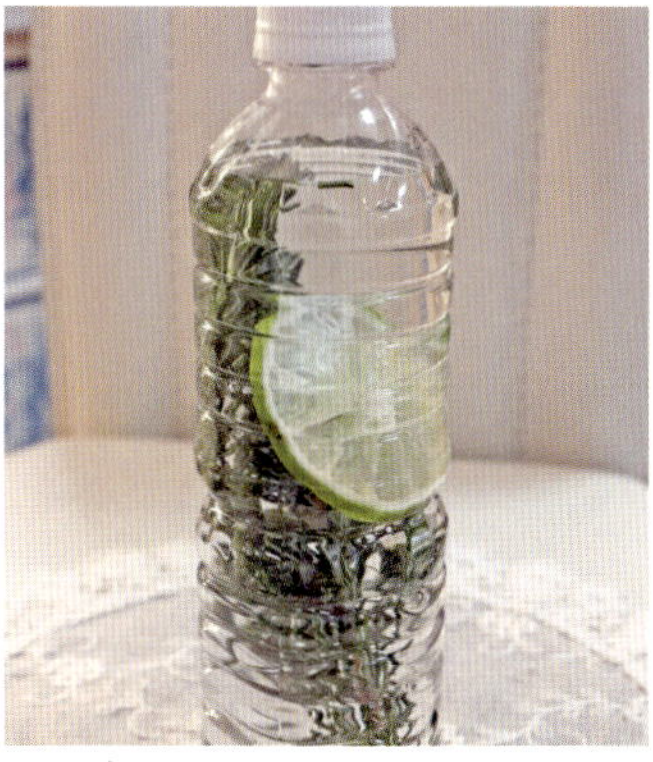
ローズマリーウォーター

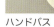

長距離ドライブのお供に

リラックス効果とリフレッシュ効果があるので、助手席や、その足元に置いておくと、車の揺れに合わせて擦りあわされた葉から香りが立ち上ります。眠くて仕方ないけれど、次のパーキングエリアまで止まれないというときは、助手席の床に置いたローズマリーを踏んで、さらに香りを立たせましょう。

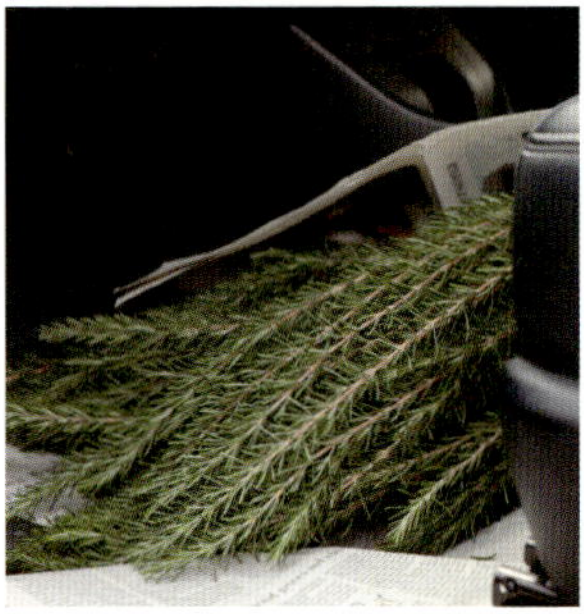

フェイシャルスチーム

洗面器にたっぷりのローズマリーを入れ、熱いお湯をかけて立ち上る湯気を顔にあてます。バスタオルをかぶって湯気が逃げないようにスチームを浴びると、血行が良くなってお肌も柔らかくなり、アロマテラピー効果で頭の中もすっきりします。

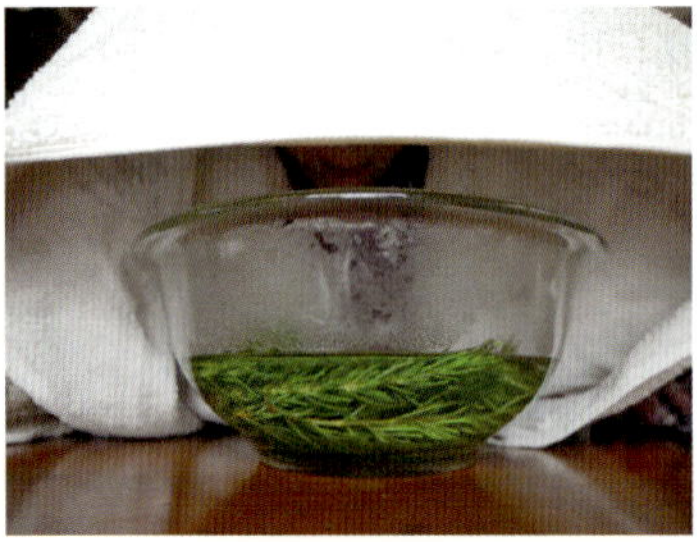

フェイシャルスチーム

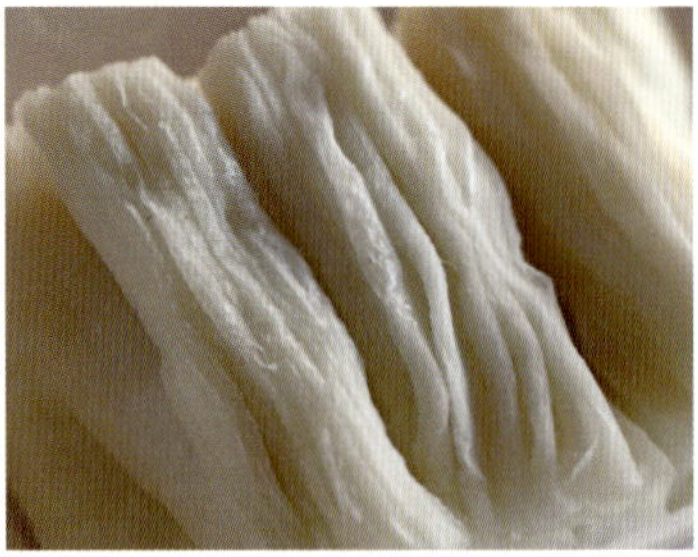

ローズマリーパック

ローズマリーパック

〈材料〉
乾燥ローズマリー 5g
水 150cc
粉ゼラチン 小さじ1

①鍋に水 150cc、ローズマリーを入れ、5分程度煮立てる。
②茶こしかフィルターで濾したものにゼラチンを加えてよく溶かす。
③コットンを密閉容器に並べたところへ回しかけ、冷蔵庫で冷やす。
④洗顔後に 10 分程度、顔に乗せてパックをする。

※目立たないところでパッチテストをして使用しましょう。

《暮らしを楽しむ》

箸置き

丸めて結べば、目に鮮やか、香りの良い箸置きになります。匍匐《ほふく》性タイプのものが扱い易いです。

おしぼり

巻き込んで良い香りと消毒効果が期待できます。

キャンドルホルダー

ティーライトキャンドルや、キャンドルホルダーに巻きつけます。キャンドルをつけると、熱によりローズマリーの良い香りがほのかに広がります。

エッグポマンダー

卵の殻に、布やきれいなペーパーナプキンを貼り付けて、クリスマスのオーナメントや季節の飾り、ちょっとしたプレゼントに。中にローズマリーを生でたっぷり入れます。乾燥しても振るとよく香ります。記憶や集中力を高めるといわれていますので、受験生のお守りや応援にも。ただし、香りには好みがあり、どうにも苦手という人にはかえって邪魔になることもあります。無理に身近に置かず、玄関やリビング、キッチンやトイレに置いてもらえるよう、申し添えましょう。

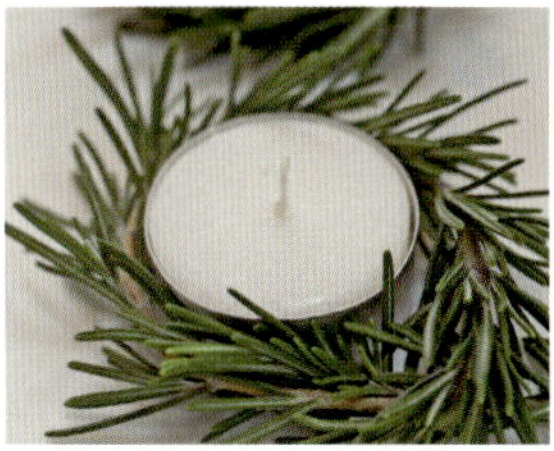
キャンドルホルダー

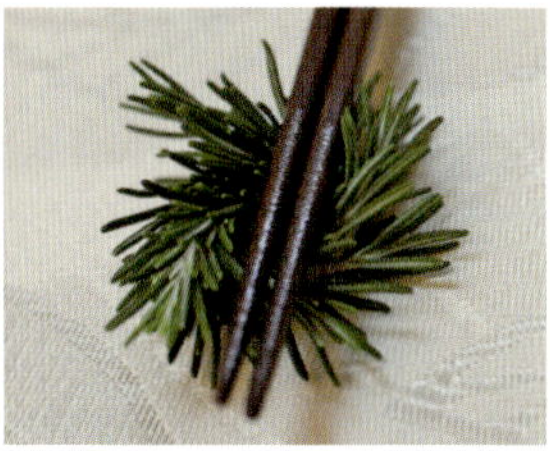
箸置き

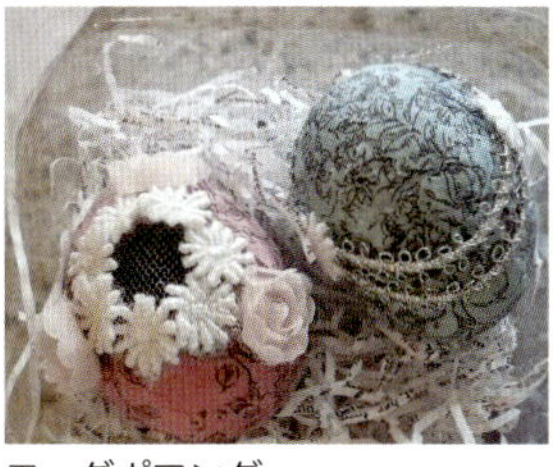
エッグポマンダー

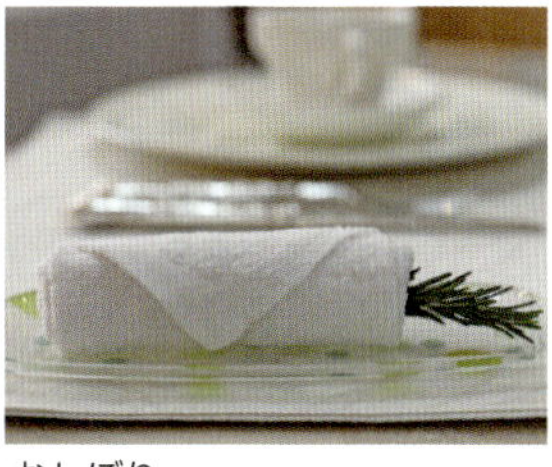
おしぼり

※注　常緑樹や低木を刈り込んで作成する西洋庭園の造形物。ミニチュアのオブジェもトピアリーと呼ばれる。

トピアリー※注

オアシスをナイフで丸く削り、ローズマリーの穂先を全面に挿します。乾燥しても長く楽しめます。アクセントにリボンや他のハーブを加えても可愛らしいです。茎の部分は小枝で。鉢は小さな植木鉢や紅茶の缶などで、他のハーブを加えても可愛いでしょう。

リース

緑が美しく、自由に茎を曲げられますので、リース作りにぴったりです。そのまま小さく巻いただけでもミニリースとして楽しめます。リース台に巻きつけていくと、豪華で香り高いリースができます。

モイストポプリ

緑と塩のバランスが清々しいイメージで、湿気や匂いを吸収してくれます。洗面所やトイレ、玄関など湿気の多い場所に。

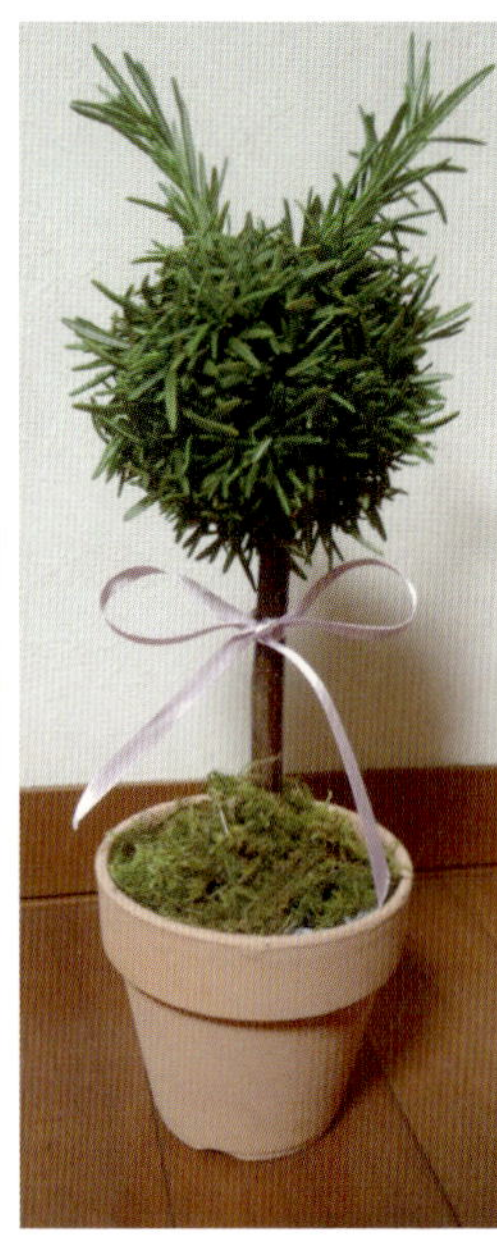

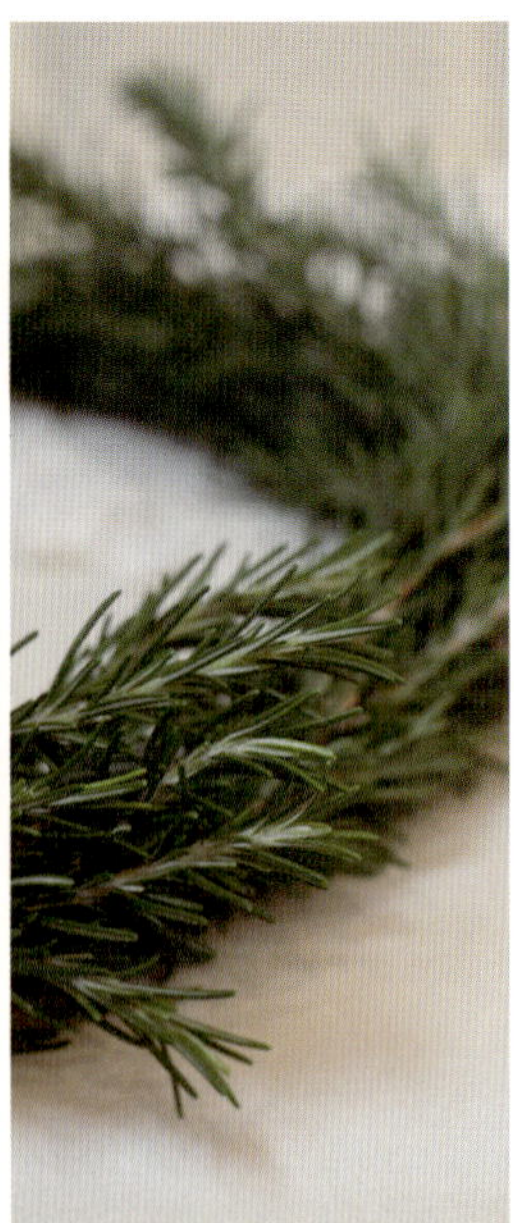

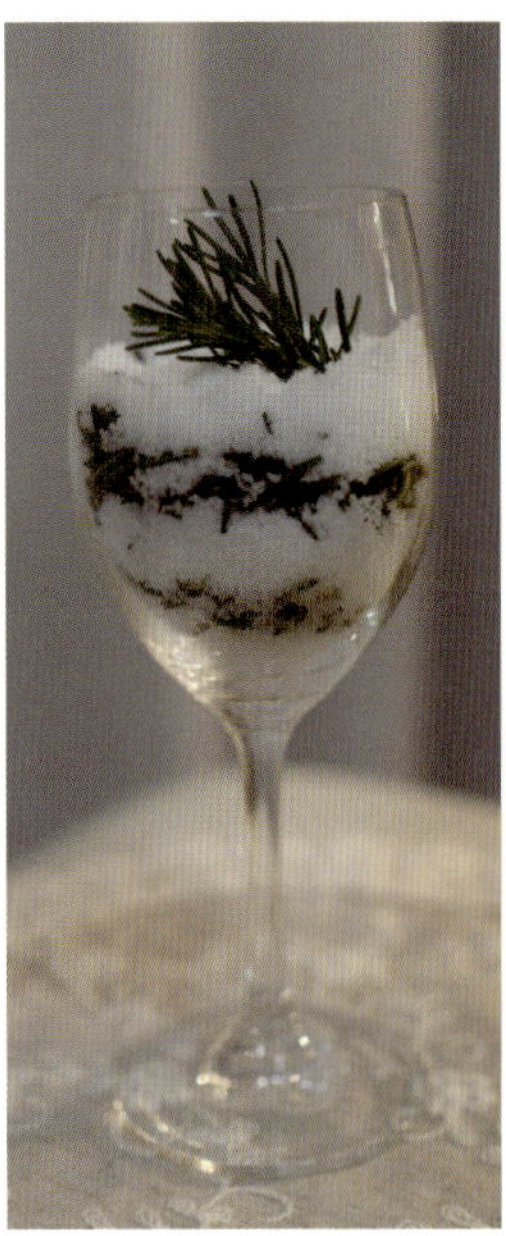

ギフトラッピング

ちょっとしたプレゼントに添えると、見た目もオシャレですし、贈る心がより温かく伝わります。

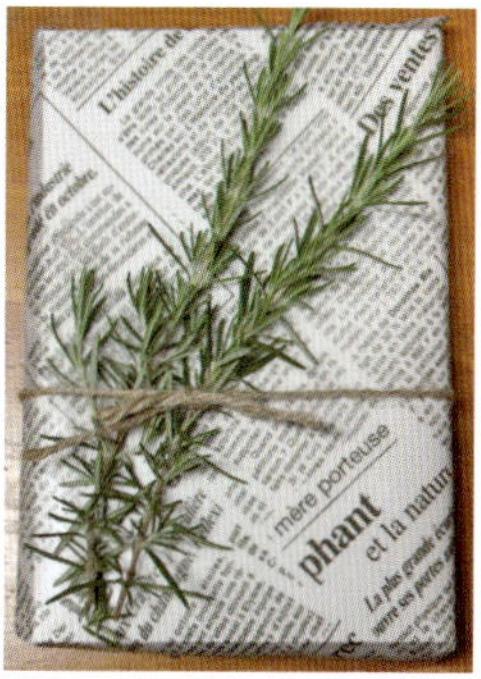

サシェ（香り袋）

生葉を入れておくと、そのままドライになり、良い香りが続きます。巾着型でリボンで結んだり、テトラ型にしても可愛くできます。

〈材料〉
木綿布 6×12cm（縫い代込み）
ローズマリー　大さじ2

〈作り方ーテトラサシェ〉
1　布を中表にして両端を縫い、ローズマリーを入れる。
2　縫いしろ同士を合わせてかがり、テトラ型にする。
3　４つの頂点にビーズをつけたり、リボンを縫い付けて吊り下げるようにしても可愛い。

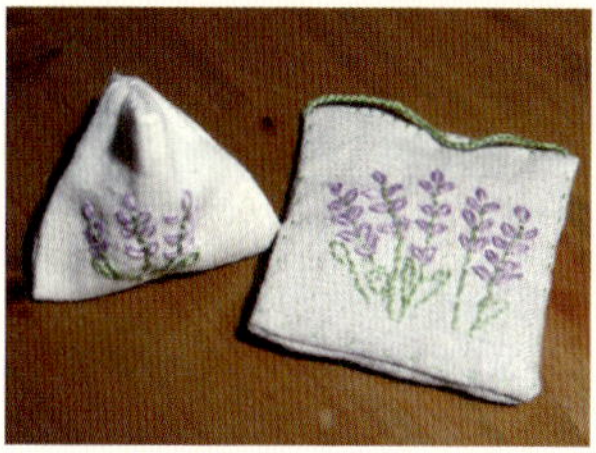

手作り石鹸

ローズマリーを煮出して、粉石鹸に徐々に加えてとろりとなるまでなじませていきます。水まわりや窓ガラスの掃除などに使えます。

また石鹸素地に加えて、手作り石鹸としても楽しめます。

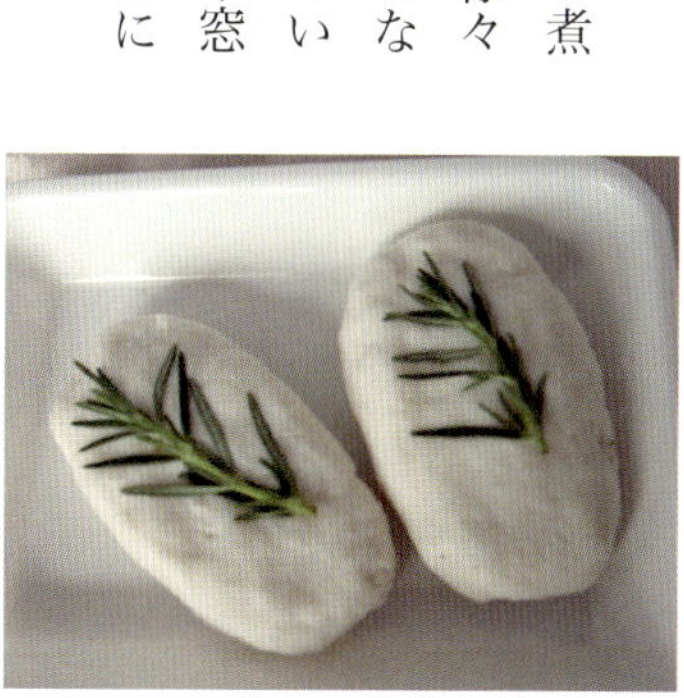
手作り石鹸

拭き掃除

バケツにローズマリーを入れて熱いお湯をかけ、成分を抽出したあと適温になるまで水を加えて雑巾や布巾を洗います。拭いた場所がきれいになるだけでなく、雑巾や布巾の雑菌臭も防ぐことができます。熱いお湯を用意するのが面倒でしたら、お水に入れて半日ほど置いてから使ってください。

生ゴミやくずかごの消臭

摘んできたローズマリーの枝を入れておくだけ。
くずかごは、ゴミを入れるたびにローズマリーが香ります。

ローズマリーパウダー

重曹に細かく刻んだローズマリーを混ぜます。
畳やフローリングに振りまいて掃き掃除をすると、湿気や汚れを吸着してくれます。パウダーを瓶に入れてクローゼットなどに置くと湿気取りにもなります。

虫除けバッグ

ローズマリーを袋に入れて、衣類棚へ吊るしてください。

ローズマリーボウル

夏のお客様に、冷たいボウルにローズマリーを浮かべてフィンガーボウルとして使っていただきましょう。爽やかな香りとローズマリーの消毒効果で清潔に。

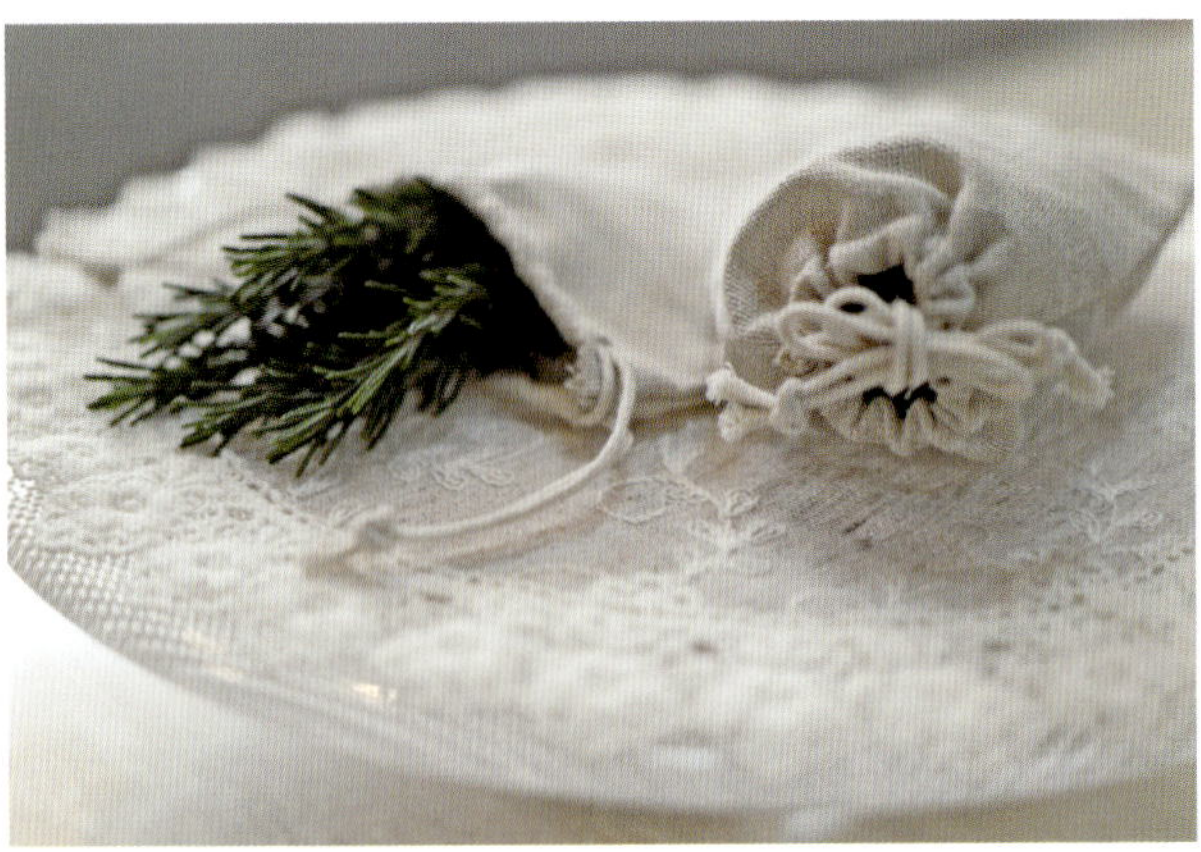

次に植えるハーブ

初めての園芸は、まずは育ててみることを優先して頑張りすぎず、土も「ハーブの土」など、園芸店でミックスされているものをそのまま使ったので良いでしょう。

《一年草グループ》

一年草は基本的にはこぼれ種で増えるものなので、種蒔きで増やします。

初めて栽培する人は、出てきた芽の見分けがつきにくいので、苗は信頼できるお店で手に入れるようにしましょう。種の場合は秋蒔きもありますが、苗なら春、暖かくなって霜の心配がなくなる頃に植えます。地元の園芸店に苗が出る頃を目安にしても良いでしょう。

カモミール（ジャーマン）

ジャーマンカモミールは一年草なので、こぼれ種で次の年にまた芽を出します。他のハーブと違って1年でほんの数週間しか楽しむことができませんが、ドライにして保存するなど、年間を通して楽しむことも可能です。

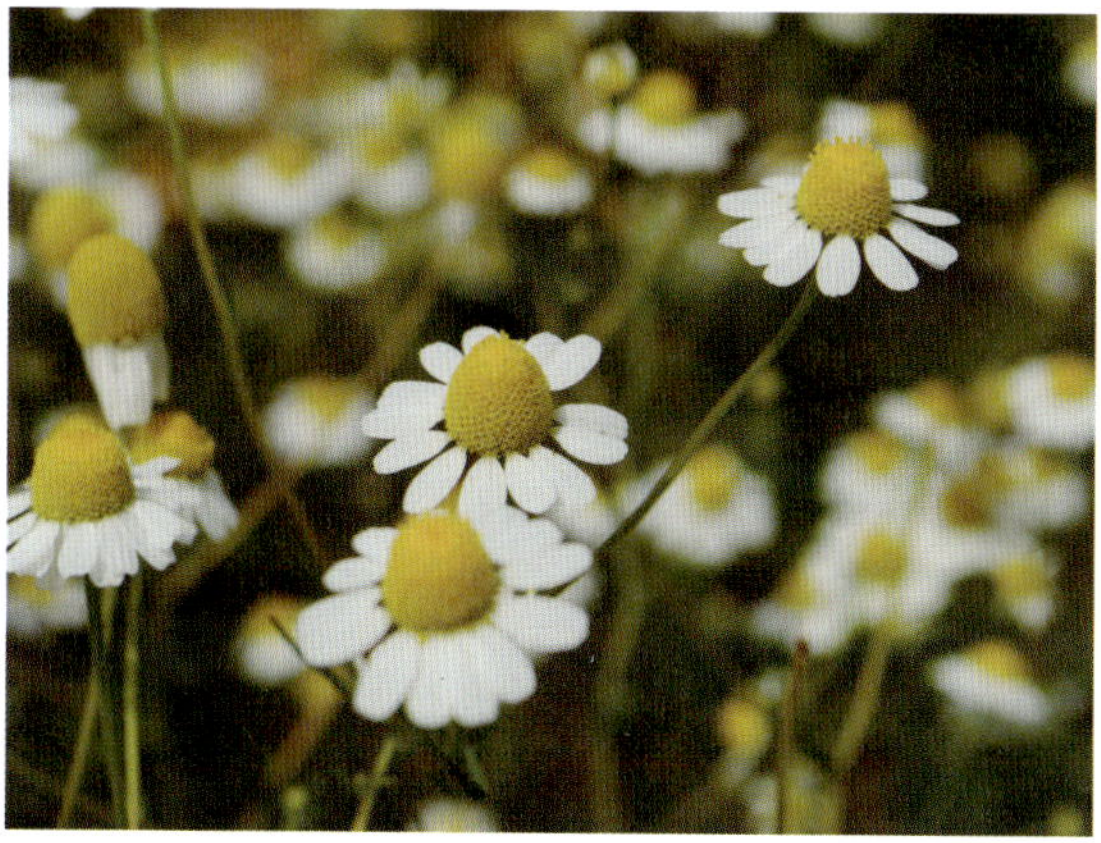

カモミール

《宿根・多年草グループ》

挿し木でも育てやすいですが、こちらも初めは苗から育ててみましょう。

地植えの場合は、日当たりや風通しの良い場所、数カ所に植えて、よく育つところを残すという方法もあります。日当たりは、一日中強い日差しが当たるところは夏に弱りやすいので、初めて植えるときは、春、早めに植えると良いでしょう。

タイム

ローズマリーと並んで使いやすく、ご紹介したローズマリーと同じように使えるのはタイム。クリーピングタイムなど匍匐性のタイプを選ぶと雑草が生えるのを防ぐこともでき、香りの良いグランドカバー（地表を覆う植物）になります。タイムの茂みには妖精が羽を休めにくるといわれていて、勇気と幸せの象徴として親しまれています。

ミント

沢山の種類がありますが、スペアミント、ペパーミントが代表格。アップルミントもりんごの風味で美味しいハーブティーになりますが、生命力が強いので他のミントを押しのけてアップルミントだらけにならないよう、プランターに植えたり、他のミントやハーブの近くで栽培しないよう気をつけましょう。

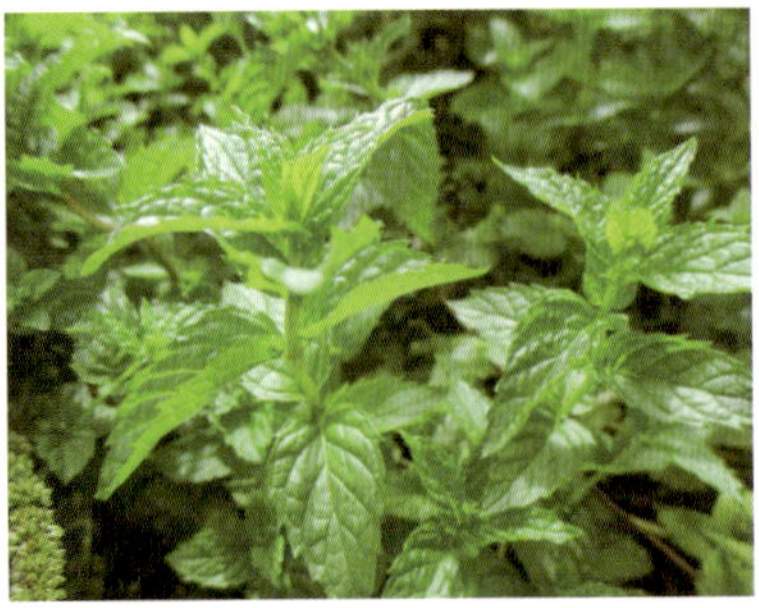

ペパーミント

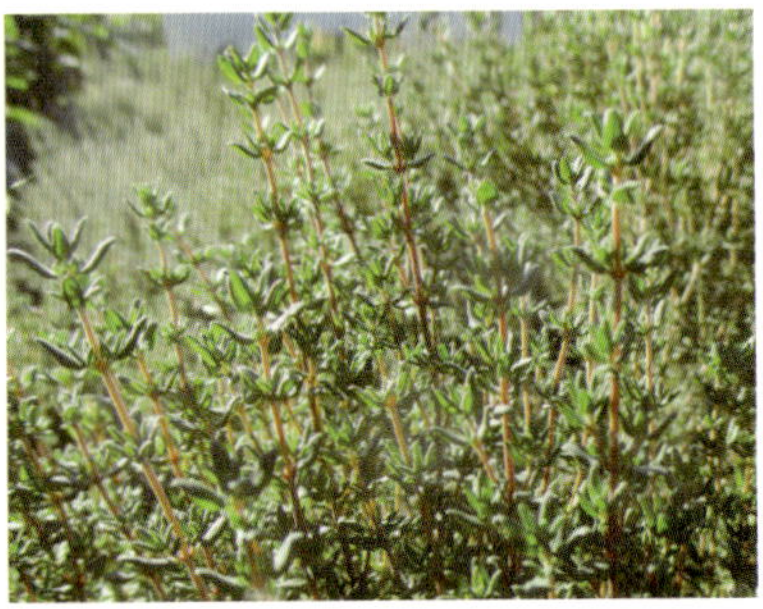

コモンタイム

エキナセア

古くから、天然の抗生剤として幼児から老人まで安心して利用できる万能のハーブとしてアメリカの先住民に使われてきました。暑さに強く、花もちが良いので長く楽しめます。

レモンバーム

その機能性は多岐にわたる、シソ科のハーブの代表格です。摘心により多くの葉をつけます。強い日差しは苦手です。

コモンマロウ

粘膜や肌をしっとりさせ、美容と健康にパワーを発揮してくれます。

初夏から夏にかけて、次々と花を咲かせるので、1本植えておけば、毎日ハーブティーを楽しむことができます。

レモングラス

熱帯原産のハーブですが、温暖化の影響で関西以南の平地なら冬越しができるようになってき

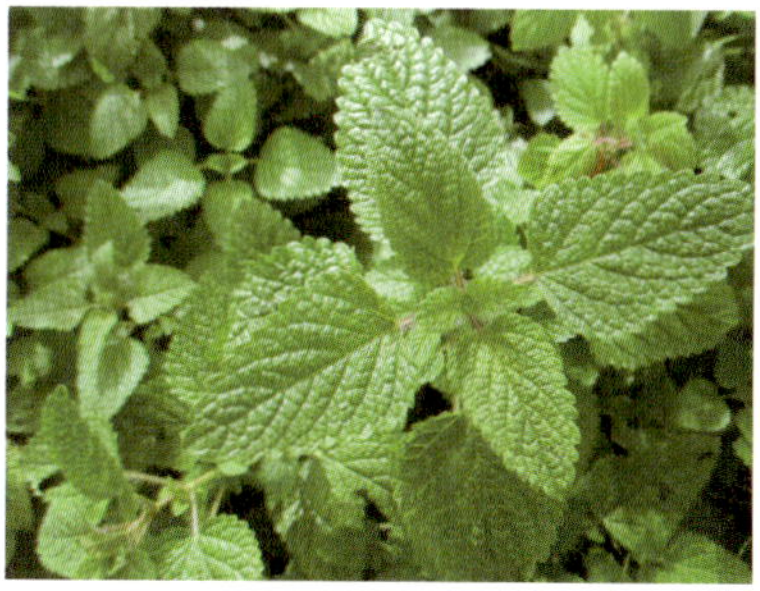

レモンバーム

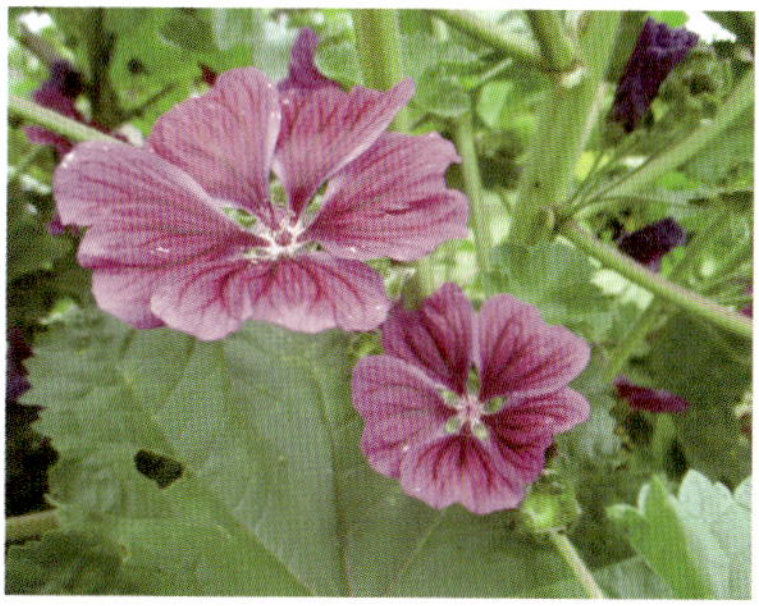

コモンマロウ

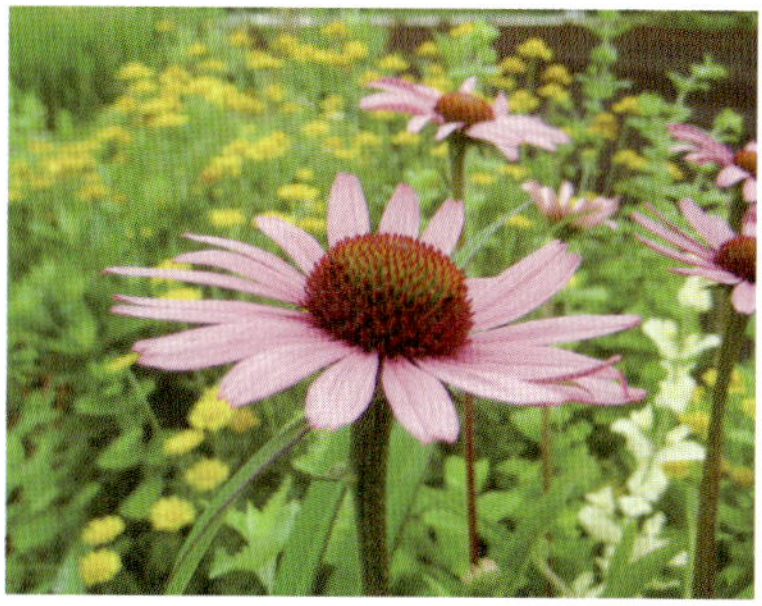

エキナセア

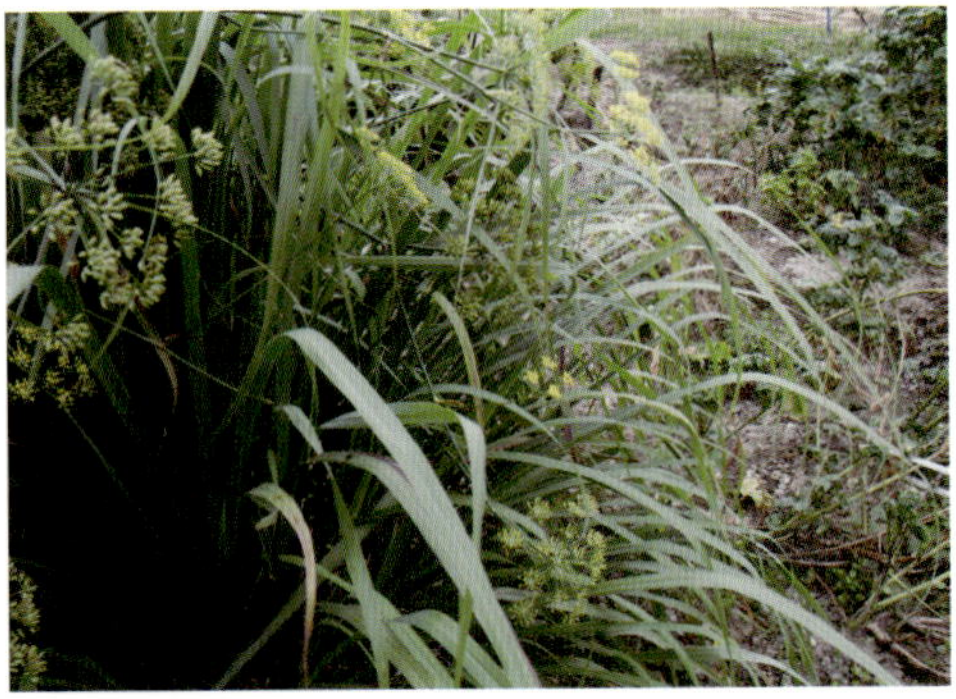

レモングラス

ています。根元から15センチくらいのところで刈り取ると、また伸びてきて収穫することができます。とても丈夫なので、一度活着すればどんどん大きくなります。

ネトル

別名セイヨウイラクサ。ネトルは棘《とげ》が痛いといわれますが、正しくは棘ではなく葉の表面にある刺毛《しもう》の刺激成分によって、触ると蟻に噛まれたような痛みを感じます。小さなお子さんがいるお宅で栽培するときは、お子さんが触らないよう気をつけてください。

ステビア

低カロリーな自然の甘味料として今ではいろいろな食品に使われていますが、家庭でも楽に栽培できます。

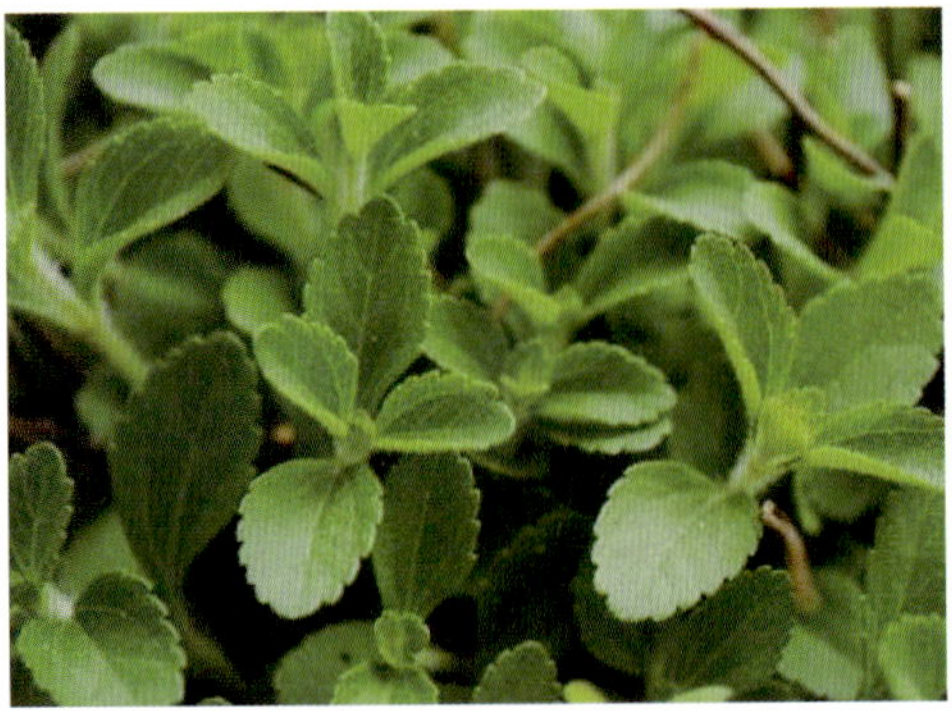

ステビア

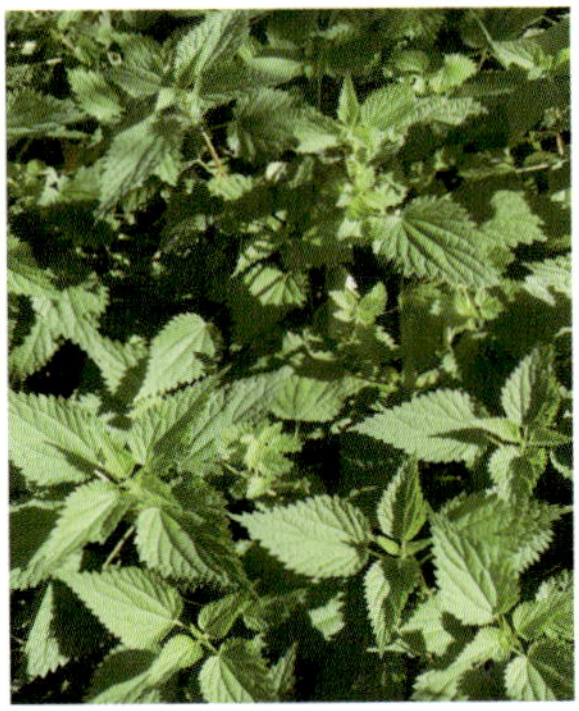

ネトル

カレンデュラ（二年草）

マリゴールドと呼ばれていますが、観賞用のフレンチマリーゴールドとは別物です。種から育てるとたくさん収穫してお茶を楽しむことができます。

《低木系ハーブ》

年数を経ると大きくなるので、周囲に動かせない樹木や建物がある場所は向いていませんが、植物は生き残りのための知恵を持っており、場所に適応していく力もあるので、あまり気にしすぎなくても大丈夫だと思います。

セージ（コモン）

セージが庭にある家から病人は出ない、と言われるほど、薬効の高いハーブ。お料理などあらゆる場面で活躍してくれます。コモンセージかパープルセージなど食用に適した種類がおすすめです。

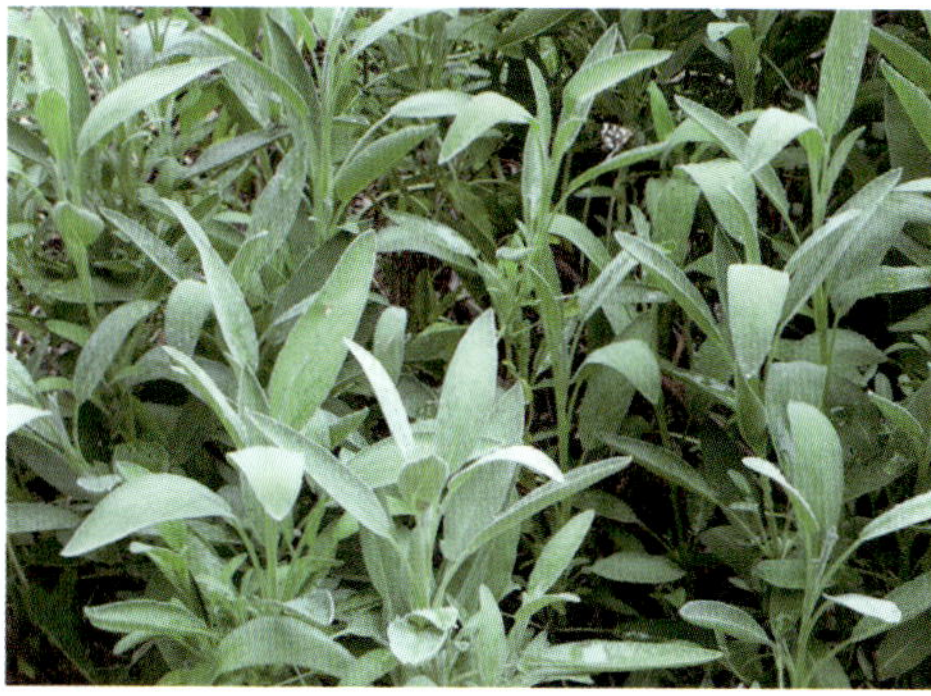

セージ

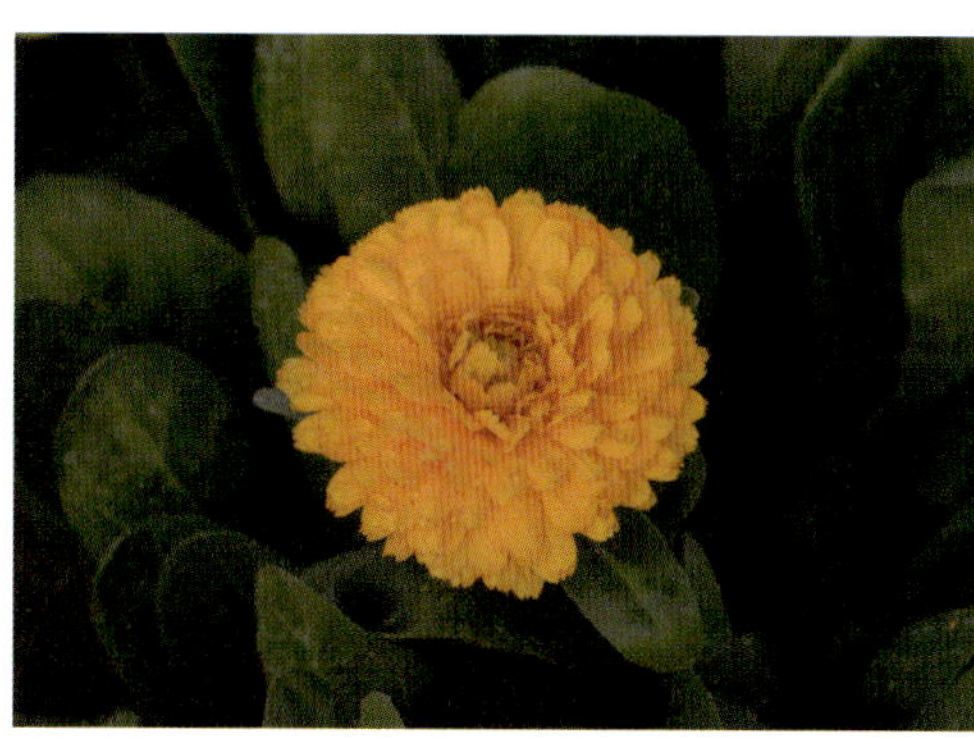

カレンデュラ

ラベンダー

庭に1株植えたら、いろいろ楽しめます。ハーブティーに利用するときは蕾を使うので、開く前に蕾を取り、乾燥させて保存しておきます。品種により暑さに弱いので、土地に合った種類を選びましょう。

リボン状の花びらが可愛いストエカス系なら暖地でもよく育ちますが、ハーブティーには向きません。

センティッド・ゼラニウム

生葉をお茶にしたり、お菓子にしたり、甘い香りで楽しませてくれます。

レモンバーベナ

コウスイボクの名の通り、良い香りで、庭にあると風が吹く日は窓から爽やかな香りが流れ込んできて、最高に幸せな気分を味わうことができます。挿し木は難しいので、専門店などで苗を入手してください。

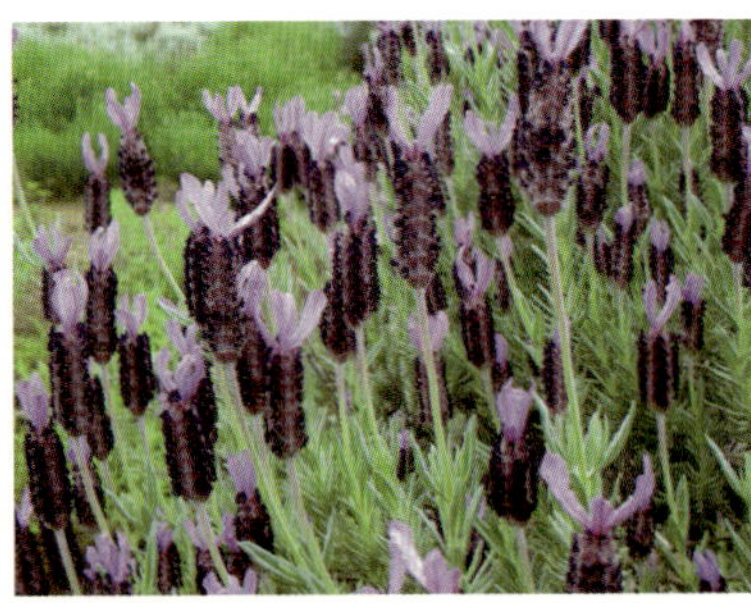

ストエカス系ラベンダー

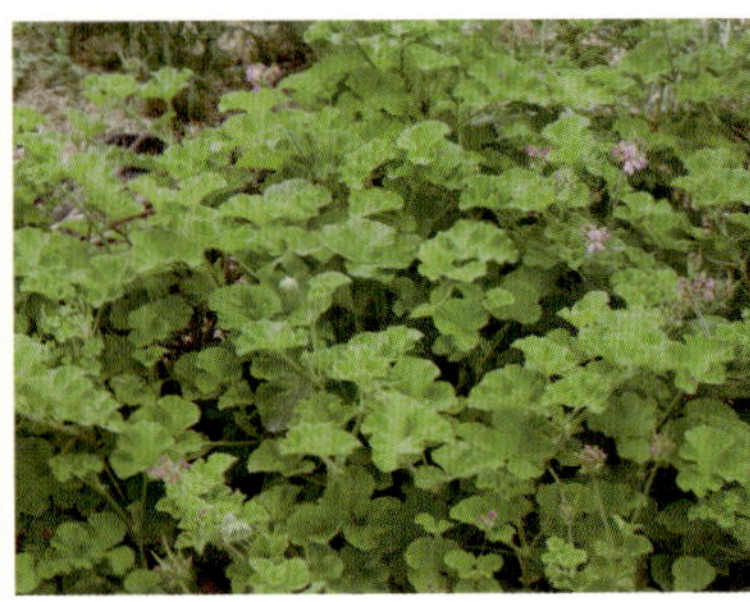

センティッド・ゼラニウム

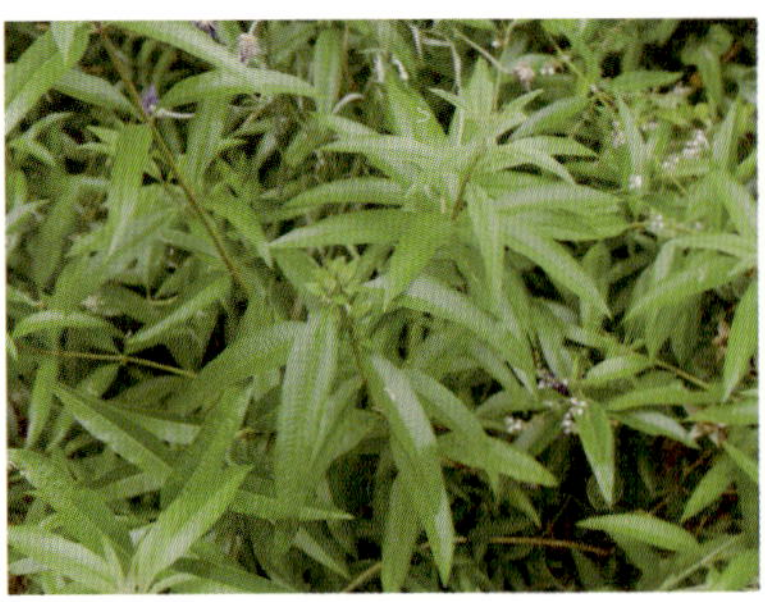

レモンバーベナ

《小高木～低木系グループ》

エルダー

ヨーロッパでは田舎の薬箱と呼ばれ、魔除けとしても親しまれています。花をお茶にしますが、ぶどうのような風味でとても美味しいハーブティーになり、小さな果実を集めればジャムやシロップもできます。秋には美しい紅葉を見せてくれる種類もあります。

マートル

古代より愛と繁栄の象徴とされていて、イギリスでは結婚式に欠かせないハーブです。風邪の諸症状を緩和させてくれます。ハーブティーには爽やかなレモンマートルの味が人気です。どちらも育てやすいフトモモ科の低木です。

リンデン

菩提樹という名前の方がよく知られているかもしれません。さまざまな薬効のあるシナノキ科の落葉高木で、千の用途を持つ木とも言われています。1本あるとさまざまな用途に利用できます。

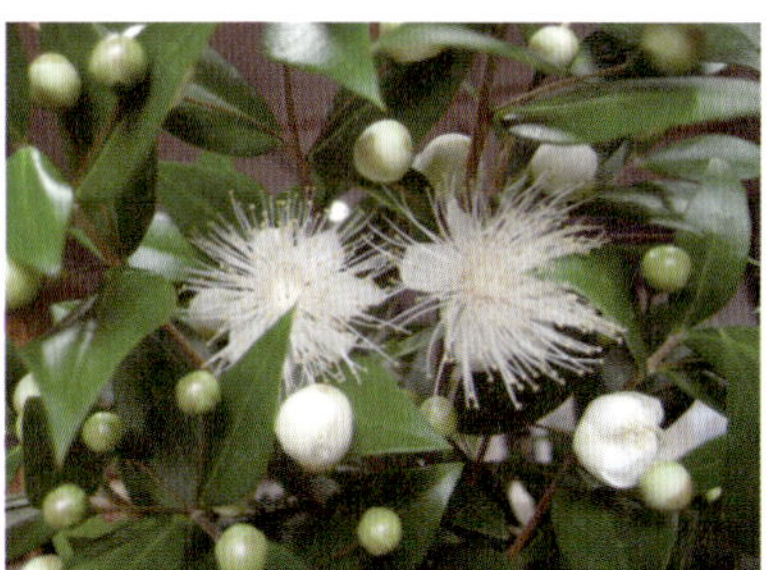

マートル

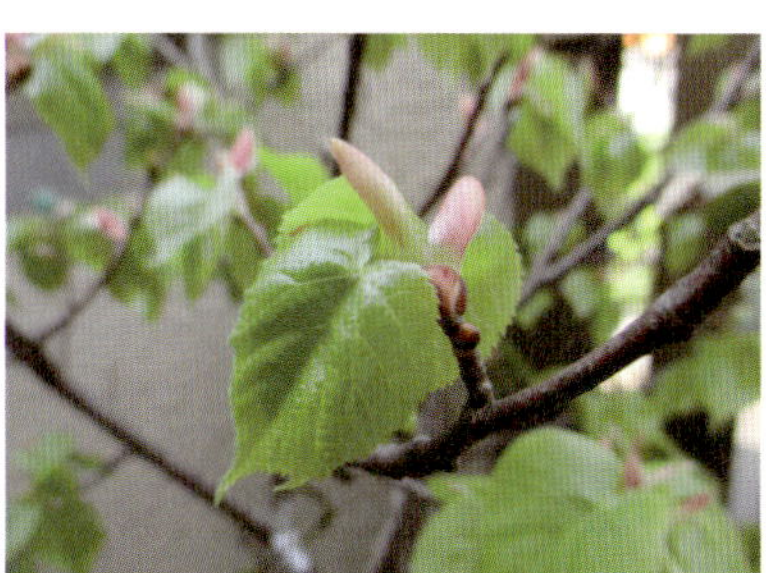

リンデン

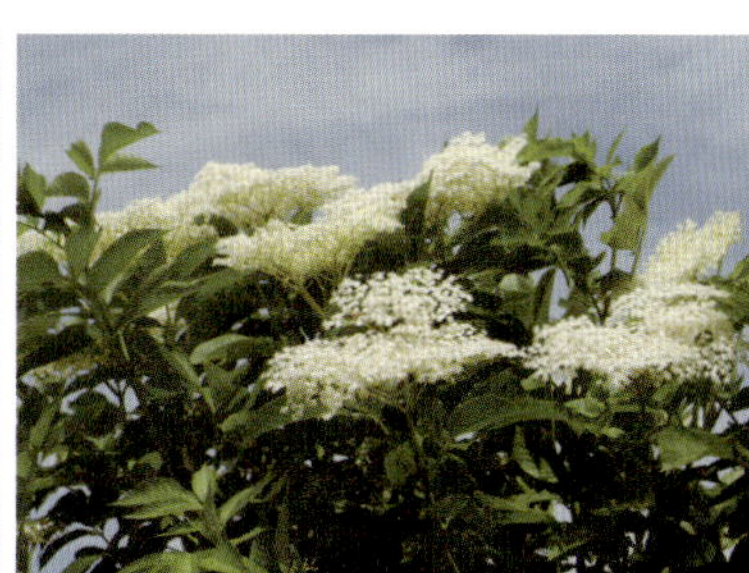

エルダー

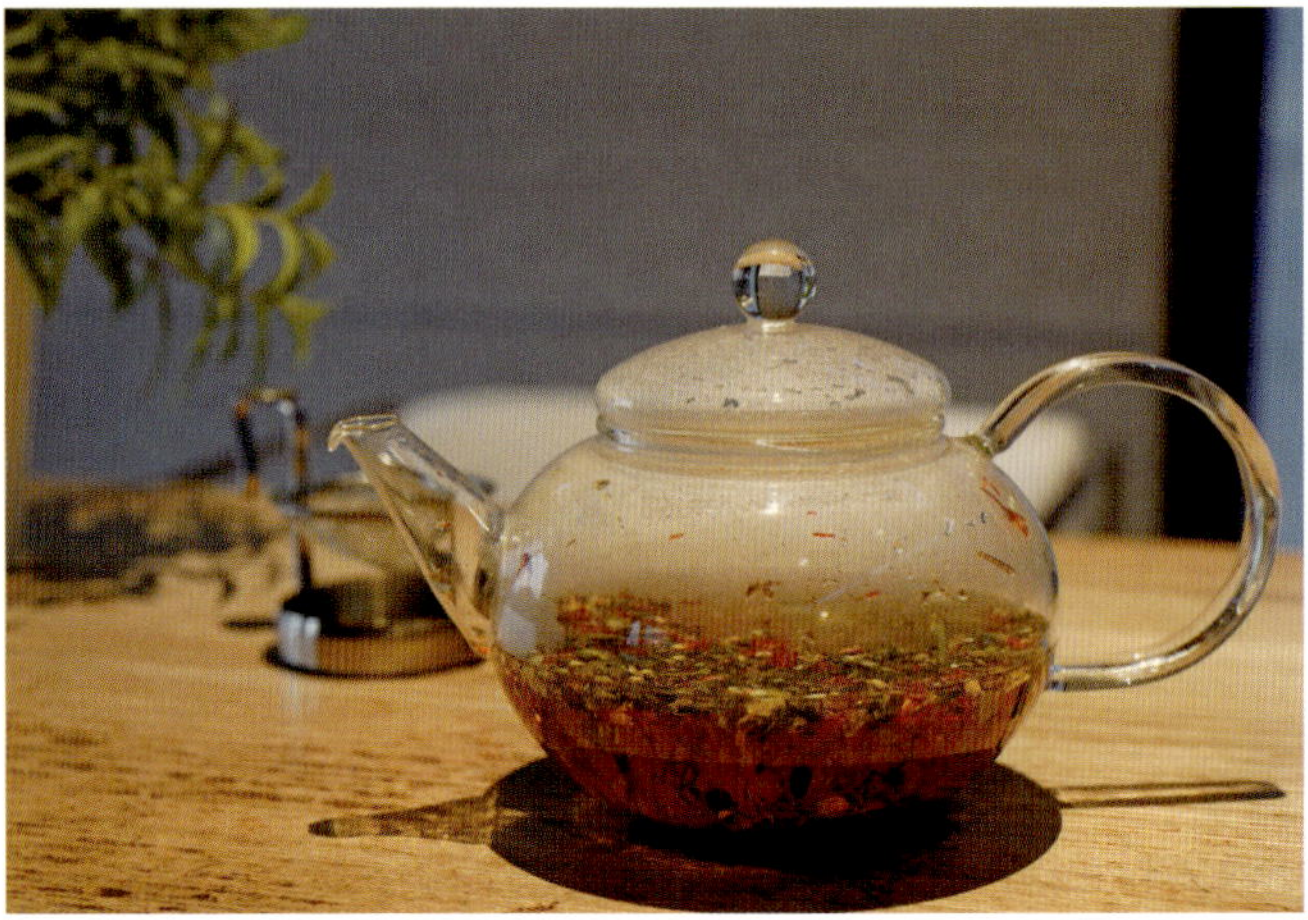

美しいハーブティー

ハーブティーが生活の中に馴染んできたら、少しステップアップにチャレンジしてみましょう。最初はいきなりオリジナルを目指すのではなく、知識経験の豊富な先輩のハーブティーを参考にすることをおすすめします。

最初に申し上げたように、たくさんのハーブを用意すると古くなって劣化しますので、せっかくのハーブティーが残念なことになります。毎日ハーブティーを楽しむ習慣ができて新鮮なうちに消費できるようになるまでは、シンプルなブレンドを楽しんでくださいね。

山川さんとの出会い

かつて愛媛県周桑郡丹原町《しゅうそうぐんたんばらちょう》（現在の西条市丹原町）に梅錦ガーデンという全国に知られたハーブ園がありました。全国新酒鑑評会で金賞を取り続けた銘酒梅錦を製造する梅錦山川株式会社が経営するハーブガーデンでした。オーナー夫妻が全国のハー

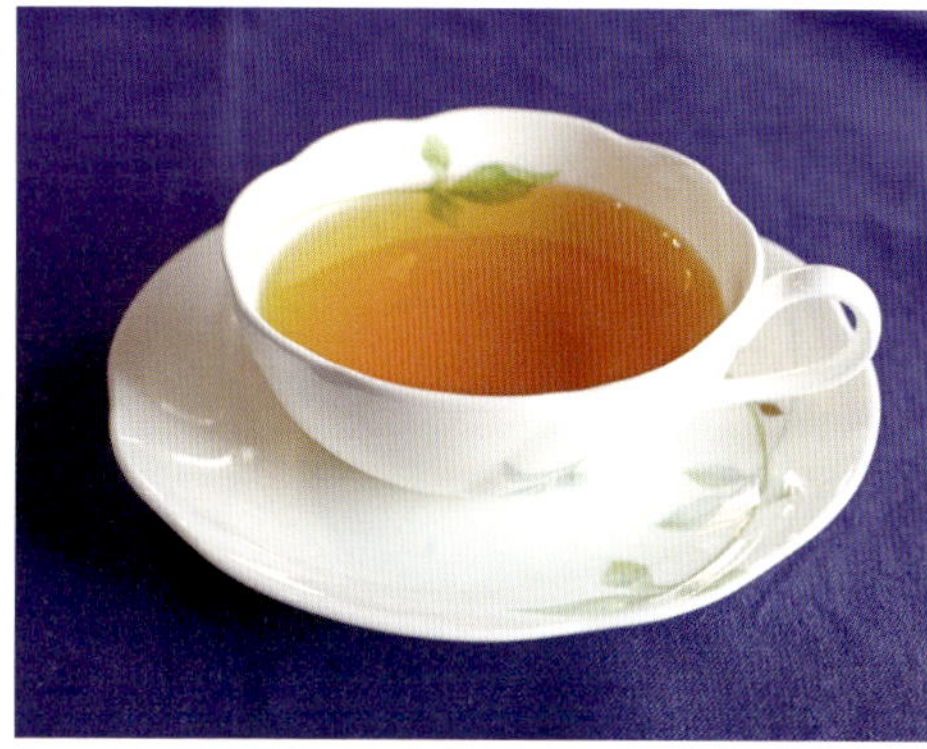

ブ園を訪ね歩いて、鑑賞園として素晴らしいだけでなく、生活に密着したハーブのある暮らしを提案するガーデンでした。

そこには常に行列ができる人気のレストランがありました。

当時の役員だった山川かずこさんは、国内外の手に入る限りの食用ドライハーブを集めてテストを繰り返し、美味しいだけでなく目にも美しい5種類のブレンドハーブティーを考案されました。

テストはただ湯煎だけでなく、噛んでみたりしながら様々な味わいをテストされ、五味のバランスが良いものを求めていったそうです。

山川さんはハーブを順に重ねていき、軽く一混ぜしておくそうです。そうすることでお湯を注いだときに最後に入れたハーブの香りがまず香り立ち、そして徐々に全体がバランスよく香りのハーモニーを奏でるよう、また最後に花びらが開いて美しく見えるよう、指示を出しました。

ところが、常に行列をしている人気のレストランで、そのような手の込んだ方法でハーブティーを淹れることは難しく、それならと山川さんのスペシャルレシピは封印されたままになっていました。

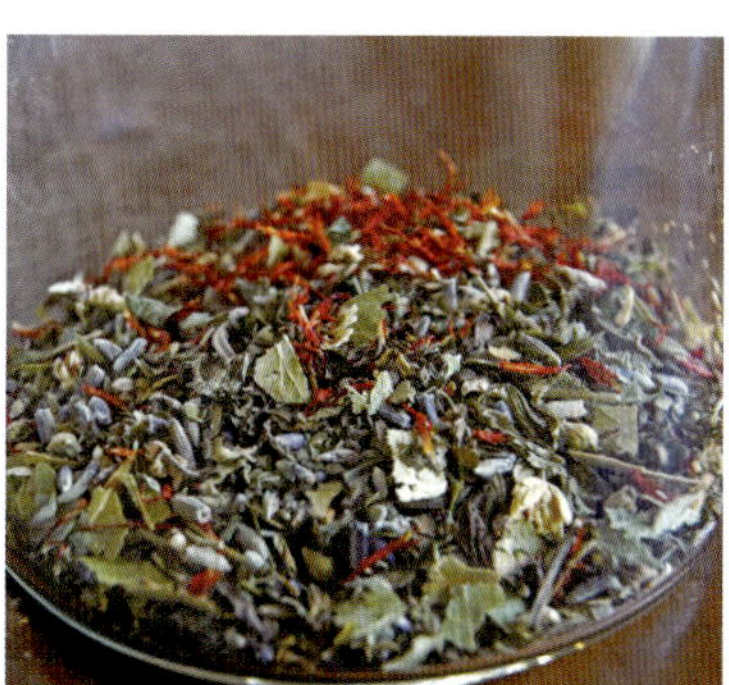

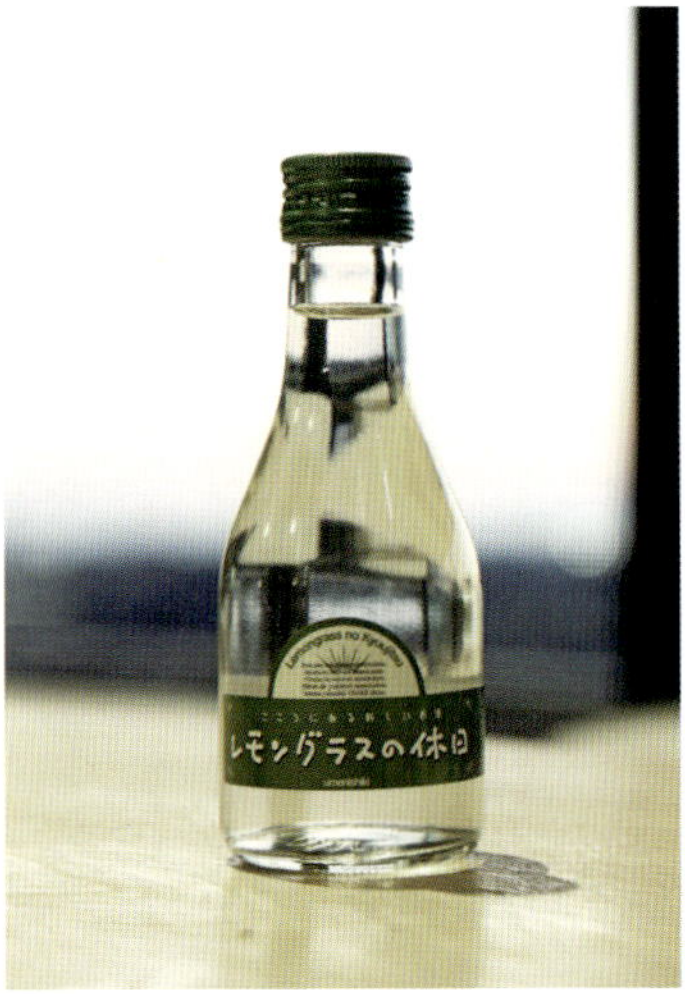

そんな山川さんと私が出会ったのは、所属しているハーブの協会が発行する会報誌の取材で、山川さんが考案した「レモングラスの休日」というリキュールについてお話をうかがったのがきっかけでした。まず感動したのは、社員教育の素晴らしさでした。代表電話に連絡すると受付から次の部署へ取り次がれるのですが、多くの会社は取り次いだ先でもう一度用件を説明し直さなくてはならないことがよくあります。けれども、かずこさんの会社は、どこへ繋いでいただいても、受付からこちらの用件が正しく伝わっていて、続きからお話ししたのでよかったのです。また不在時に連絡すると、必ず不在の期間と、いつなら会社に出ているということをはっきりと知らせてくれました。二度手間がなく、大変感激しましたので、ハーブの会報誌なのに、そのことも加えて記事を書きました。出来上がった会報誌をお送りしてまもなく、山川さんから「社員をお褒めいただき、ありがとうございます」と直々にお電話がありました。お話をしているうちに、一度お目にかかりましょうということになりました。

ホテルのロビーで初めてお会いした山川さんは、当時愛媛マラソンが「梅錦マラソン」と呼ばれていた頃の看板企業の役員ということで、オーラに溢れていました。お話ししているうちに気に入っていただけたようで、後日「ハーブ関連の協会には誘われることも多いけど、入らないことにしてる。だけど、あなたの協会に入りたい」と連絡をいただきました。会員の勧誘のために取材をしたわけではないので、と遠慮したのですが、私も山川さんから教えていただきたいことが沢山ありましたので、長くお付き合いをさせていただけたらいいなと思い、ご入会いただきました。

それ以来、頻繁にお会いするわけではないのですが、お会いしたときには必ず「井上さんへのお土産」として新しい話題や情報を用意してきてくださるのです。そんなお付き合いを続けながらも、秘伝のレシピについてはお尋ねする勇気がなく、10年以上の月日が流れました。

2019年2月、ハーブ仲間の会で観光列車「伊予灘ものがたり」のゲストスピーカーに山川さんをお迎えしました。恐る恐る「1つでかまいませんので、参加者にブレンドをご紹介いただけませんか？」とお願いすると、二つ返事でいいですよと言われました。ああもっと早くお願いすればよかった……「井上さんだから教えるね」と嬉しいお返事。

その時にゲストスピーカーとして山川さんが話されていたことを聞いて、ああ、今の私の考えは、山川さんの影響もあったのだなあと思いました。

山川さんは薬剤師でもいらっしゃいます。薬学の知識を踏まえた上で、医薬とハーブティー、また漢方やアーユルベーダとの違いもはっきりと線を引いた上で、ハーブティーとは、美味しいこと、飲んで心や身体がリラックスして癒されること、というスタンスをお持ちでした。

私もハーブの機能性を求めてハーブティーをブレンドし、体質改善のために飲んでいたこともありましたが、長くハーブに関わっているうちに、医薬品には医薬品の、漢方薬には漢方薬の、アーユルベーダにはアーユルベーダの働きがあり、私たちの身近にあるハーブには安心して誰もが楽しめる働きがあるのだという思いにたどり着きました。これも山川さんとお話ししているうちに学んだことが影響していたのだと思います。今回は、初めての方のためのハーブティーをご紹介する本ではありますが、スペシャルとして2種類のブレンドを掲載する許可をいただきましたので、ご紹介したいと思います。

美しいハーブティーレシピ

ハーブを順に入れていくと、最後に入れたハーブの香りが「華」となって際立って香るのだそうです。これは香水づくりでも同じだそうです。そしてその際立った香りと絶妙のバランスを奏でるハーブを選んだブレンドの一つが、このブレンドです。3分間の間にまず花が開き、次々とハーブが開いていくドキュメントが、視覚的にもその場を楽しませるように考えられたそうです。

ハーブの変化を楽しむために、ポットは透明のものを使いましょう。

バランスの良い味になるためには、飛び出たものがあってはいけない、また効能的にも全身に有用なもの（呼吸器、消化器、循環器、神経系など）であると、それぞれの体質の方にとって有効であり、また刺激が強すぎることもない……そういうことを求めていると、水に限りなく近づいていくバランスがベストで、身体に良いそうです。何かが飛び出たハーブティーは人によっては刺激が強すぎて害になることもあるので、「害にならない」ことが「有効」よりも優先するというお考えで作っておられます。弱いところがある人はそれを和らげることができるようなブレンドを個別に作ると、なお良いようです。そんなブレンドのハーブティーは、その人にとって美味しいと感じるものだそうです。

レシピ 1

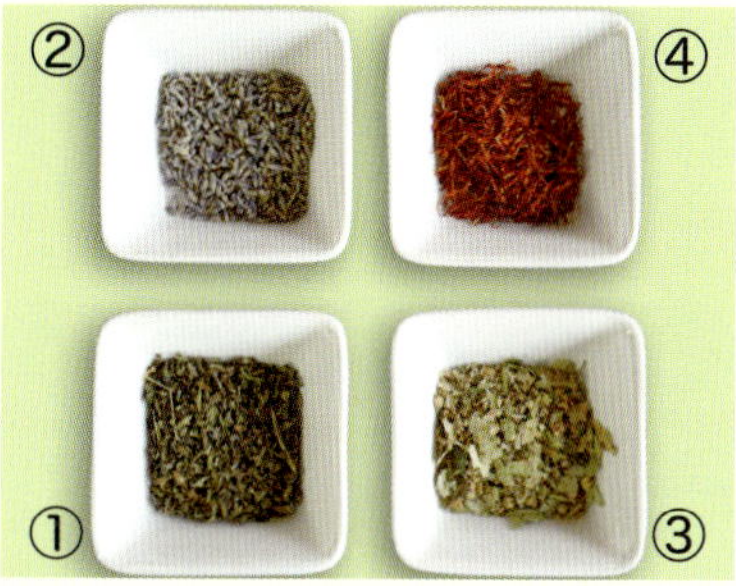

①レモンバーム
②ラベンダー
③リンデン
④サフラワー

穏やかでどなたにも安心して飲んでいただけるもの
山川さんのおすすめのバランスは、1：1：1：1

※ラベンダーの味が苦手な人は少なめにされると飲み易いと思います。

レシピ 2

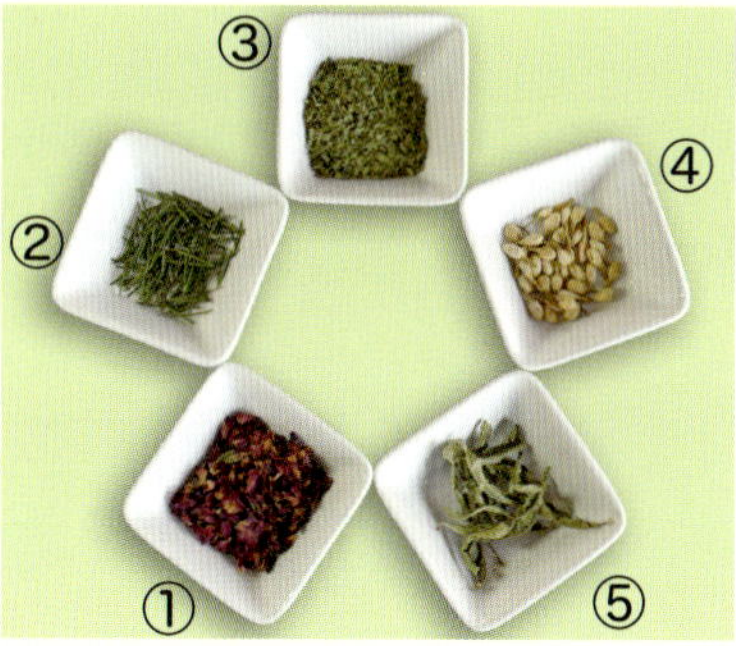

①ローズ※注
②ローズマリー
③フレンチタラゴン
④ジャスミン
⑤レモンバーベナ

バランスは1：1：1：1：1
タラゴンは料理に使うことが多いのですが、タラゴンを入れないと
このブレンドはバランスが良くならないそうです。

※注　山川さんのブレンドではローズピンクですが、ここでは一般に手に入りやすく、利用範囲の広いローズレッドを使用しました。

《色の変化を楽しむ》

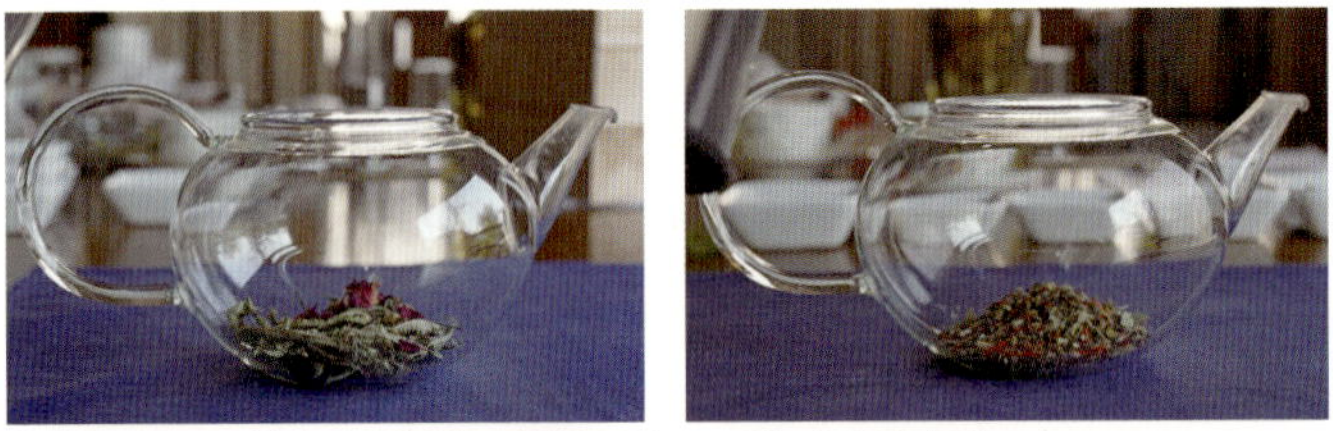

①ドライハーブをレシピ通りの順番でティーポットに入れる。

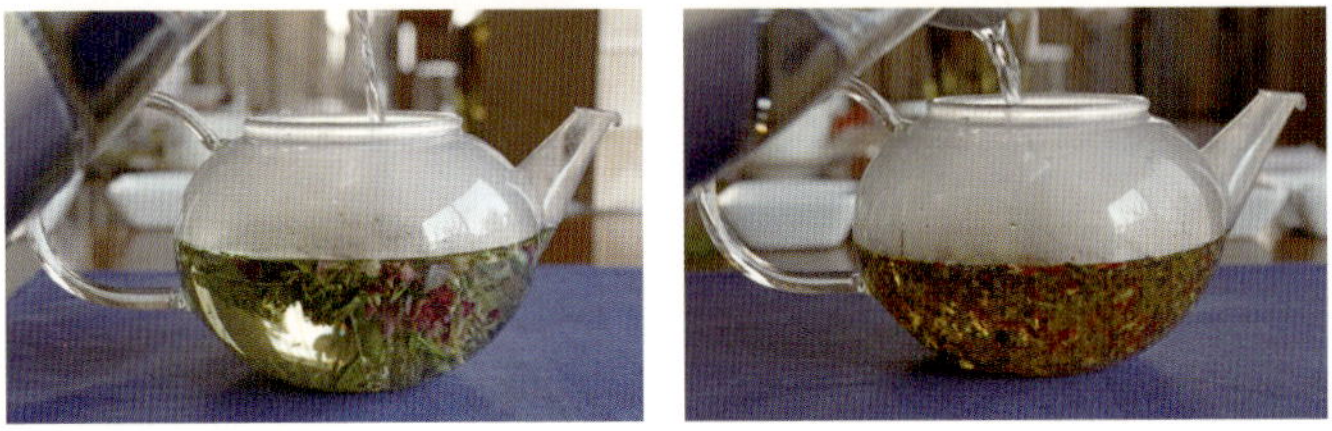

②沸騰したお湯を注ぐ。

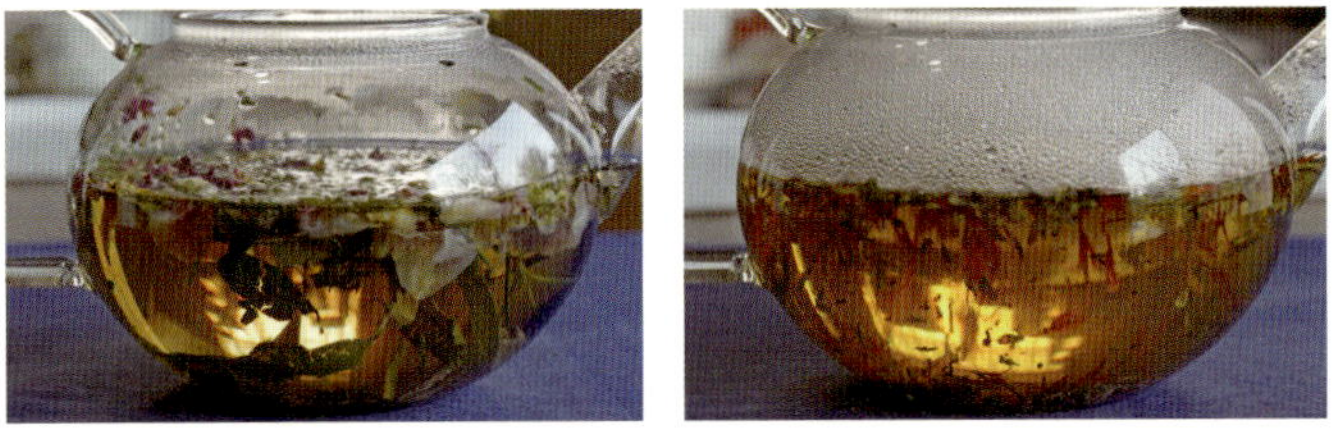

③ジャンピングするハーブと色の変化を楽しむ。

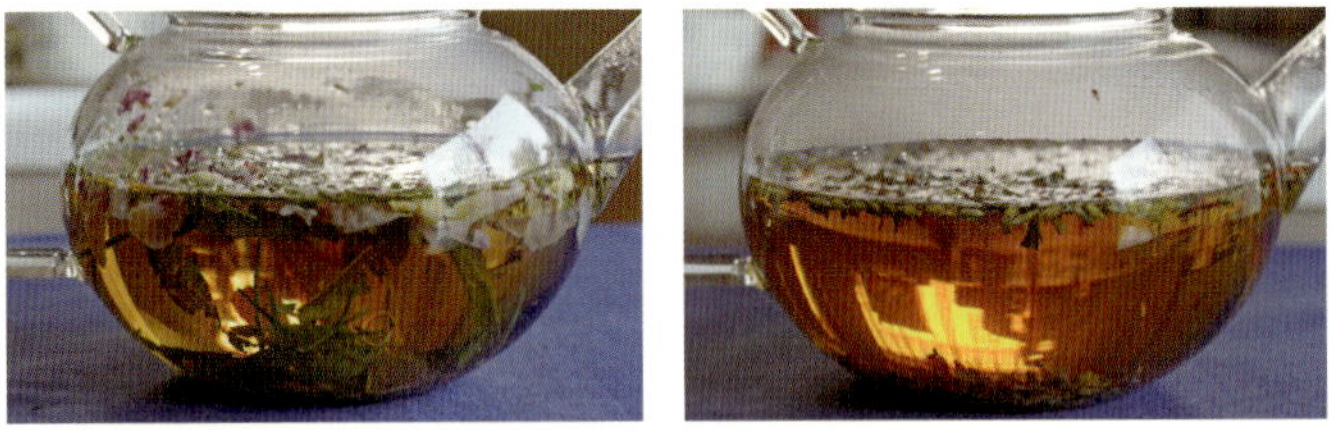

④3～5分待つ。

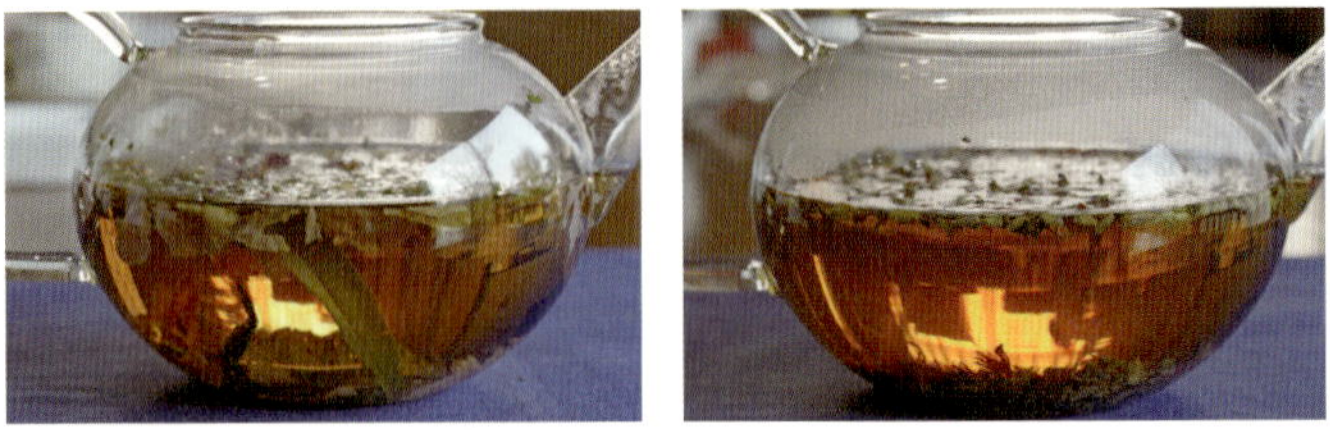

⑤完成。色合いを見てカップに注ぐ。

Herb Talk
ハーブ・トーク

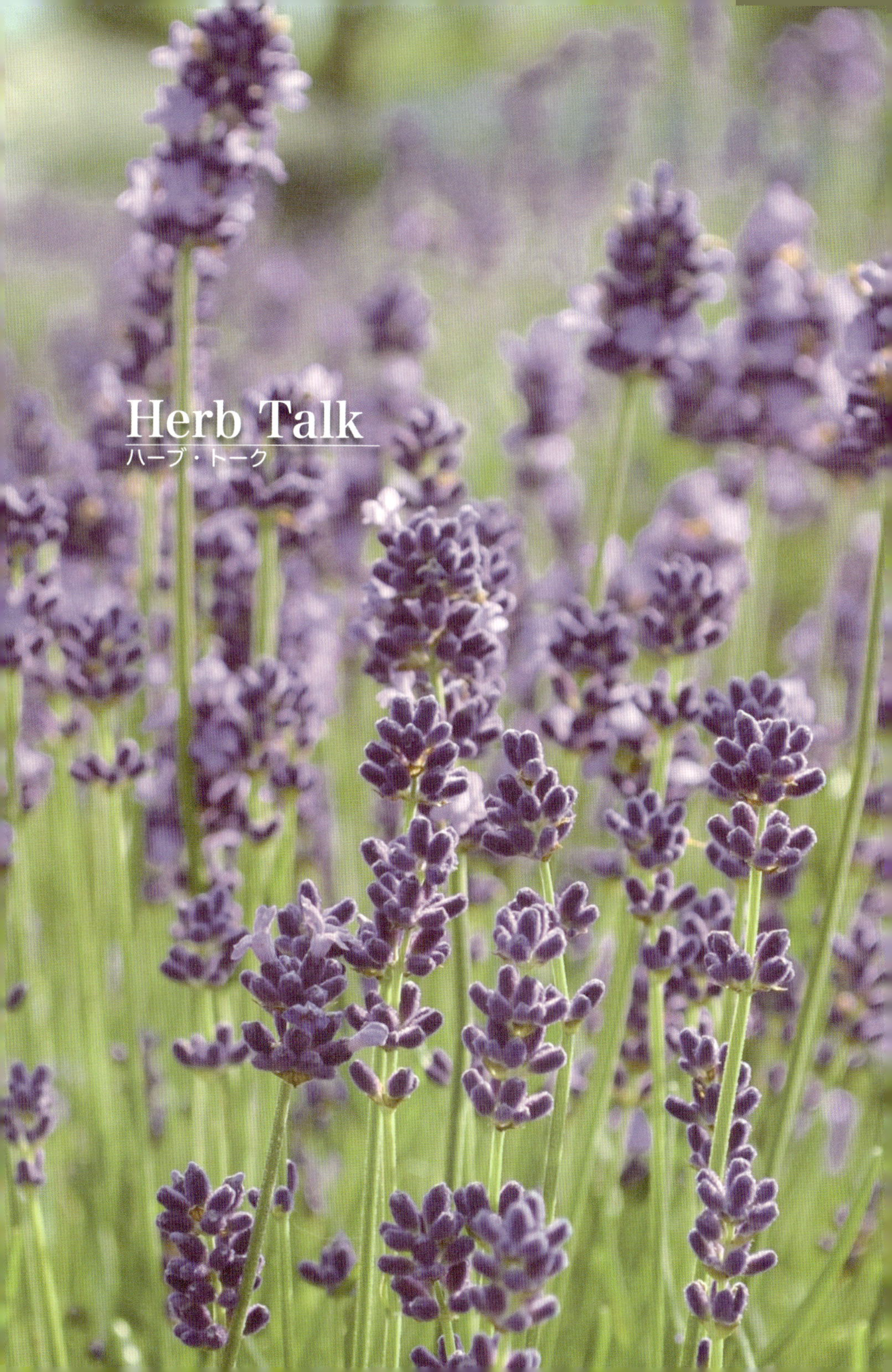

豊かな暮らし

［アイブライト］

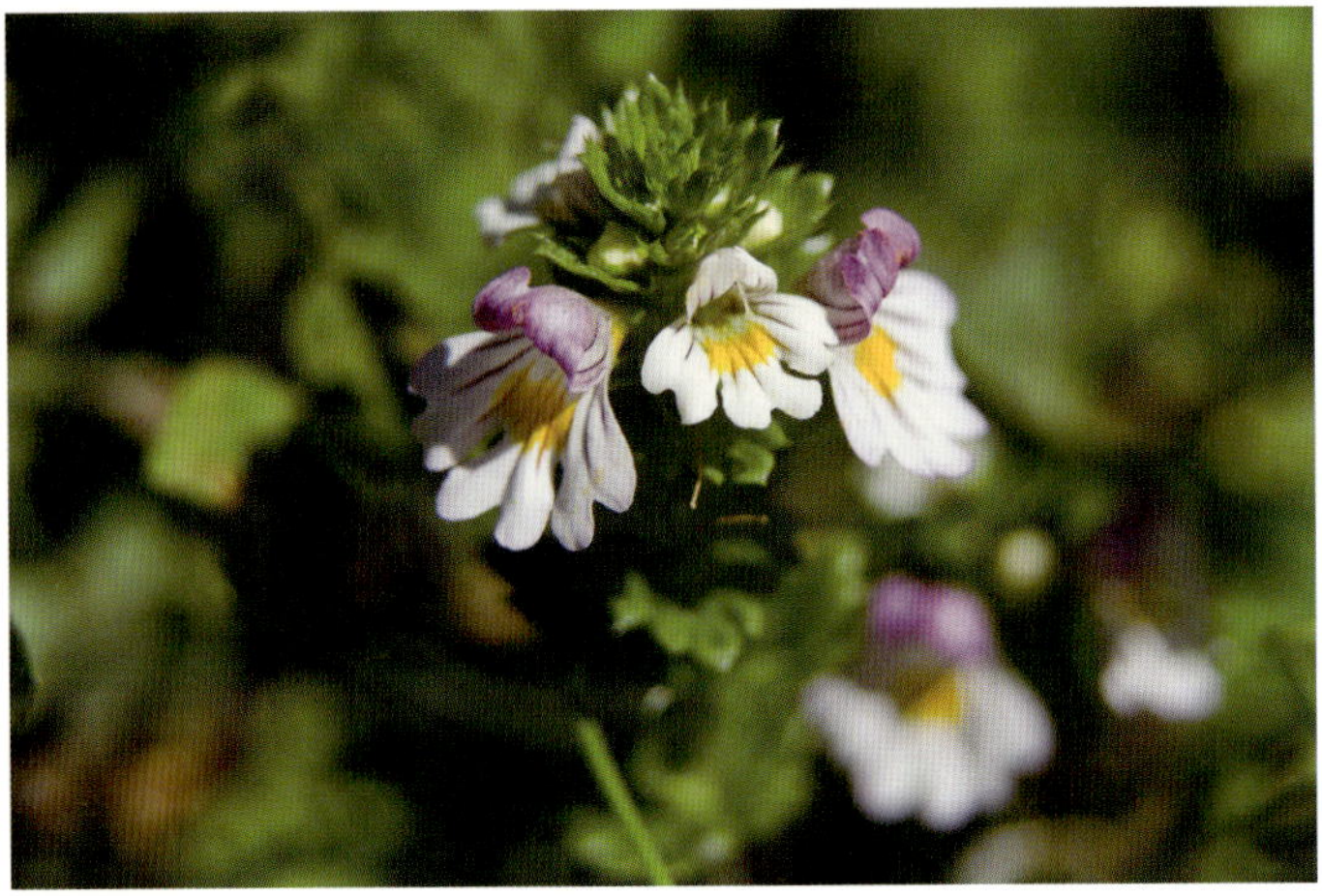

ある総合病院の待合室で、ハーブ教室の生徒さんと偶然出会ったことがありました。放射線治療に来ていると明るく話してくれた彼女でしたが、中学生の息子さんのシャツにアイロンをかけてやれなくなるかもしれない、と涙を流しました。その頃、私も中学に通う二人の子供がいました。「ノーアイロンじゃないの？」と尋ねると、毎朝ピシッとシワののびたシャツを着せて子供を送り出したい、アイロンをかけると清潔になるのが嬉しいと言います。彼女はフルタイムで仕事をしていたのですが、忙しい日常の中でも欠かさずアイロンがけをしていたそうです。自身に一大事が起きても、まずつらいと考えたことがそれだったとは。ノーアイロンだからと、洗ってそのまま着せていた自分を反省しました。

そうだ、ノーアイロンだけど私もアイロンをかけてみよう、そう思いました。もともと夫のカッターシャツにアイロンはかけていましたが、面倒なので、何枚か溜めてまとめてかけていました。クリーニングに出した方が効率的かもしれませんが、私の場合は、お店の営業時間内にまとめてクリーニングに持って行き、受け取りに行くことも厄介でした。そのアイロンがけの量が3倍になる……。そう思ったときに、効率良くしなくては……と、アイロンがけをレクチャーしたいくつかの動画を見て、その通りにかけてみました。

何パターンか試してみると、私なりに上手にかけられる方法が見つかりました。そこまでに要した時間は無駄なようにも見えますが、以後、1枚のシャツにかける時間は3分ほど。まとめてかけても10分ですので、必要な投資時間だったと思います。最近は料理も家事も「時短」ブームですが、時短して浮いた時間をSNSやゲームに使っているとしたら、デジタル社会の中では豊かでも、実生活は果たして豊かなのでしょうか？

普段やっていることのスキルを磨くのも、ある意味、時短だと思いました。

年を取ると、今までできていたことでも、目が見えづらくて時間がかかるようになることがあります。ドライアイなども目の不調の原因になります。目を潤し、眼筋を元気にしてくれるアイブライトを普段のお茶に混ぜて飲んでみてはいかがでしょうか？

草原や山地の宿主植物の根について栄養分を吸収して成長します。夏から秋にかけて小さな可愛い花を咲かせますが、身近に見られないのが残念です。

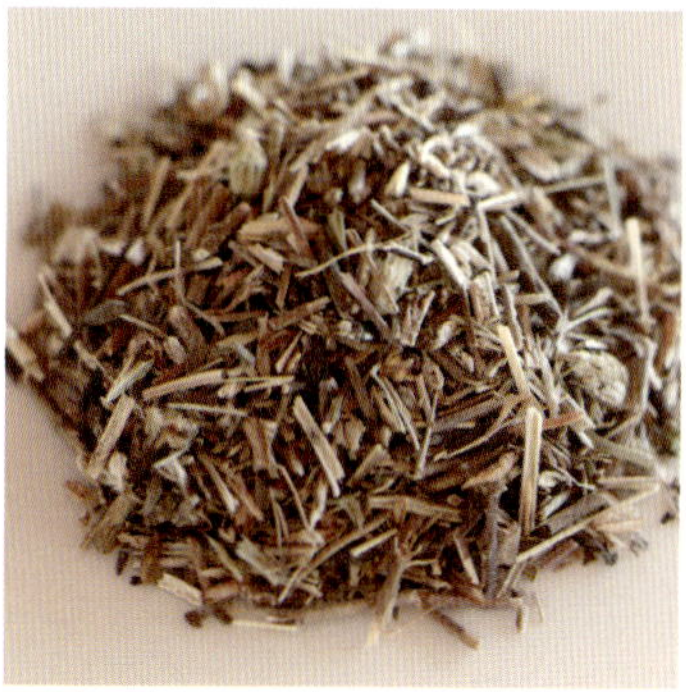

Data

ハーブ名	アイブライト
分　類	ゴマノハグサ科
学　名	
Euphrasia rostkoviana L.	
原産地	ヨーロッパ
成　分	
アウクビン　ケルセチン アビゲニン　タンニン　他	
作　用	
目の筋肉の緊張、感染症、アレルギー症状の緩和　強壮　収斂　など	

脳は年齢とともに育つ

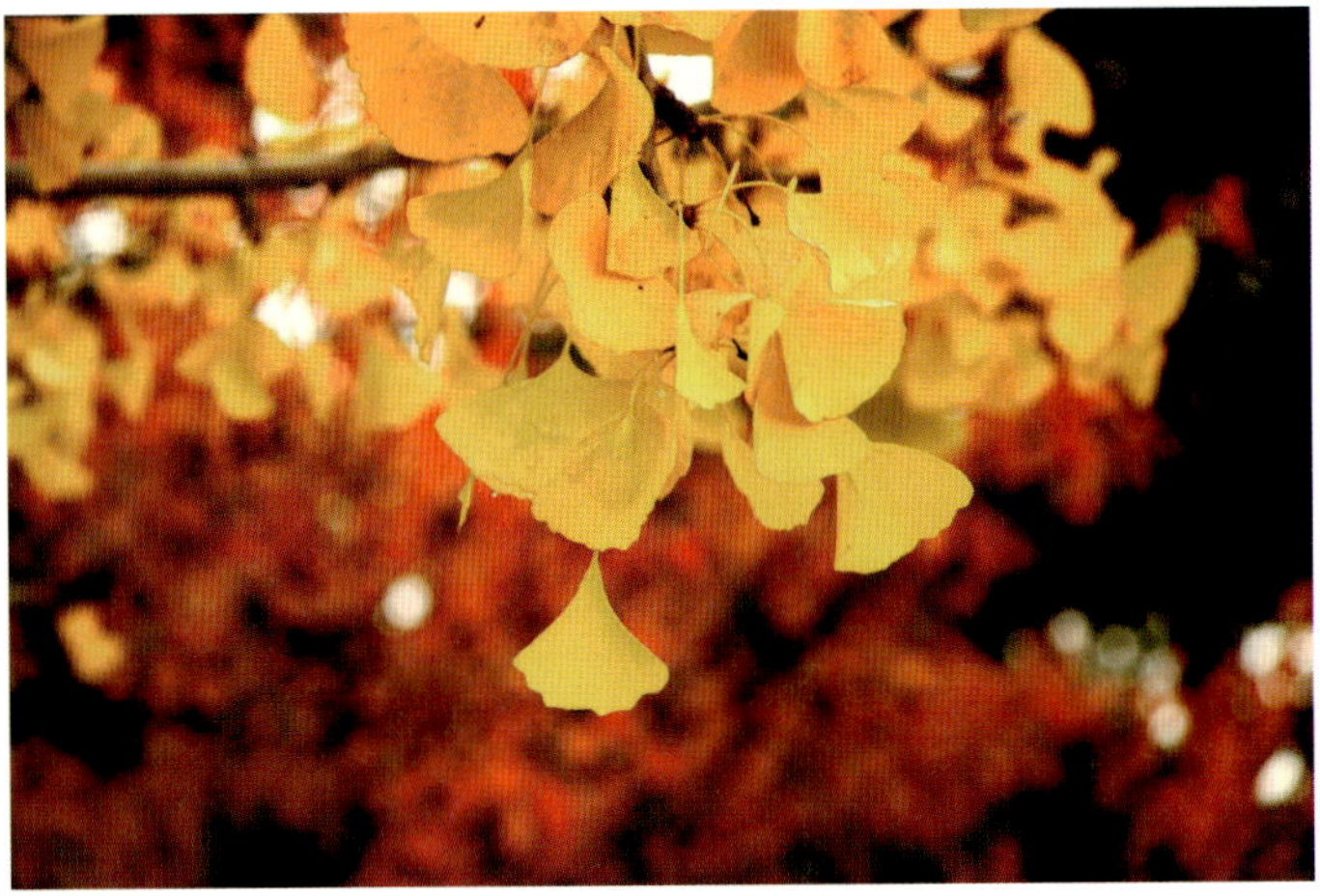

［イチョウ葉（ギンコウ）］

10年ほど前、英語の勉強のために、スティーブ・ジョブズの〝伝説のスピーチ〟を一部暗唱しようとしたことがありました。スタンフォード大学の卒業式で行った「ハングリーであれ。愚か者であれ」という感動的なスピーチです。

けれども、ほとんど覚えることができず、暗唱なんて若い人しかできないと思いました。当時は、海外へ行く予定もチャンスもなく、特に必要に迫られてもいませんでした。

最近になって、飛行機も宿も自分で手配して海外へ行くようになり、安全に渡航するには英語はマストだなあと思うようになりました。もちろん安全のための渡航情報も徹底的に調べます。

久しぶりにジョブズのスピーチを聞いてみると、あの頃聞こえなかった音や、心に留まらなかった言葉が、耳に、心に飛び込んできて、部分的にではありますが、覚えられるようになりました。

年齢を言い訳にバリアを張り、トライすることから逃げていただけなのかもしれません。

脳は思春期以降劣化していくと考えられていたのは間違いで、最近の脳科学では、若い頃と同じように変化し続けることがわかってきています。ブリティッシュコロンビア大学で脳の研究をしているララ・ボイド氏によると、脳は何かを学んだり、行動したりするたびに変化し、脳に構造的変化を起こす主体はその人の行動であり、薬剤や外からの働きで変化を起こすことはできないといいます。

また、脳と筋肉は切り離して考えられがちですが、最新の脳科学では、運動をすることで筋肉に負荷がかかり、脳はそれに反応して運動を支える機能を果たそうとし、成長するということがわかってきました。運動は脳細胞が成長するための環境をもたらすため、しっかり身体を動かし、行動することで、脳は更新され成長するのだそうです。

脳の血流を良くしてリラックスさせ、より活性化してくれると言われているハーブに、イチョウ葉（ギンコウ）があります。海外では脳血管疾患予防に医療現場でも使われているそうです。

ギンコール酸が多く含まれていて、アレルギー反応を引き起こすことがありますので、ギンコール酸が除去されたハーブティー用に販売されているものが安心です。

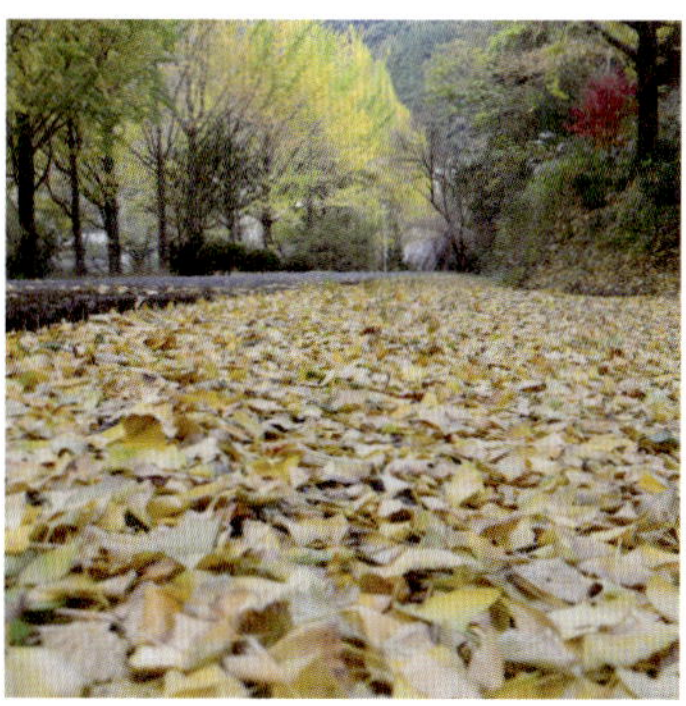

Data

ハーブ名	イチョウ
分　類	イチョウ科
学　名	*Ginkgo biloba L*
原産地	中国
成　分（葉）	
ケンフェロール　ギンコライド ギンクゴリド　他	
作　用	
老化防止　抗炎　　抗酸化 コレステロール低下　など	

映画の愉しみ

［エキナセア］

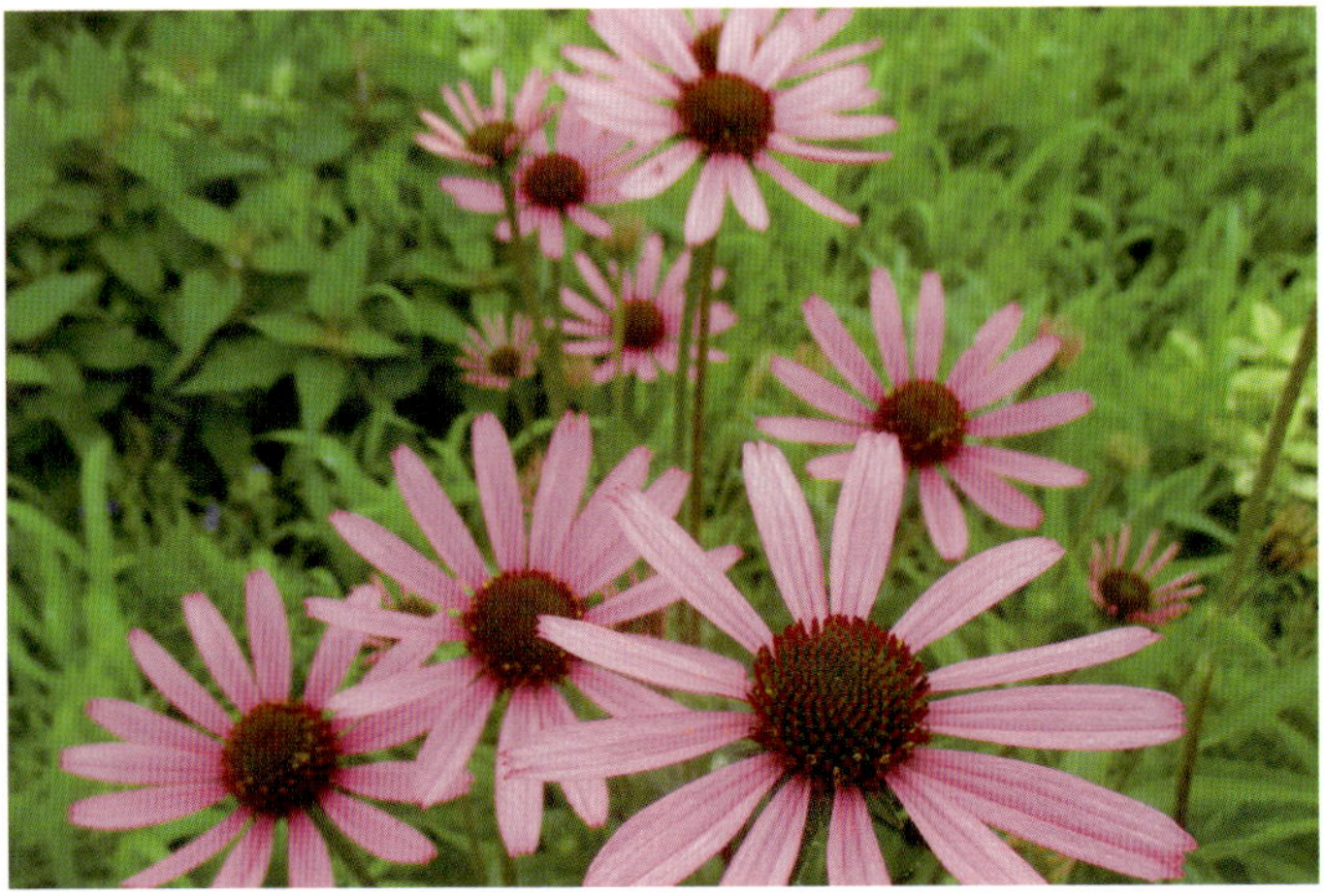

一人で映画を観に行くことがよくあります。ホールを出てパンフレットを買っていると、きっと、この映画が気に入ったということがわかるのでしょうね。同じくお一人で来られている方に、声をかけられることがあります。きっと、映画を観た感動を共有したいと思われるのでしょうね。先日も同年配のご婦人から声をかけていただき、しばらく立ち話をしているうちに、先方が遠慮がちに、「もしお時間大丈夫でしたら、もう少しお話させていただけませんか？」と言われました。私も同じように感じていましたので、お互い、今買ったばかりのパンフレットを抱えて近くのカフェに入りました。

映画の力は、上映時間だけでなく、それ以外の時間にもいかに人を魅了し、影響するかではないかと思います。でも、感動を共有したい、そう思わせる映画が少なくなったなあと思います。

随分前ですが、風邪をひいていた知人にエキナセアを勧めたところ「あれ？　何かの映画で観た」と、セガールの「沈黙の陰謀」という映画のことを教えてくれました。申し訳ないのです

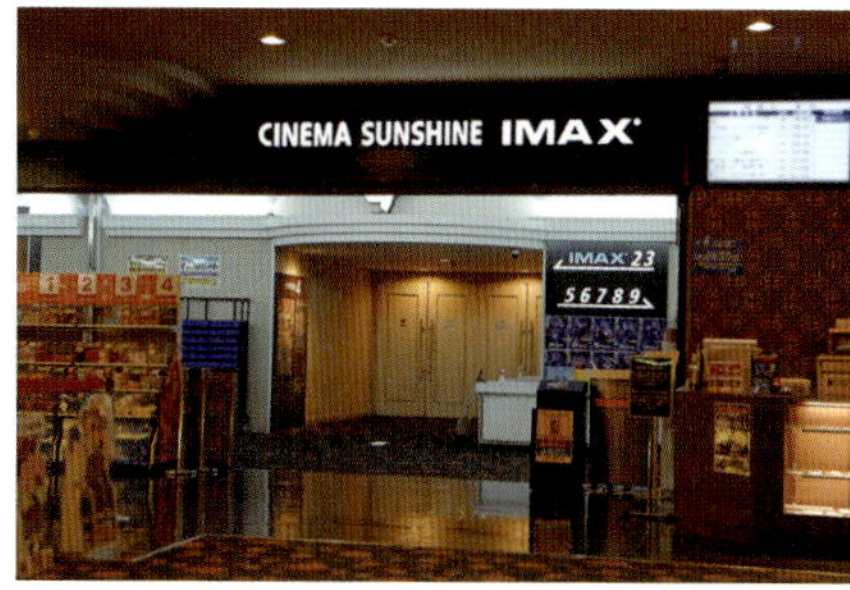

が、自分で選んで観るタイプの映画ではありません。その知人はＤＶＤを持っているということで、貸してくれました。

フィクションではありますが、陰謀によってばらまかれたウイルスになすべもなく感染していく町で、唯一元気だったのは、ネイティブアメリカンの祖父から薬草の知識を伝えられ、野原の植物を摘んではお茶にしていた少女だけだったというストーリーだとわかりました。彼女から、薬草の中にウイルスに打ち勝つものがあるとわかり、ラストシーンはそのハーブを飛行機から町へばらまくというものでした。

見た感じは様々な植物に見えましたし、空からばらまいたくらいで有効とも思えませんが、エキナセアはネイティブアメリカンの間では、乳児と老人のための天然の抗生剤と呼ばれていて、安心して服用できるものです。歌手の松任谷由実さんも、花粉症予防に飲んでいるとラジオで話されていました。

可愛いピンクの花を咲かせてくれます。クリーム色やグリーンの花も最近は人気です。お茶には葉や茎を細かく切って乾燥させて飲みますが、私は花びらを生で他のハーブとのブレンドに入れて色彩を楽しんでいます。

Data

ハーブ名	エキナセア
分　類	キク科
学　名	
Echinacea purpurea (L.) Moench	
原産地	北アメリカ　東岸
成　分	
粘性多糖　エキナコシド サイナリン　チコリ酸　他	
作　用	
免疫賦活化　抗ウイルス 肝機能促進　抗炎症　健胃 解毒　抗酸化　など	
注意点	
キク科アレルギー　妊娠中 大量に摂らない	

子供時代の自然体験

［エルダー］

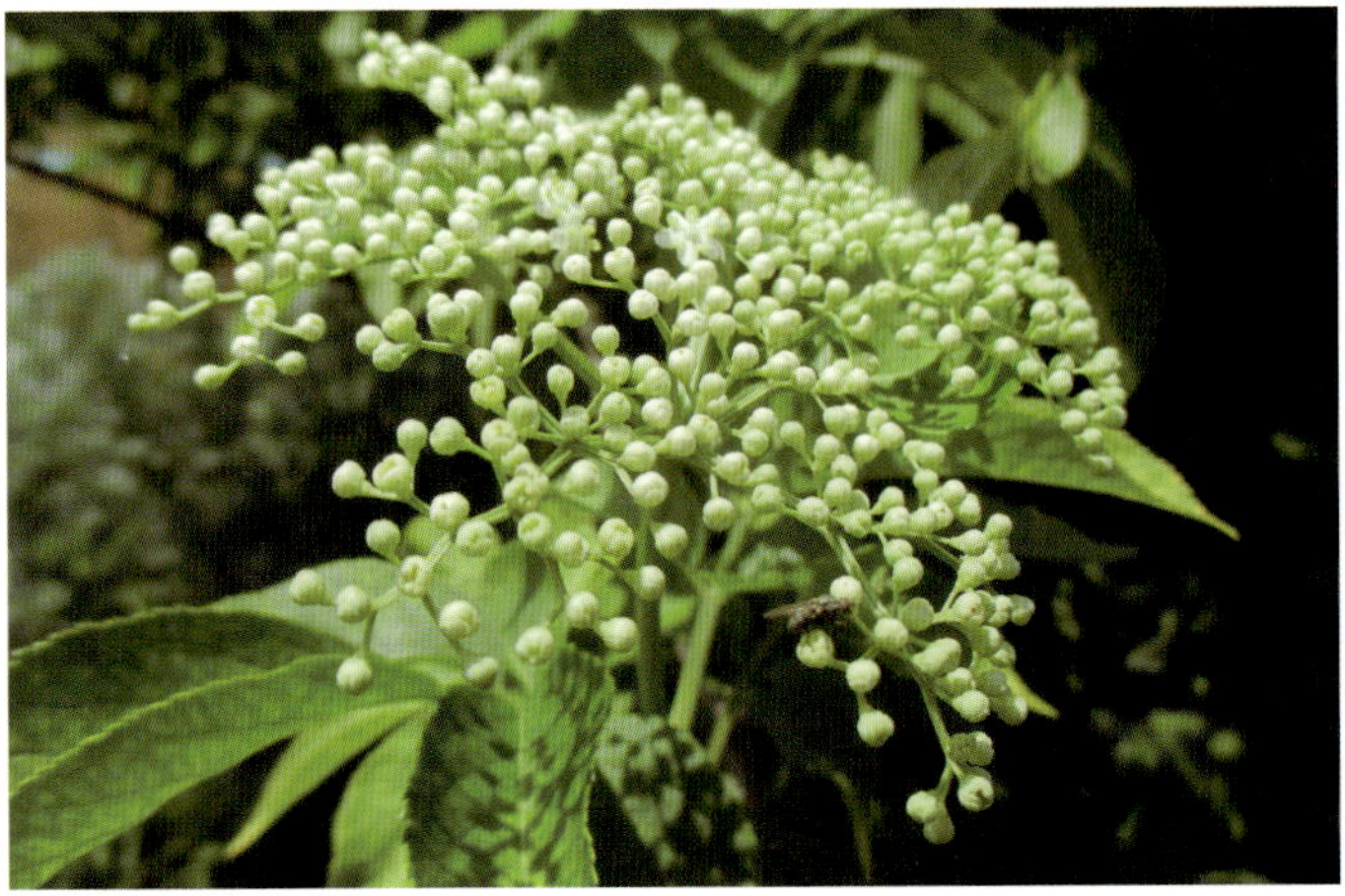

息子を伴って面河山岳博物館の学芸員さんとイベントの打ち合わせをしていたとき、こんな話がありました。

子供たちは小さい頃に自然体験をしても、大人になるにつれて自然から離れ、離れたままになる人がほとんどだが、ちょっとしたきっかけで戻ってくる人もいる。それは子供の頃に自然体験のある人が多い、と言われたのです。

その時に、息子がつぶやきました。「自分もこうしてここに来ている」と。

男の子は思春期になると、大なり小なり難しくなると思いますが、我が家の息子もご他聞に漏れず、ゲームに熱中し、多感な思春期を過ごしました。一緒にドライブを楽しむ日など、もう無いのではないかと思いました。

真夏の久万高原にさしかかると、息子は「あ、きららの森」、「ふるさと旅行村の釣堀で遊んだ」、「プラネタリウムを覚えている」と、小学校低学年の頃の思い出がよみがってきたようで、思い出話に花を咲かせながら、片道1時間半の旅を楽しみました。

私も子供の頃は、父に連れられてよく山歩きをしました。今、山に来て思い出すのは、父と見た自然よりも、自然をこよなく愛する父の嬉しそうな顔でした。子供を自然に親しませたいと思ったら、まず大人が自然を好きになり、自然を楽しむことではないでしょうか。

例えば、自然は好きだけど、虫だけは苦手という人がいます。虫が突然どう動くかわからなくて怖い子供は、虫の習性を知ることで克服できることもあります。そんなチャンスを大人が用意してあげられるといいですね。

昔の子供たちは身の回りに豊かな自然があり、そのようなお膳立ては必要なかったのだろうと思います。ですから、今のご老人が自然に親しんでいるのを見て、子供たちもいつかはそうなると楽観視するのは間違いかもしれません。

人は、近代建築の中で生き、水耕栽培の野菜を食べて身体を維持することはできるでしょうが、心は、星野道夫さんが言われるように

〝さまざまな人生の岐路に立った時
人の言葉ではなく
いつか見た風景に励まされたりすることが
きっとある〟

のだと思います。

エルダーは「庶民の薬箱」と呼ばれ、魔除けとしても親しまれているため、ヨーロッパでは庭にエルダーの大木がある家が多いそうです。あらゆる薬効を持ち、家族の健康を守り、幸せな暮らしを守ってくれると言われています。花をお茶にしますが、マスカットのようなフルーティーな味なので、小さなお子さんでも飲みやすいハーブティーになります。お子さんとの山歩きに持っていかれると疲労回復にもなりますね。

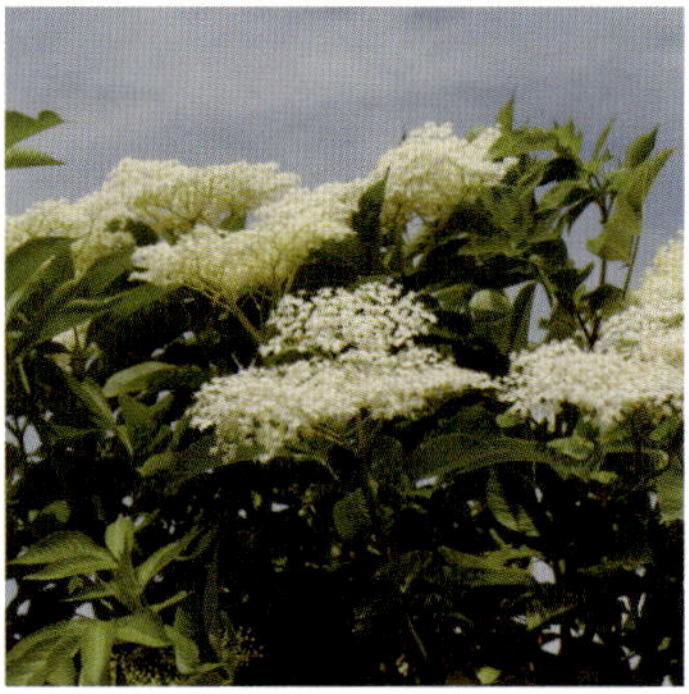

Data

ハーブ名	エルダー
分　類	スイカズラ科
学　名	*Sambucus nigra L.*
原産地	地中海沿岸
成　分	
ルチン　ケルセチン　ビタミンC カフェ酸誘導体　βカロテンなど	
作　用	
解熱　デトックス　抗アレルギー 鎮痛　抗炎症　抗ウイルス　など	
注意点	
花と熟した果実以外は食用しないこと	

西洋医薬

［カモミール］

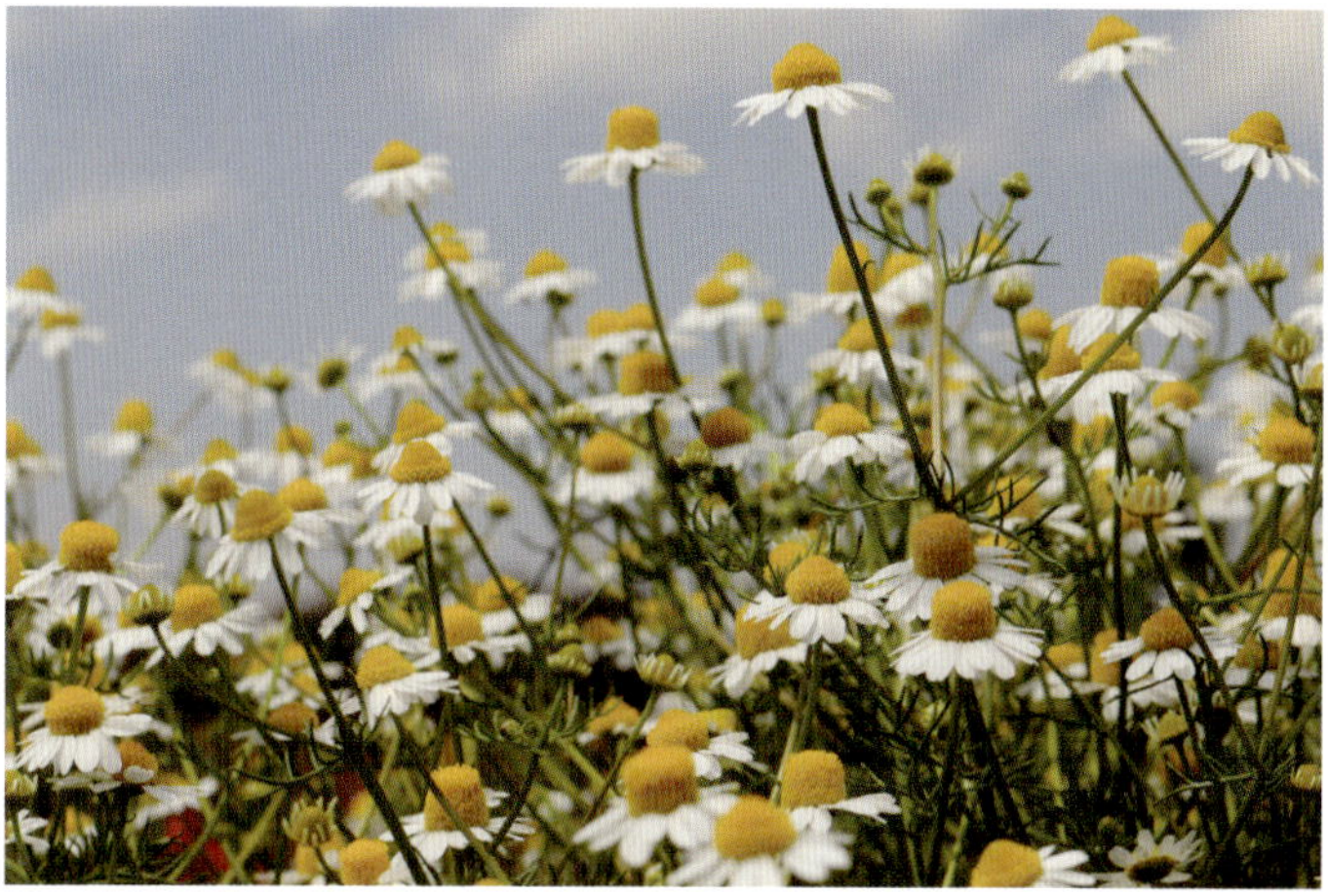

保育士さんからこんな相談を受けました。最近は便秘の乳幼児が多く、薬を飲んでいる子も多いらしいのですが、便秘薬を飲むと、薬が便通を促すときに子供たちはお腹が痛いようで可哀相なのだそうです。何か良い方法はないでしょうかというものです。

自分の子育てを振り返ってみると、私も子供の便秘で小児科へ行ったことがあるなあと思い出しました。その時お医者さんから、赤ちゃんの便秘はあまり気にしなくていいと言われ、しっかり水分を摂らせることや、生活のリズムを整えるために親も夜更かしなどせず、子供の暮らしに合わせて生活することなど助言してもらい、お薬は出ませんでした。

これは私の想像ですが、最近では親御さんを安心させるために、軽いお薬を出す傾向にあるのかもしれません。そして薬に頼って排便することが習慣化してしまうと、自力排便が難しくなるのではないでしょうか。何か子供が飲みやすい味で腸の働きを助けるハーブはないかな？と考えたとき、娘が生まれたときに、薄く淹れたカモミールティーを飲ませたことを思い出しました。

当時の病院では出産後、十分に母乳が出るまで砂糖水を飲ませることが一般的でしたが、私は数日で退院した後、母乳の補助にカモミールティーを飲ませていました。ドイツの病院では、出産後すぐに母子ともにカモミールティーを飲ませていると知ったからです。そのおかげかどうか、気がかりだった乳児湿疹も悪化せず、穏やかによく眠ってくれました。

ピーターラビットの絵本でも、体調を崩したピーターラビットにお母さんが「りんごのお茶」として飲ませるシーンがあります。大地のりんご、という呼び名のとおり、甘く、りんごのような風味があって、お子さんでも飲みやすいハーブティーです。

早速保育士さんにドライのジャーマンカモミールをお届けし、お子さんの便秘に悩んでいる保護者の方に差し上げていただきました。その時に、口頭での説明ではなく、注意していただくことを文章にしてつけました。カモミールティーは、普段のお水やお茶の代わりとして薄めにして飲ませること、無理強いしないこと。これに頼りすぎず、あくまでも食品と考え、薬を飲んでいる場合は続けること、調子が良いと思ったら徐々に薬を減らすこと。キク科アレルギーがある場合は注意すること。私が花粉症を克服したときも、薬はやめずに徐々に減らしていきました。

最近では、副作用を恐れて西洋医薬を一切飲まないという人も見受けられます。有名な人たちが西洋医薬を拒んで自然療法を試しているうち、急激に悪化して亡くなったという話を聞くにつけ、残念に思えて仕方ありません。

命に関わる病気でも西洋医薬を拒む人もいれば、食生活や生活習慣を見直すだけで良くなる不調も、すぐに薬で治そうとする人もいて、二極化してきているように思います。

身体はご自身のものですから、全て自己責任、何を選ぼうと自由です。ただ私は、松山が生んだ偉大な文化人、正岡子規の生涯を思うにつけ、今の医療なら治せる病気だし、専門医の先生によると、終末期をもっと楽に過ごせたはずだそうですので、そう聞くと残念でなりません。私は、ハーブやアロマを暮らしの中心に置いていますが、病気になったときには、どちらがより長く日常生活を続けられるか、という視点で選択していきたいと思っています。

カモミールはローマン、ジャーマン、ダイヤーズの3種類がよく知られていますが、ハーブティーにはジャーマンが飲みやすく、好まれています。ハーブティーには花首から摘んでいただきます。ティーカップ1杯なら4~5個のお花で十分です。

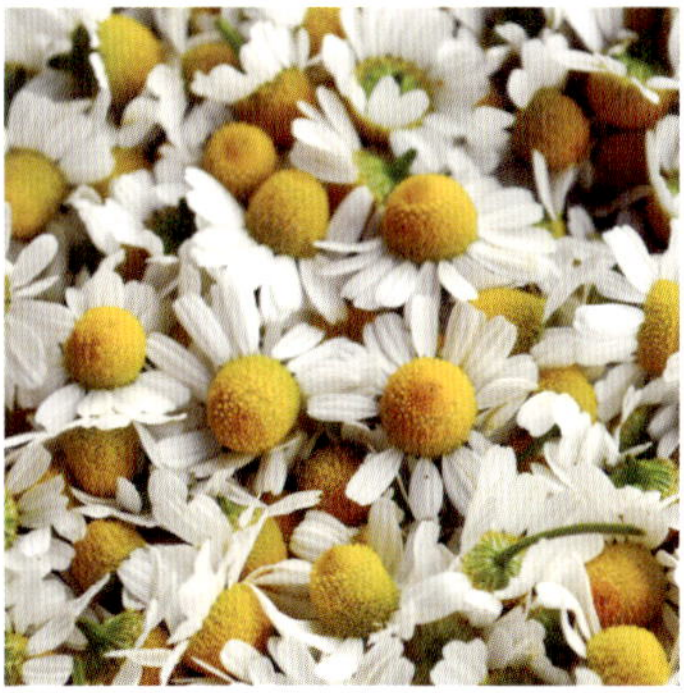

Data

ハーブ名	カモミール
分　類	キク科
学　名	
Matricaria chamomilla L.	
原産地	
ヨーロッパ　アジア西部	
成　分	
アピゲニン　クエルセチン タンニン　アズレン　他	
作　用	
抗炎症　抗アレルギー　鎮静　抗菌 不眠　不安　消化器の不調　など	
注意点	
妊娠中は控えめに キク科アレルギー	

秘密のハーブ

［カレンデュラ］

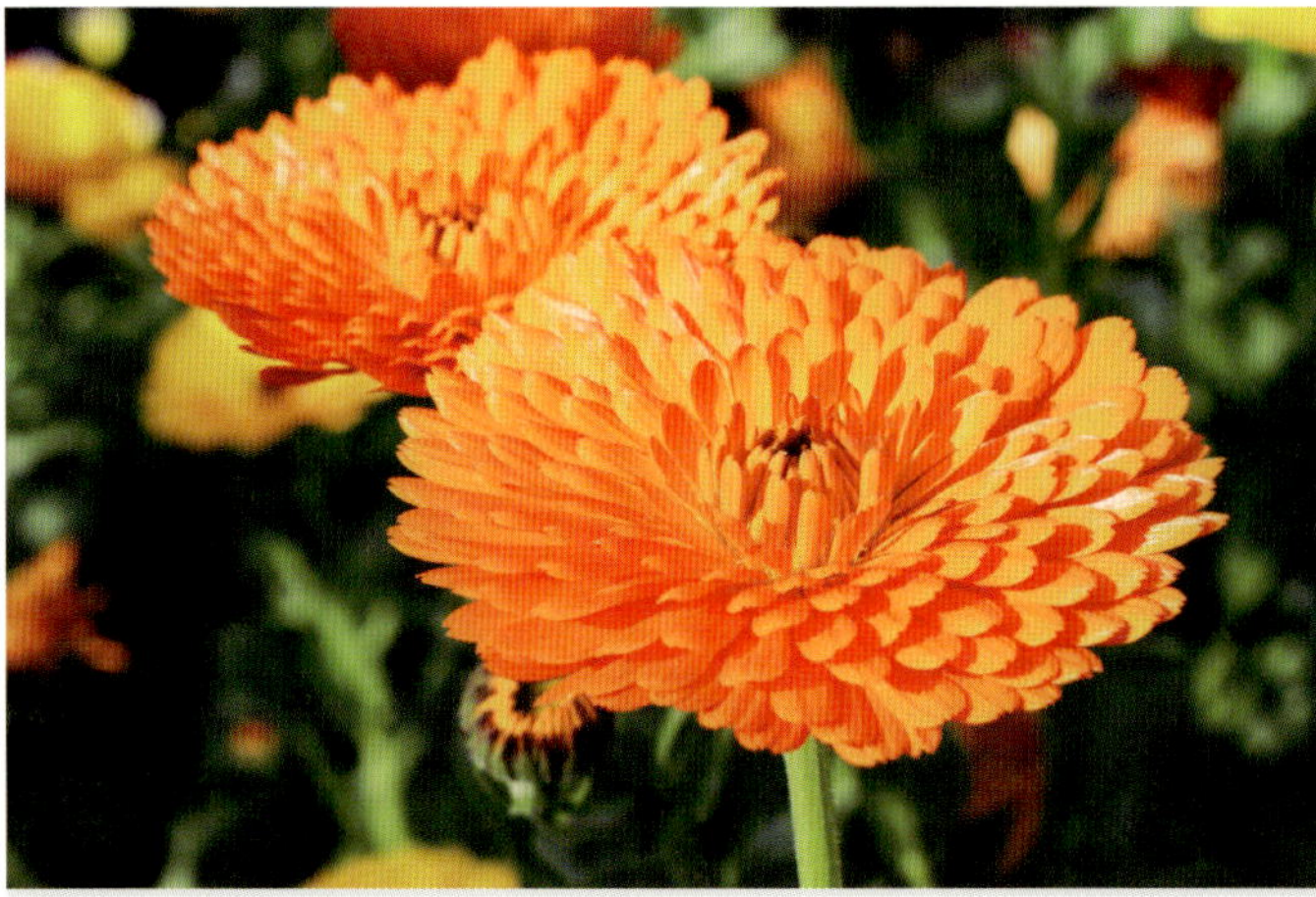

『明日はもっと素敵な日』（ジャック・キャンフィールド著）という短編集の中に、「秘密のハーブ」というお話があります。読み始めてすぐに結末がわかりましたが、胸が熱くなる結末を楽しみに読み進めました。

マーサが、母親から引き継いで使っている「秘密のハーブ」と書かれた小瓶。夫のベンも、マーサのお料理が美味しいのはその「秘密のハーブ」の効果だと信じていますし、きっとマーサの祖母も曾祖母も使っていたに違いないと睨んでいました。ただ、それはマーサ以外が絶対に開けてはならない小瓶だったのです。

これから読んでみようという方もいらっしゃると思いますので、結末は書きませんが、きっとご想像の通りだと思います。主婦の家事労働を軽視し、キャリアを持ってバリバリ働くことを推奨する風潮もありますが、家族に美味しいものを食べさせるということは、最も大事なこと。ちょっとオーバーですが、そう思います。

フルタイムで働きながら手抜きだった子育てを、もう一度やり直したい気持ちになります。人は美味しいものを食べたときに、幸せを感じます。高価な食材でなくても、作る人の愛情や手間のかかった料理は人を幸せにします。

ハーブは愛そのものです。

ハーブを暮らしに取り入れていくことは、暮らしや家族、周囲の人を愛することです。

愛があれば、きっと人が喜ぶ、美味しい「秘密のハーブ」を見つけることができると思います。

カレンデュラは、その黄金色の花色から「幸せを呼ぶ花」と呼ばれています。さまざまな効能もあり、ハーブティーに彩りを加えてくれます。ホルモンバランスを整えて幸せな気分にしてくれるのです。マリーゴールドと呼ばれていますが、食用はポット・マリーゴールドです。フレンチ・マリーゴールドは観賞用です。

メキシコには、死者の日（日本のお盆のような日）にはカレンデュラの花びらを敷きつめて先祖を迎える習慣があり、家族をつなぐ心の花として愛されているそうです。

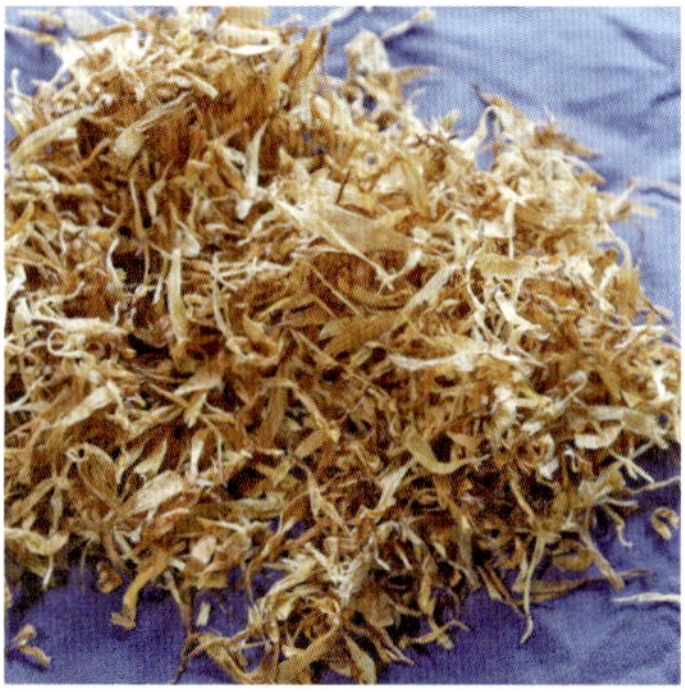

Data

ハーブ名	カレンデュラ
分　類	キク科
学　名	
Calendula officinalis L.	
原産地	ヨーロッパ南部
成　分	
カレンデュリン　カロテン フラボノイド　他	
作　用	
発汗　消化促進　収斂　利尿 消炎　創傷治癒促進　抗菌 抗真菌　抗ウイルス	
注意点	
妊娠中は大量にとらない キク科アレルギー	

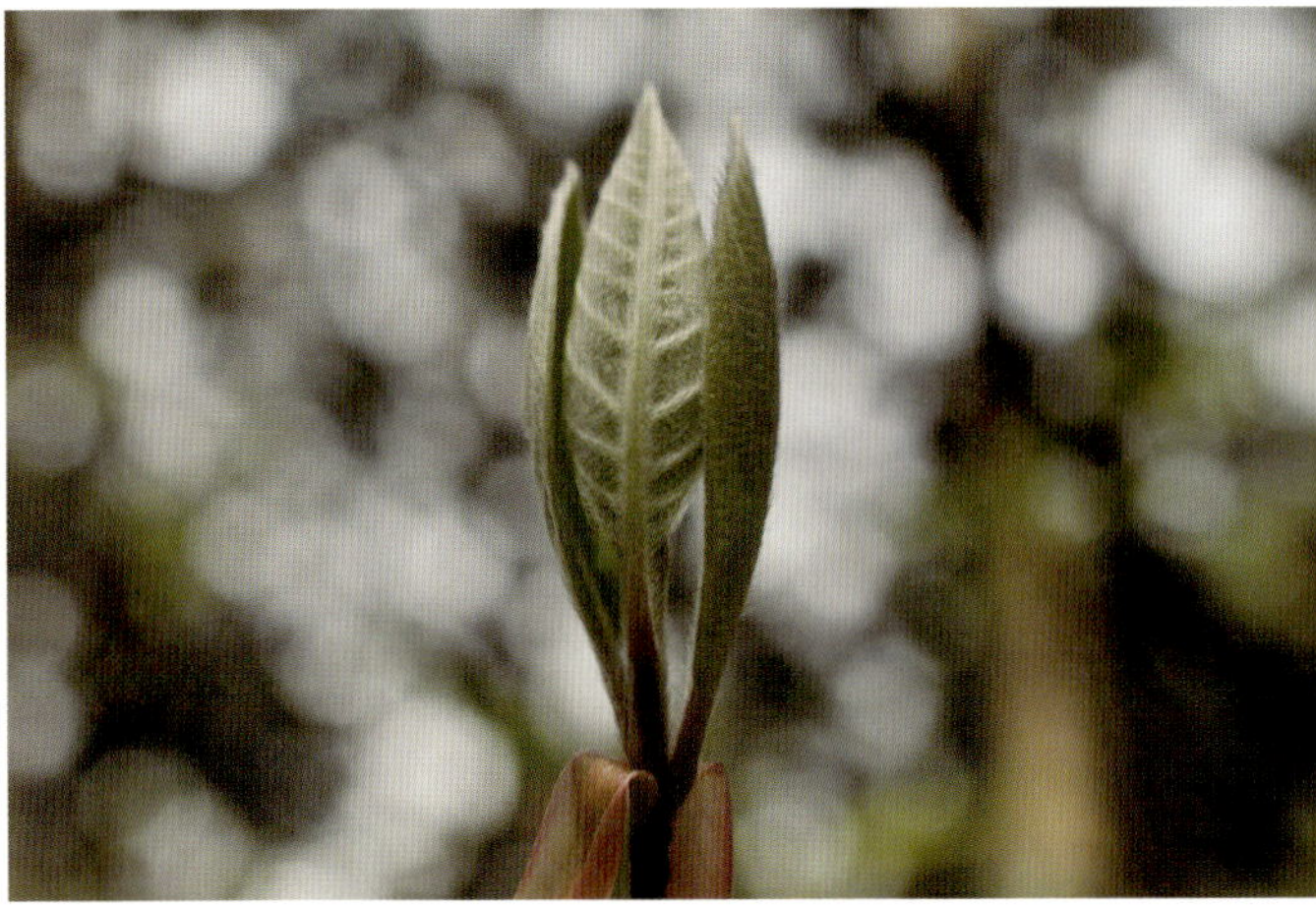

午後2時の門限

［クロモジ］

最近は、若い人でも睡眠に不安を抱えている人が増えているようで、眠れるハーブはありますか？とよく尋ねられます。

睡眠導入剤や安定剤のような効果のあるハーブは知りませんが、ハーブティーで良い眠りを得たいと思うのであれば、鎮静効果のある、好みの香りのハーブを選んで、カップに半量くらいをおやすみの1時間くらい前に飲まれることをおすすめしています。たくさん水分を取るとトイレで睡眠が中断されることがあるからです。また、好みの香りでなければ、それがどんなに他の人にとって良い香りでも、鎮静効果のある成分を持っていても、リラックスできないからです。

鎮静効果を持つハーブはたくさんありますが、日本原産森のハーブと呼ばれているクロモジは、特にその成分が多く含まれていて、人気があります。

東日本のオオバクロモジよりも西日本に広く自生するケクロモジの優しい芳香が、味、香りともにハーブティーに向いているようです。

稲本正氏の著書『クロモジ・黒文字』によると、クロモジの香りが睡眠障害予防に有効であるということが最近の研究で科学的にも証明されています。

ただ、いくらクロモジがリラックスのお茶といっても、ギリギリまで刺激的なテレビを見ていたり、煌々と明るい場所で食事をしたり、怒ったりしていると、なかなかその力は発揮できません。

やはり良い眠りに導くためには、眠くなってきた頃にすぐに眠れるよう用事を早めに片付け、歯磨きや身の回りの始末を終えて、ゆっくりと過ごすことは不可欠です。また心地よい寝床も大事ですね。

中高年の最も恐れている疾患はアルツハイマーに代表される認知機能の病気ですが、これに対してもクロモジは有効だといわれています。脳の海馬に作用するといわれている成分的な部分だけでなく、最近の研究では眠りが脳をリセットするといわれていますので、質の良い眠りを獲得することで、脳のリセット機能が有効に働いてくれるのではないかと思います。

また、カフェインも取り方によっては良い働きをしてくれますが、スタンフォード大学の西野精治先生によると、睡眠不安を抱えている人は、午後2時がカフェインの門限だそうですので、午後からのお茶や食事の後の飲み物はノンカフェインのハーブティーなどを選ばれると良いと思います。

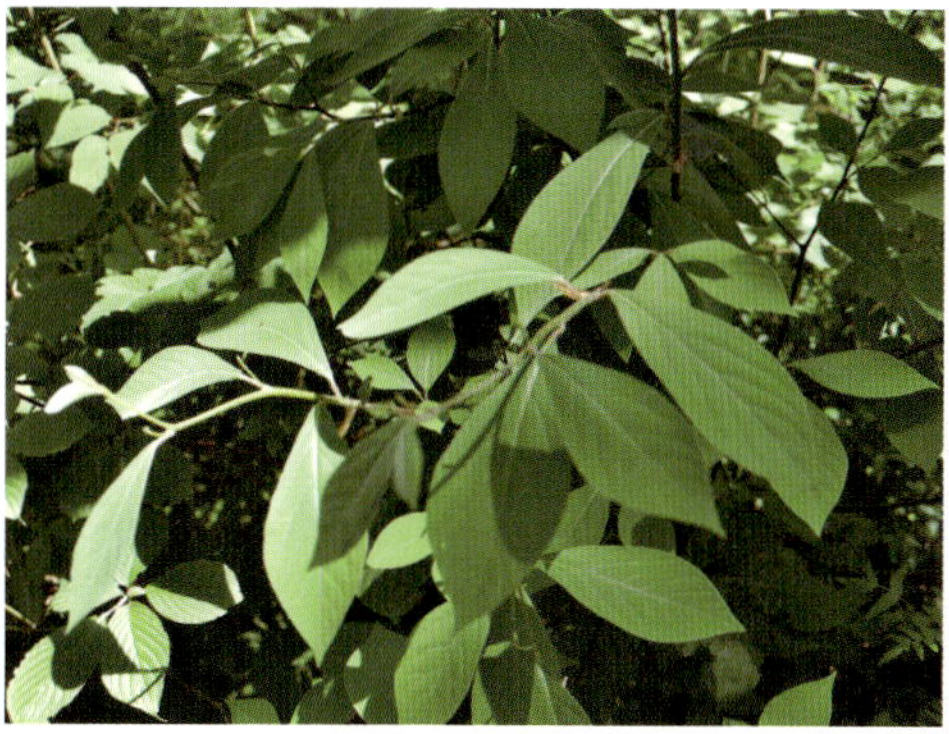

旅先では眠れないのでと、睡眠導入剤を使う方がおられますが、不慣れな場所で突然、地震や風水害、火災などに遭遇したとき、意識がもうろうとしていては危険ですから、お気に入りのリラックスできるハーブティーを旅のお供に持っていくことをおすすめします。

また、愛媛大学医学部の伊賀瀬道也医学博士によると、インフルエンザ予防にも有効だそうです。養命酒には主な成分の一つとして使われていましたが、これからますます注目されていくでしょうね。愛媛県久万高原町に自生するケクロモジ（クロモジの一種）は、古くから香料の原材料として大量に切り出されていたようです。海外から近縁種のローズウッドが沢山入ってくるようになって、需要が激減していましたが、レッドデータブックに登録されたローズウッドが入手困難になり、クロモジの芳香が再認識されています。

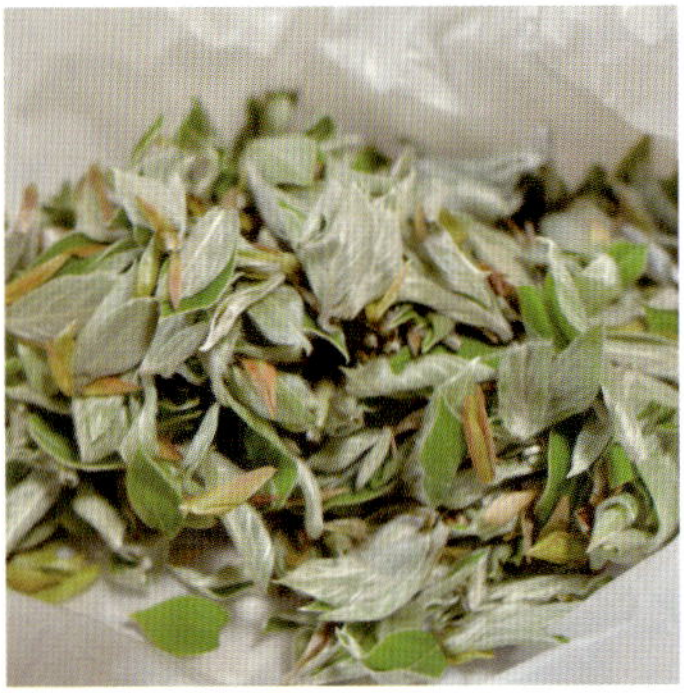

Data

ハーブ名	クロモジ
分　類	クスノキ科
学　名	
Lindera umbellata Lhunb.	
原産地	日本
成　分	
テルピネオール　ゲラニオール　カルボン　リモネン　リナロール　1.8 シネオール　α-ピネン　カンフェン　ネロニドール　他	
作　用	
鎮静　抗菌　消炎　去痰　抗ウイルス　など	

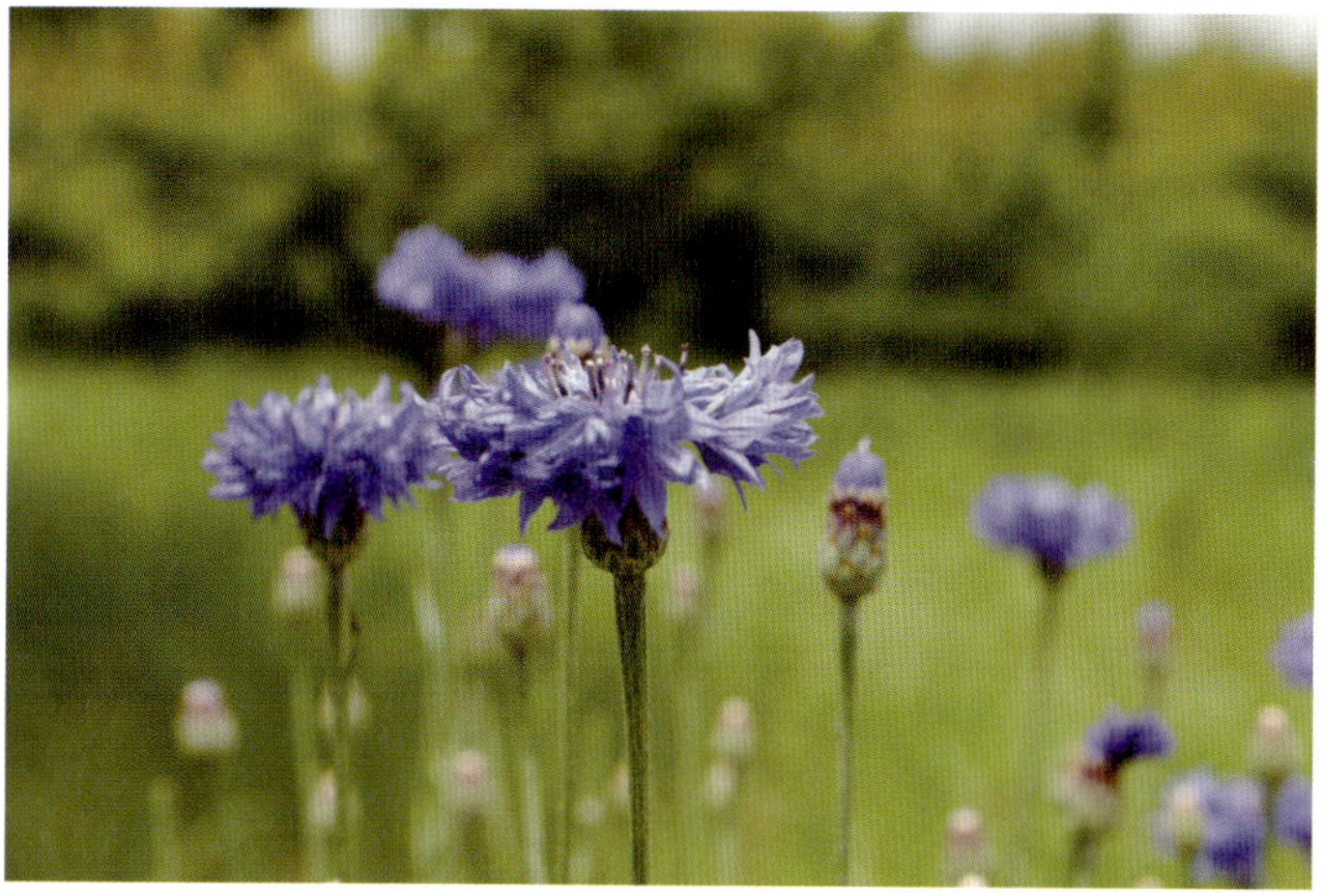

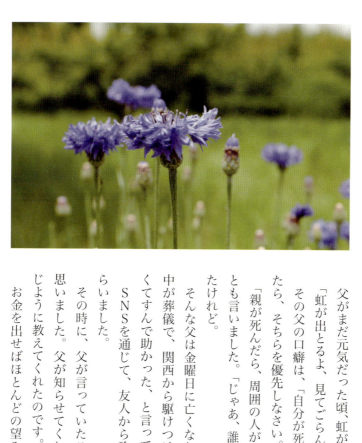

虹

［コーンフラワー（ヤグルマギク）］

父がまだ元気だった頃、虹が出ると電話で教えてくれました。

「虹が出とるよ、見てごらん」と。

その父の口癖は、「自分が死んでも、仕事や大切な約束があったら、そちらを優先しなさい。葬儀に来なくていい」でした。

「親が死んだら、周囲の人が親代わりだから大切にしなさい」とも言いました。「じゃあ、誰が葬儀をするの？」とは思いましたけれど。

そんな父は金曜日に亡くなり、土曜日に通夜、日曜日の午前中が葬儀で、関西から駆けつけた従兄弟たちは、仕事を休まなくてすんで助かった、と言っていました。

ＳＮＳを通じて、友人から珍しい虹が出ていると知らせをもらいました。

その時に、父が言っていたことは、ああ、こういうことかと思いました。父が知らせてくれていた空のドラマを、友達が同じように教えてくれたのです。

お金を出せばほとんどの望みは叶うでしょうが、お金では買

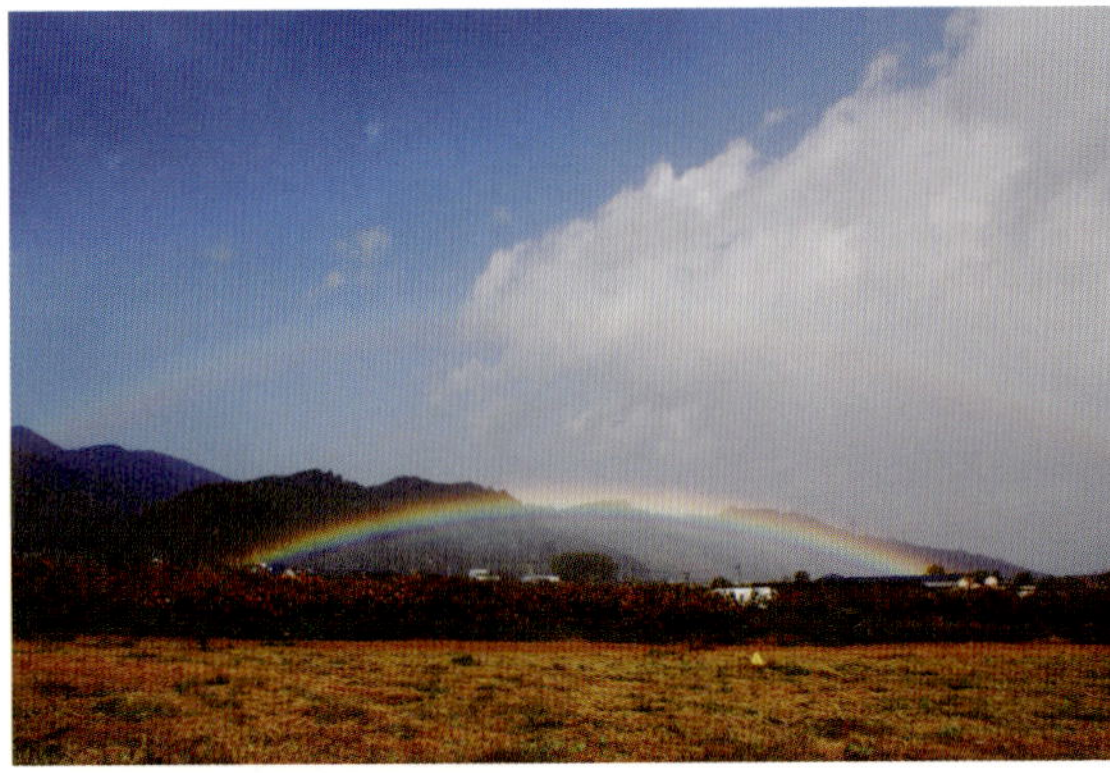

えないものもあります。それは、父が「積み重ねておけ」と言っていた、信頼や好意。

すっかり忘れていた私に、父が見せてくれた空のドラマかもしれないと、久しぶりに父の声が聞こえたような気がしました。

それから、なんでもない時にふと空を見上げるようになりました。青空が広がっていて、ただわずかに視線を上げただけなのに心が深呼吸したような気持ちになりました。そこに虹は見えなくても父との思い出、友達との絆を思い出して温かな気持ちになりました。少し角度を変えると見える世界が一瞬変わります。そうしたら、不思議と元気になるのです。

コーンフラワーは、かつて青色がよく知られていましたが、白からクリーム、ピンクなど、虹のようにさまざまな色の花があり、エディブルフラワーとしてもきれいで、味にクセがなく人気があります。ただ、キク科ですので、キク科アレルギーの人は注意が必要です。お茶にしたり、お料理に使ったりしますが、人に差し上げるときには、アレルギーについて確認した方が良いと思います。

Data

ハーブ名	コーンフラワー
分　類	キク科
学　名	*Centaurea cyanus L.*
原産地	ヨーロッパ　アジア
成　分	
アントシアニン　フラボノイド　他	
作　用	
消化促進　消炎　収斂　など	
注意点	
キク科アレルギー	

より芳しい人生

［シナモン］

ハーブのある暮らしに憧れて、周りの方々にもその魅力をお伝えしていますが、本当にお役に立てているのかと悩むことがあります。

ある日のこと、そんな私の迷いをお見通しのように、熊井明子先生の『風のポプリ』が本棚から私に微笑みかけました。昭和58年9月発行。とても古い本です。茶色く焼けたページを開くと、そこには「Family circle」という雑誌に載っていた、オレンジポマンダーのセンターピース（卓上の飾り）についての文があって、こんな言葉で締めくくられていました。

〝クリスマスに限らず、毎年同じように繰り返される行事や記念日。さらには何でもないようなふつうの日を、よりフレッシュに、楽しくすごすために、花や葉や果実は、実に大きな働きをしている。それらをうまく使いこなし、生活の中に活かすことができたら、より芳しい人生を送ることが出来ると思う。〟

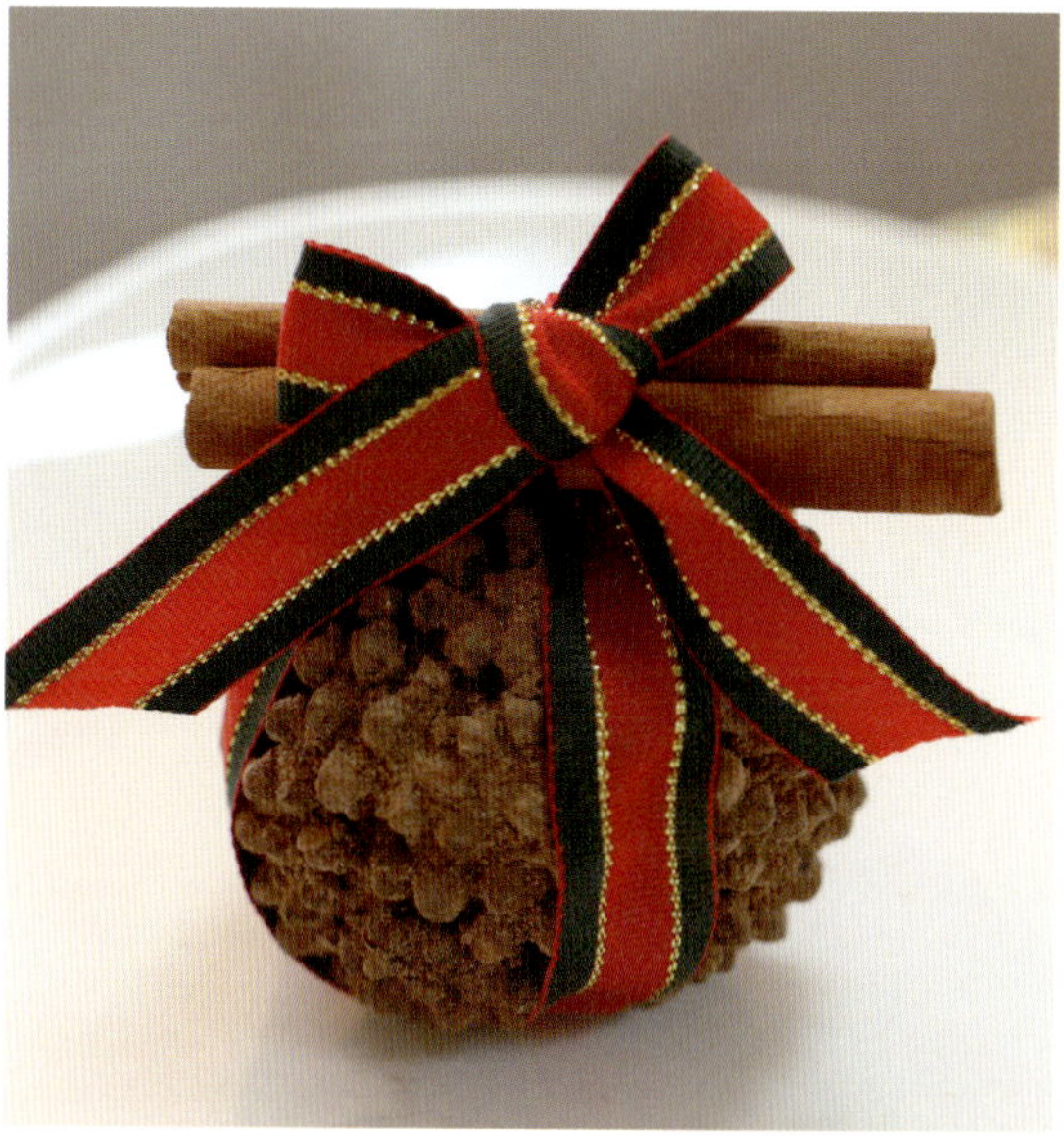

オレンジポマンダー

この本を読んだ頃の私は、若くて、人生はいつもキラキラとして見えましたが、今だからこそわかる「芳しい」ことの魅力。若い頃、人生の秋以降は淡々と、特に夢や希望などということもなく静かに過ぎていくと思っていましたが、人生の秋を過ぎて思うことは、若い頃と少しも変わらず、一日一日がとても大切だということです。

フランスの哲学者ドゥニ・ディドロが、古いガウンを手放したことから新しいガウンに合うように身の回りの品を買い替えていったというエッセイから、ディドロ効果という言葉が生まれました。現代ではそれを都合良く解釈して、良いものを暮らしに取り入れると、それに似合うような暮らしに変わっていくこと、つまり統一感のある商品を勧める商業戦略に利用されています。しかしながら、エッセイのタイトルは「私の古いガウンを手放したことについての後悔」ですので、ディドロ自身は新しいガウンに似合うよう調度品や身の回りのものを替えていった結果、自分らしくない暮らしになり、かえって居心地が悪くなったと書いているのです。

暮らしや生き方を変えるときにも、勢いで一気にではなく、自身が、より心地良いと感じられるものを、選択していきたいですね。暮らしの中に新しく迎え入れた1個のオレンジポマンダー。その芳しい香りを楽しむうちに、読む本や、観る映画、聴く音楽、どんな友達と付き合うか、何を食べるか、どういうところに属し、どんな行動をするか、そういうことを選ぶ基準の一つが「より芳しい」というものであることも素敵なことだと思います。高価な調度品や衣料を買うよりも負担は少なく、やり直すことも簡単ですが、きっと同じくらいの効果があると思います。

オレンジポマンダーとは、オレンジにクローブを刺し、シナモンなどのパウダーをまぶして乾燥させたものです。それぞれの香りが絶妙に熟成して、とても良い香りです。シナモンはハーブティーやチャイ（インド式ミルクティー）などに限らず、さまざまな食品の香りづけとして愛されています。古代ローマでは胡椒やクローブと並んで三大スパイスとして珍重されていました。シナモンの仲間には日本でよく使われていたニッケ（肉桂）や香りの強いカシアなどがあり、いずれも樹皮を剥がすと丸まる性質を生かして、くるくると丸まったスティックで流通しています。

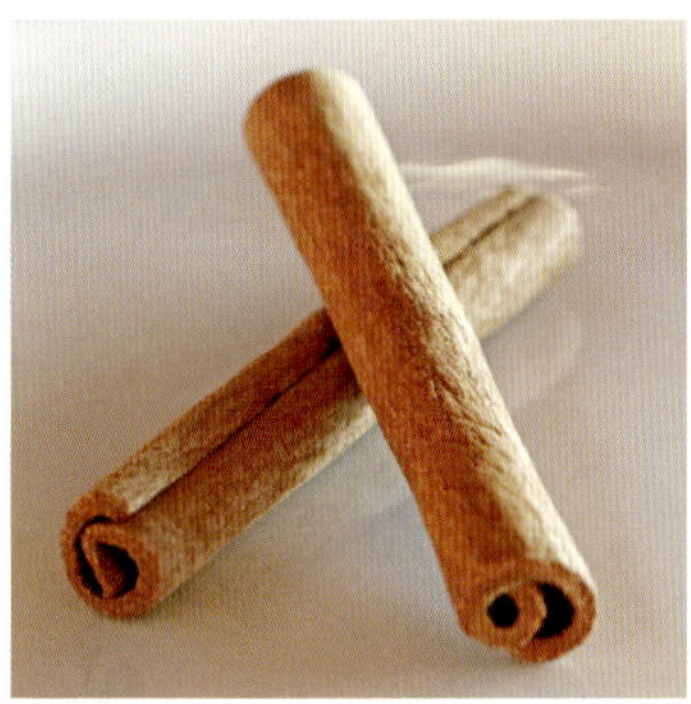

Data

ハーブ名	シナモン
分　類	クスノキ科
学　名	
Cinnamomum verum J.Presl	
原産地	
スリランカ　南インド　マレーシア	
成　分	
オイゲノール　β-カリオフィレン　リナロール　など	
作　用	
健胃　抗ウイルス　抗菌　発汗　駆風　など	
注意点	
妊娠中は大量に摂取しないこと	

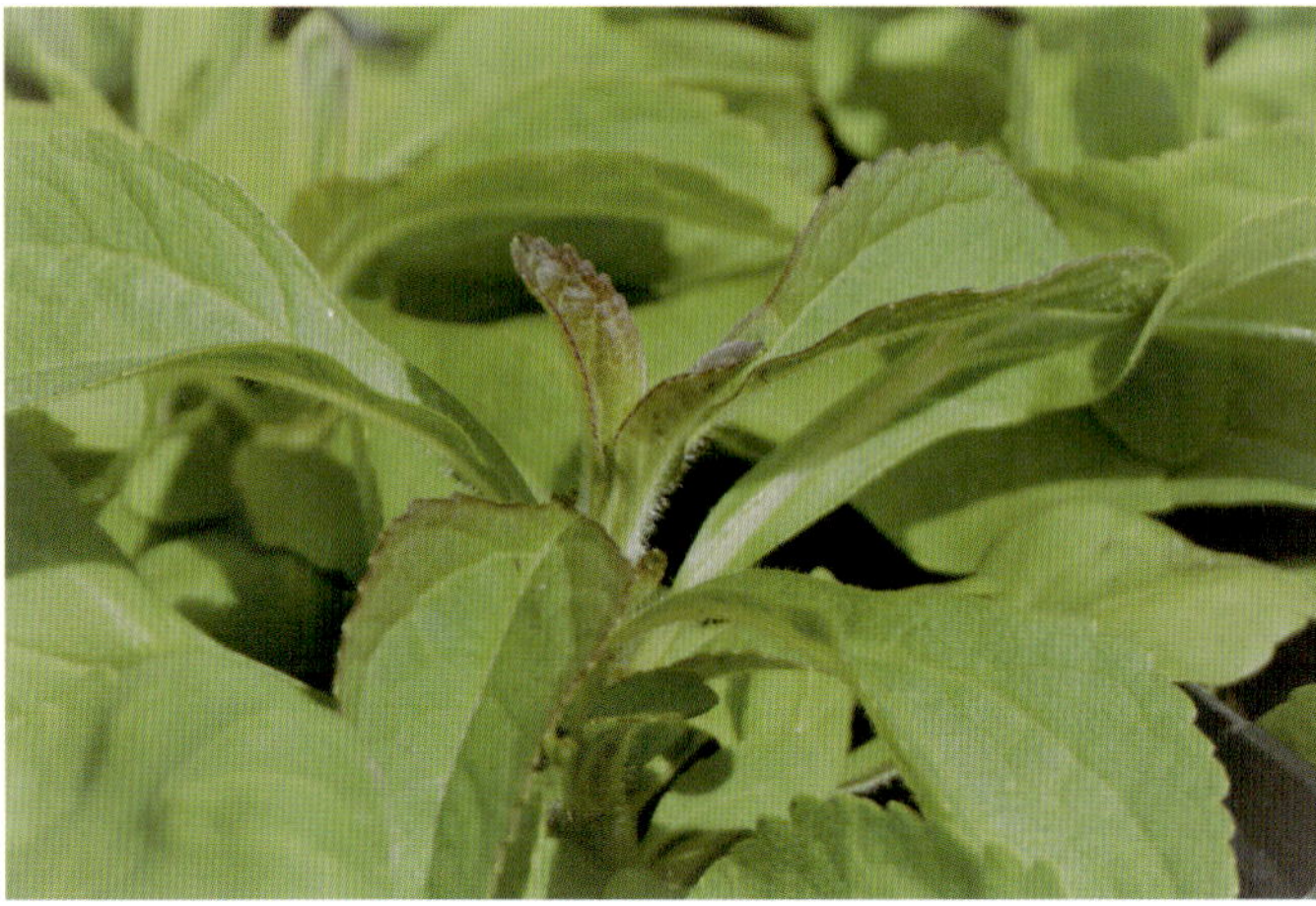

身体の声に耳を澄ませる

［ステビア］

健康法にはいろいろな説があって、何を選んでいいのかわからない、というご質問をよくいただきます。朝食はしっかり食べなさいとか、朝は食べない方がいいとか。

一見、相反する考えのようですが、これは立場の違いによるものだと思います。

例えば、同じ糖尿病専門医でも、カロリー制限のために人工甘味料を勧める方もいらっしゃいますし、人工甘味料の発ガン性に警告を発し、自然の糖分コントロールを勧めている方もいらっしゃいます。いずれも糖質コントロールという点では同じ立場で、方法が違うということになると思います。

どちらが正しいかではなく、自分の身体にとってどちらがいいかを選ぶ力が求められるのではないでしょうか。具体的なご質問をいただいたときは、特に人体に悪い影響がない場合は、それぞれ3週間ほど続けてみて、どちらが体調にいいか、望む状態になったかで選ぶことをおすすめしています。さまざまな健康情報に右往左往していては、身体が悲鳴をあげます。

食べても食べても太れない人もいれば、それほど食べてないのにすぐに太る方もいます。誰もに共通する健康法など存在しないのかもしれません。

心の面でも、何もない平穏を好む人もいれば、はたから見ればストレスフルなのに、闘争の中で生き生きする人もいるのですから。

ハーブを暮らしに取り入れると、自然により近くなり、身体が発する声にも気付きやすくなります。ですから、ハーブ教室に来てくださるのは大変嬉しいのですが、習ったことを鵜呑みにするのではなく、実際にご自身の暮らしに取り入れ、ご自身で取捨選択して「選ぶ力」を身に付けてもらえると、さらに嬉しいです。

ステビアは自然の甘味料として愛されていますが、胃腸薬としても利用されていたそうです。葉を噛んでみると、驚くほどの甘さを持っています。紅茶などに甘みを加えたいときは、紅茶と一緒に葉を入れてお湯を注ぐと、ほんのり甘みが加わります。花祭りのとき、お釈迦様の像にかける甘茶のような味です。個人的には、高級な紅茶にはもったいないので普段使いの紅茶で甘みが欲しいときに使うといいと思います。

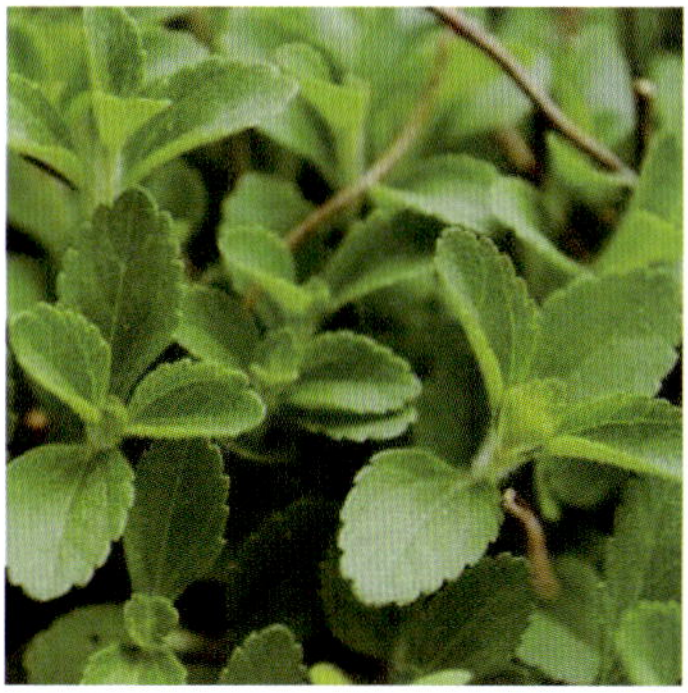

Data

ハーブ名	ステビア
分　類	キク科
学　名	
Stevia rebaudiana Bertoni	
原産地	南米
成　分	
ステビオサイド　ステビオール ビオサイド　レバウジオサイド ビタミンE　カテキン	
作　用	
抗菌　抗酸化　解毒	

未来からのメッセージ

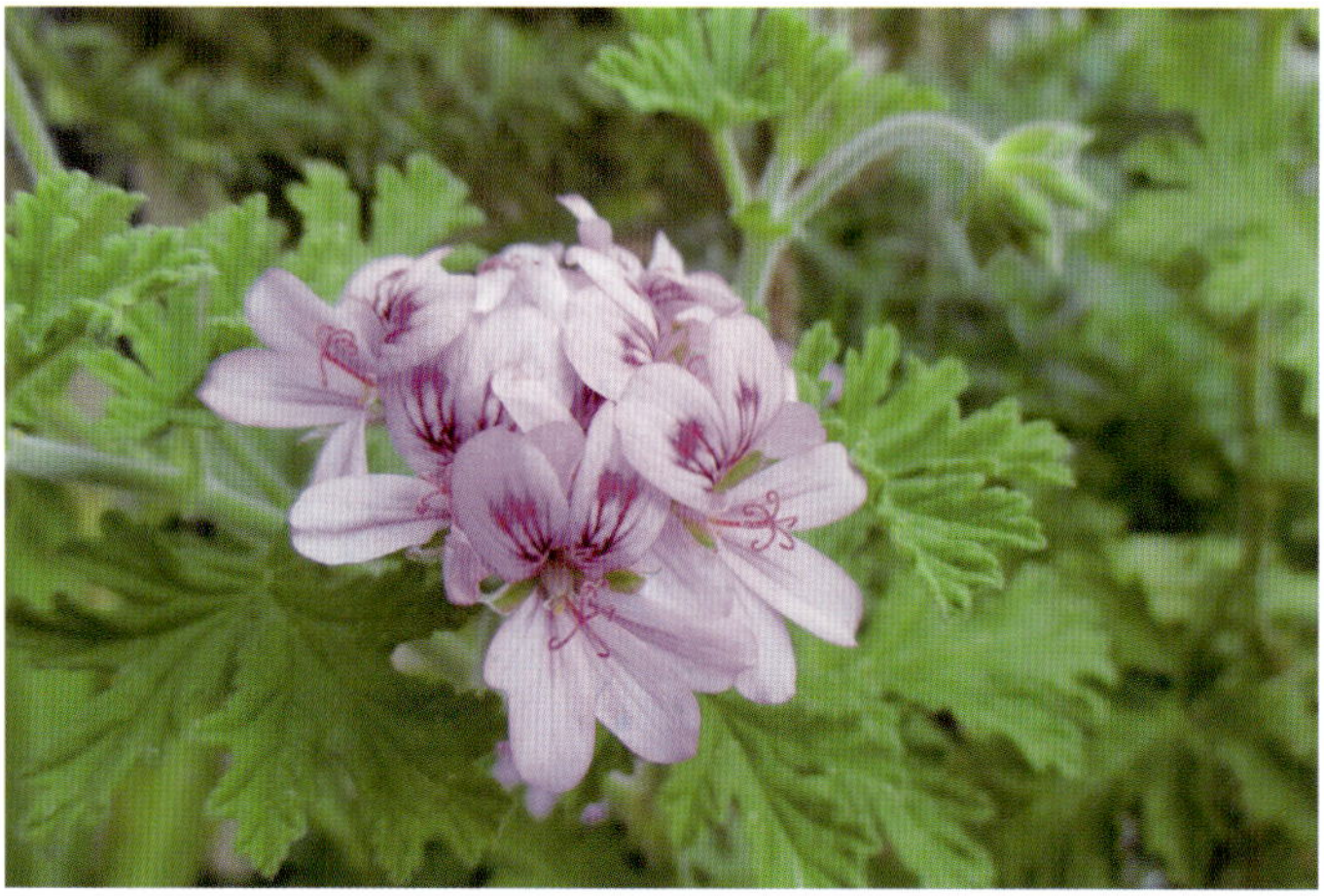

[センティッド・ゼラニウム]

植物を愛する大先輩の紫竹《しちく》昭葉《あきよ》さんを、講演会にお招きしようとしたときのことです。「もっと若い人がいいのでは?」という声が複数上がりました。

日本では「若いのに頑張っている人」が評価されがちですが、欧米ではキャリアを積んだ「マダム」が尊敬されるそうです。

私たちは、どんなに頑張っても「若い人」にはなれませんが、数十年先を行く紫竹昭葉さんからは、これから自分たちが向かう未来からのアドバイスをいただけると思ったのです。今高校生の人たちだって、いつか紫竹さんの年齢になれるのです。

私は、そんな「人生の先輩方」のご著書を通して、生き方や暮らしぶりを真似てみます。まずは基本を身につける、そして自分に合っているところ、合っていないところを整理して、私らしい生き方に落とし込んでいこうと思っています。

ポプリ研究家・エッセイストの熊井明子さん、ハーブ研究家の桐原春子さん、広田靚《せい》子さん、ベニシア・スタンリー・スミスさん、絵本作家のターシャ・チューダーさん、園芸家の紫竹昭葉さん、音楽家ではフジコ・ヘミングさん、ルース・スレンチェンスカさん、お料理では、辰巳芳子さん、佐藤初女《はつめ》さん、などなど。

みなさん共通していることは、周囲に流されず、自分自身をしっかりお持ちで、細かいことを気にせず、ポジティブであるということ。

そんな「すごい人」にはなれなくても、私の人生は誰よりも大事で重い。だから大切に大切に手入れをして、暮らしていきたいと思っています。

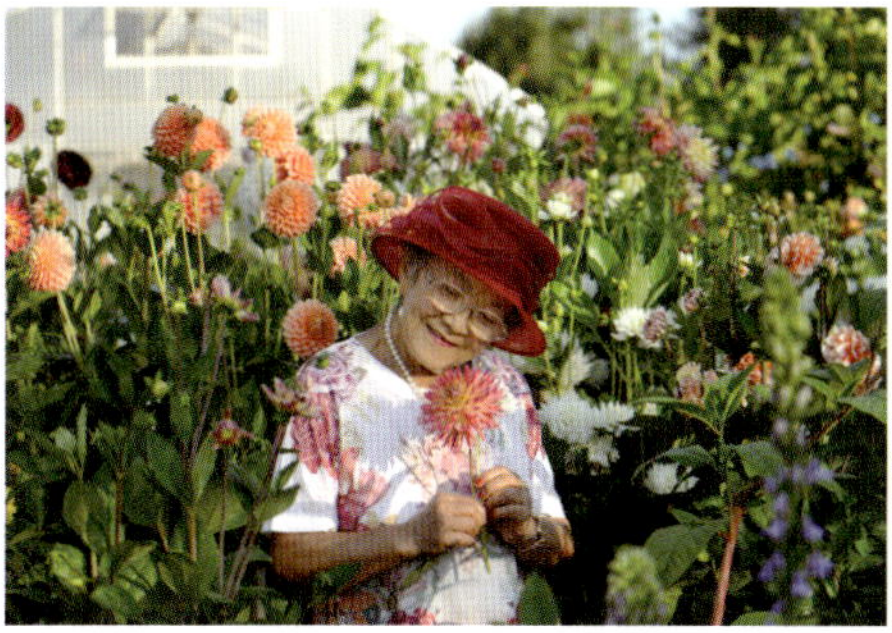
紫竹昭葉さん

ゼラニウムはホルモンバランスを整え、健康を支えてくれるハーブです。
たった一度の限りある人生の伴走者として、ゼラニウムを日々の暮らしに取り入れてみませんか？
ちなみに、日本の庭でよく見かけるアオイとは違います。

Data

ハーブ名	ニオイゼラニウム（ローズゼラニウム）
分　類	フウロソウ科
学　名	
Pelargonium graveolens L'Her.ex Ait	
原産地	南アフリカ
成　分	
シトロネロール　ゲラニオール　リナロール　他	
作　用	
抗菌　抗酸化　ホルモン調節　鎮静　抗炎症　他	
注意点	
妊娠中　授乳中の使用は控えめに　乳幼児には使用しない	

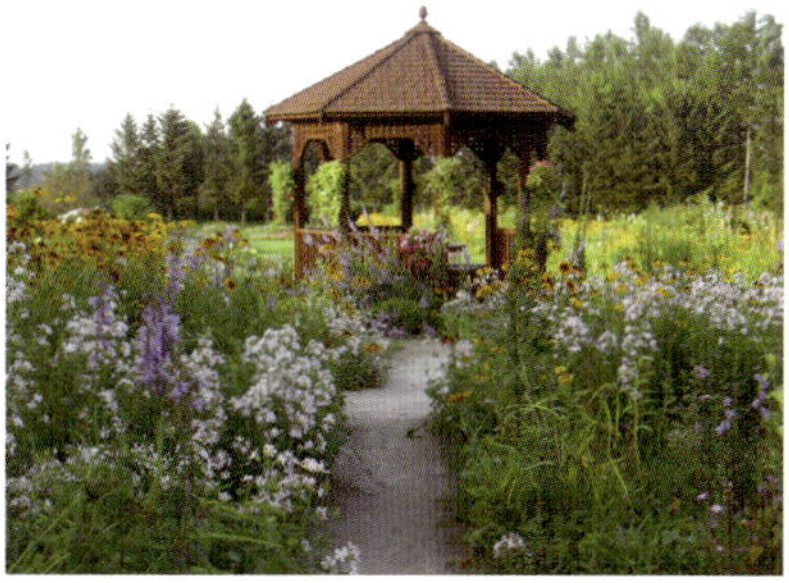
紫竹ガーデン（北海道）

つらい時には

［セントジョーンズワート］

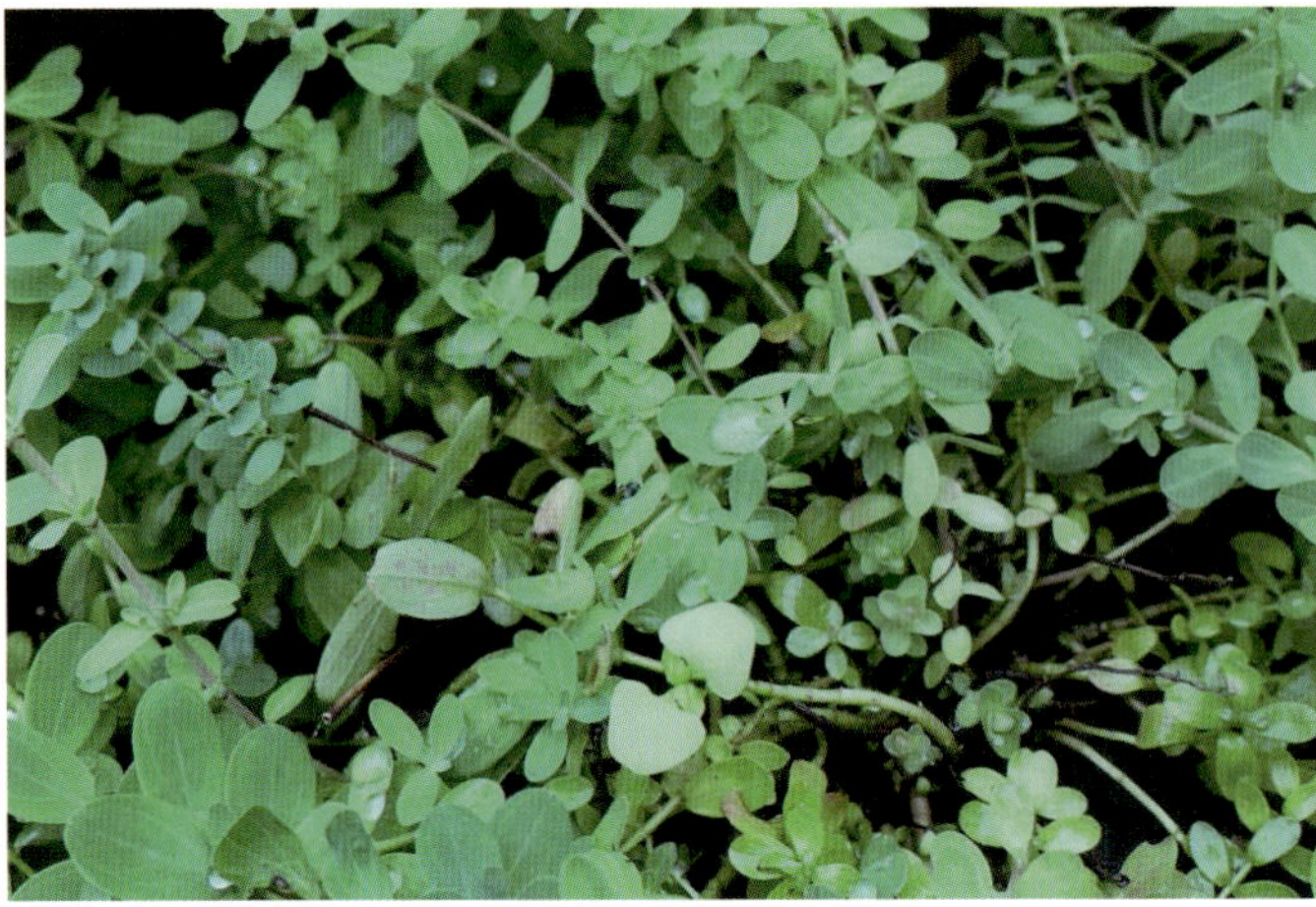

まずは、ゆっくり休んだり、美味しいものを食べたり、楽しいと思えることに没頭してみましょう。人から受けた言葉や、つらい体験が頭から離れないときには、好きな作家や好きなジャンルの本を読んでみませんか？　読んでいるうちに、頭を離れなかったことがそれほど大きなものではなくなっているかもしれません。

ゆっくり休んでも、美味しいものを食べても、今まで楽しめたことが楽しいと思えなくなったら、早めに精神や心療系の専門医に相談しましょう。

医者には行くなとか、薬は絶対飲むなという情報もありますが、うつ病は心の病気ではなく、脳機能の病気だということがわかってきていますから、早期発見、早期治療をすれば、「一生、向精神薬を飲み続けて廃人になる」どころか、強い薬を使わず短期間に元気を取り戻すことができるそうです。

そして、つらそうな人を励ましてはいけない、というのは一般に知られてきていますが、状況によっては「気晴らしに誘う」

のも実は良くないそうで、せっかく気晴らしに誘ってもらっているのに、楽しめない、気持ちが晴れない自分を責めることになり、かえって良くないようです。

この状態をそのまま放置すると、心理的視野狭窄といって、実際に見える範囲（体の視野）が狭くなったり、偏った考えにとらわれて（心の視野）そこから抜け出せなくなってしまい、周りの意見を聞き入れることができなくなっていきます。そうなるとご自身で異常に気づくことは難しくなりますので、周囲の方が早めに気づいて対処されるといいですね。

そこまででもない、ただ気分が晴れない、イライラする、というときにまず試していただきたいのが運動です。ウォーキングなどで、少し汗ばむくらい身体を動かしてみてください。全身運動は気分を爽快にし、滞った気分を晴れやかにしてくれます。また、セントジョーンズワートも有効と言われています。

ある時、思春期真っ盛りの息子に、「あーイライラする！　落ち着くハーブティーとかない？」と聞かれました。すぐには何がいいか思いつかなかったので、なぜイライラするのか、どんな感じなのか、それはお茶で解決しそうなものなのか……など詳しく尋ねました。

そして、セントジョーンズワートというお茶がある、これは沈んで動けない人を元気にすることもできるし、混乱している心を整理することもできる（ちょっとオーバーですが、母がわが子に言うことです

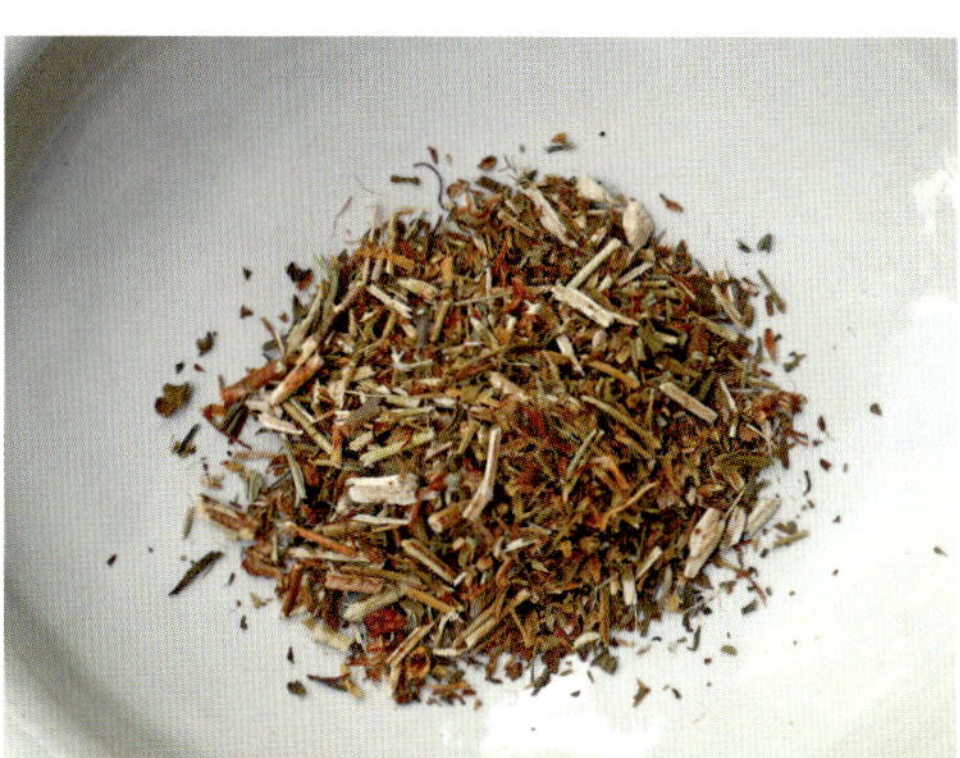

から)」と淹れてやりました。話しているうちに落ち着いてきたようで、ハーブティーを飲む頃にはすっかり落ち着いていました。

その後、息子はイライラするとセントジョーンズワートのお茶を何度かリクエストしました。きっと話してすっきりしたこととお茶の味が結びついて、お茶を飲むだけで落ち着けたのでしょう。

ハーブティーにはそれ自体が持つ香りの力もありますが、その時の記憶と香りが結びついて良い影響を与えてくれることは、意外とよくあります。

医薬品との相互作用がありますので、服薬中、治療中の方は主治医と相談して使うようにしてください。

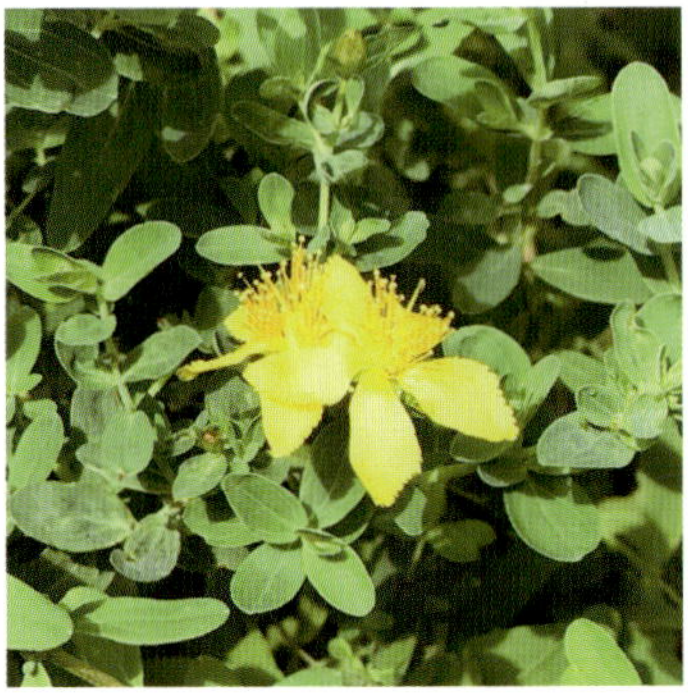

Data

ハーブ名	セントジョーンズワート (セイヨウオトギリソウ)
分　類	オトギリソウ科
学　名	
Hypericum perforatum L.	
原産地	ヨーロッパ〜アジア
成　分	
ヒペリシン　ヒペルフォリン タンニン　ケルセチン　など	
作　用	
抗うつ　抗ウイルス　鎮静　鎮痛 消炎　など	
効　能	
うつ症状　精神不安定症状 不眠　インフルエンザ　など	
注意点	
※以下の服薬をしている場合は使用しないこと 抗不整脈薬　抗ＨＩＶ薬　強心薬 血液凝固防止薬　経口避妊薬 気管支拡張薬　抗てんかん薬	

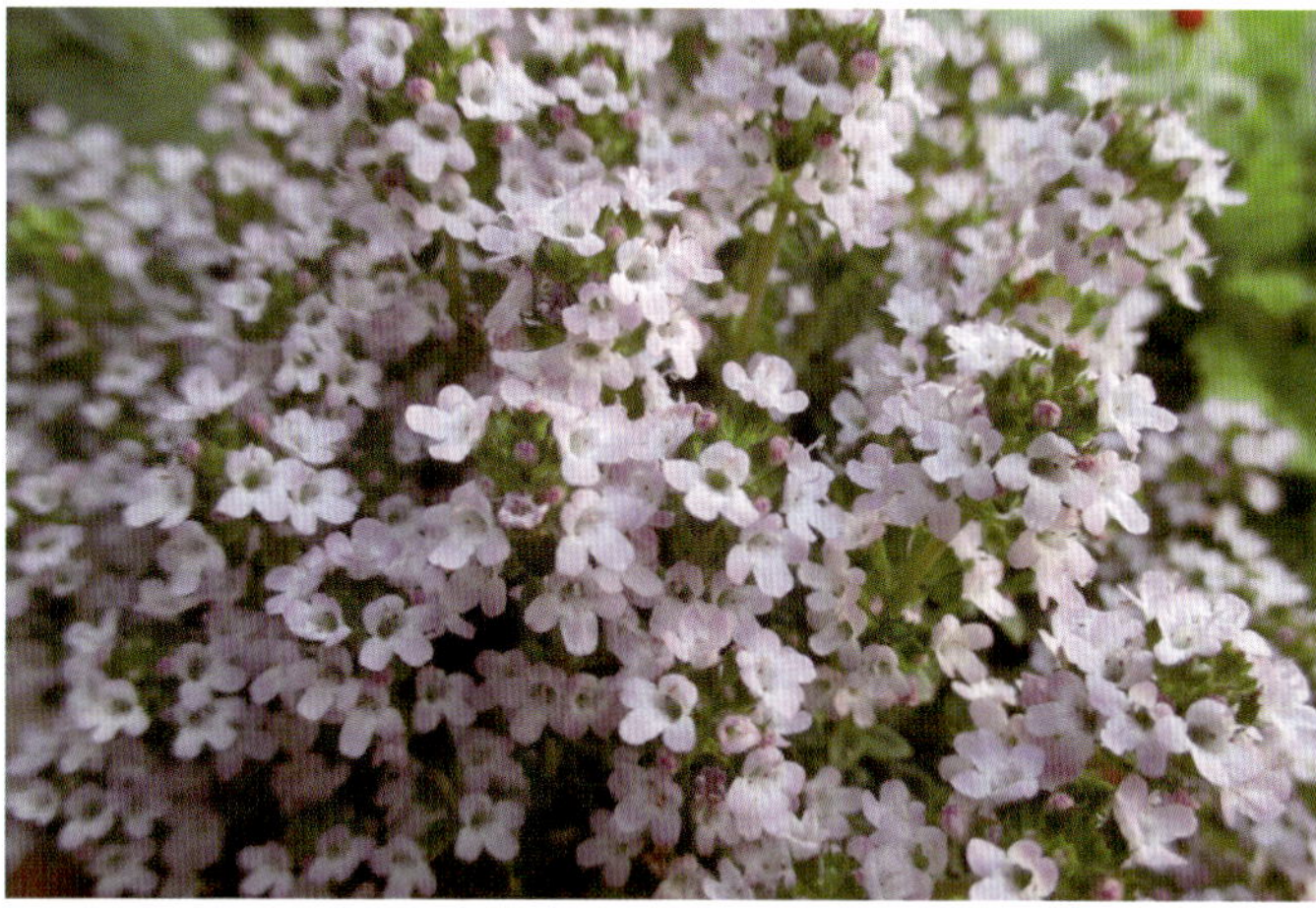

葉書

［タイム］

葬儀の朝、母からの預かり物だと手渡されたのは、大学病院に入院していた頃、私が母に送った葉書でした。

裏に「安心してください。出口のないトンネルなんてないのですから」とプリントされた既製品で、表半分は私にしては丁寧な文字で母への励ましの言葉が書かれ、最後に「あなたに育ててもらった娘より」と締めくくられていました。面と向かっては気恥ずかしくて言えないことを、葉書に託して送ったようです。

母が亡くなる6年ほど前ですが、私が2週間ほど不在する前に送ったものでした。

叔母によると、母はこの葉書を毎日眺めて大切にしていたそうです。そして、もうよくなることはないと覚悟をしたときに、捨てられてしまわないよう、大切に保管して棺に入れてほしいと、叔母に託したそうです。そんなに嬉しかったのなら、もっと沢山の手紙や葉書を書けば良かったと思いました。毎日、もっと沢山の時間を母の傍で過ごし、優しい言葉をかければ良かったと思いました。望むところに連れていき、希望どおりにしてあげれば良かったと思いました。

父の死から半月後、医師から告げられたのは、母が末期の肝臓ガンで余命半年というものでした。私にとっても晴天の霹靂ともいうべき宣告です。母は、治らないと悟った時から、痛みを訴えることも、家族の前で苦しそうな表情をすることもなく静かに横たわり、ある日ふっと火が消えるように静かに息を引き取りました。ちょうど誰も付き添っていない、わずかな時間でした。急変に気づいた看護師さんが病室へ駆けつけた直後、苦しむこともなく、すっと息を引き取ったそうです。引き戻されないよう、父が急いで連れていったのでしょう。嬉しそうに母の手を引いて天に昇っていく父が見えるようでした。笑顔で従う母の姿も目に浮かびます。

女性として、どんな人が優秀かと問われたら、私は迷わず、「母のように夫に従い、愛し、子供に惜しみない愛情を注いだ人」と答えると思います。それは「どんな人が幸福か」という答えにもなると思います。

その答えに出会ったのは大切な母を失ったその日でした。

この本を手にとって、お読みくださっているみなさん。もし親御さんが健在ならまだ間に合います。どうか沢山の優しい言葉をかけてあげてください。そしてできる限り敬い、大切にしてください。

きっとあなたも誰かの「かけがえのない人」ですから、どうぞ、お体を大切に、元気で長生きをしてください。二度とない人生ですから、悔いの残らぬようご自分にも周りにも、心からの愛を注いで、いい人生だったと思えるような毎日をお過ごしください。

母がリウマチを発症した頃に、ある方から「セルピルム」がいいと教えてもらって、フランスから輸入したものを購入し、飲ませていました。当時はハーブの薬効についての書籍も持たず、売りたい人の言葉を鵜呑みにしていました。しばらくして、セルピルムは自宅の足元にあるクリーピングタイムと知り、また情報元と教えられたモーリス・メッセゲ著『メッセゲ氏の薬草療法』を入手し、リウマチに効くとは書かれていないことにショックを受けました。残念ではありますが、ハーブ講師として活動するようになって、「確信を持てないことは言わない」「確信を持って言えるよう努力する」というブレない心を授けてもらうことができました。

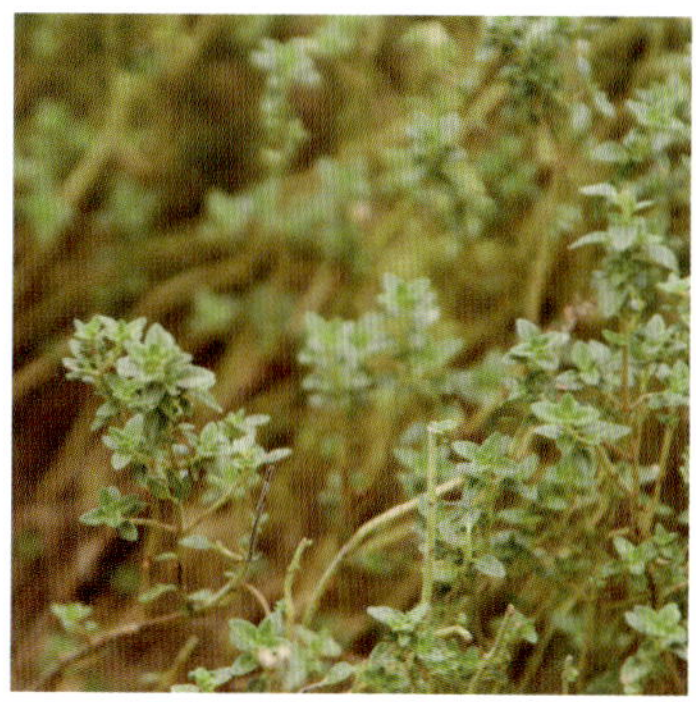

Data

ハーブ名	コモンタイム
分　類	シソ科
学　名	*Thymus vulgaris L.*
原産地	
地中海沿岸　西アジア　北アフリカ	
成　分	
苦味物質　タンニン フラボノイド　サポニン　他	
作　用	
抗菌　殺菌　鎮痙　鎮痛　防腐 消毒　利尿　など	
注意点	妊娠中の人

夏の庭

［チェストツリー（セイヨウニンジンボク）］

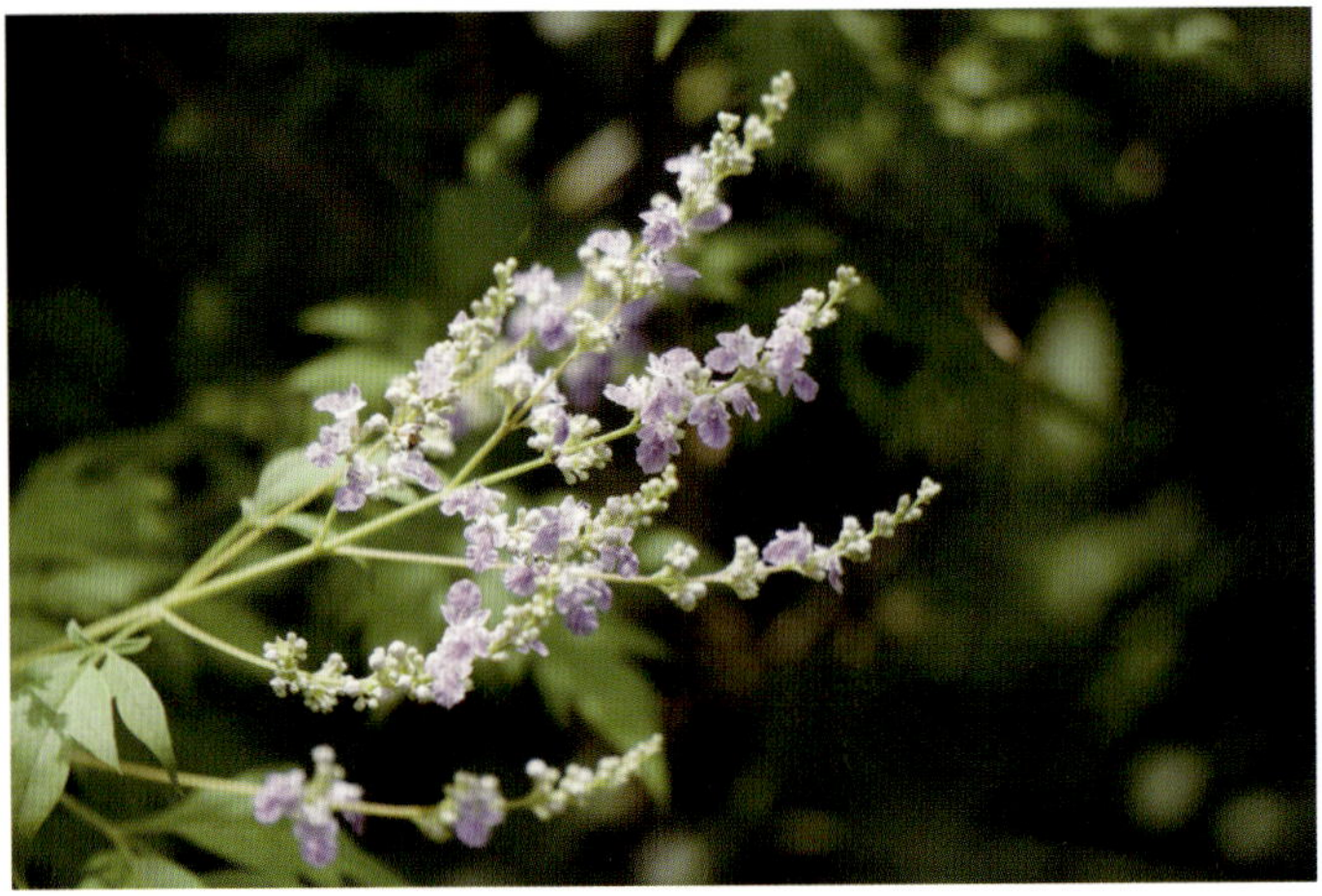

夏の暑い時期に、セイヨウニンジンボクが涼しげな紫の花を咲かせています。

セイヨウニンジンボクはチェストツリーという名前でも知られていて、女性ホルモンのバランスを整えるものとして人気があります。

せっかく炎天下に美しい花を咲かせてくれるのに、私たちはなかなか庭に出たくない時期でもあります。紫外線の問題、虫の問題。敵がいっぱいなのです。

動けない植物は生き残り作戦として紫外線に打ち勝つ成分を持っています。特に芳香成分の強いハーブはその恩恵を周囲にも分け与えてくれます。ハーブの茂みで作業していたら、あまり日に焼けなかったというガーデナーの声はよく耳にします。もちろん日焼け対策は必要ですが。

虫も見ただけで気持ち悪い、と敬遠されがちですが、土作り、受粉、害虫駆除に貢献しているものも多いですから、大事にしてあげましょう。

てんとう虫はアブラムシの幼虫を食べてくれます。土壌改善に大活躍のダンゴムシも、嫌われることが多くなりました。新芽をダンゴムシに食べられてしまいました、そんな声を聞くたびに、「他の虫が食べてるんじゃないですか？」とたずねるのですが、食べているところを見た、とおっしゃいます。現行犯なら仕方ないですが、本来ダンゴムシは少し傷んだ落ち葉や枯れた（分解が進んだ）葉を好んで食べますから、チリひとつない庭では頑張って生葉を食べるしかないのかもしれません。森に人が入って環境を変えられた熊が、民家近くまで食べ物を探してやってくるのと同じ構図かもしれません。

危険な虫もいます。蜂は、刺されたら痛いのはもちろんのこと、アナフィラキシーショックの情報が知られるようになり、命を脅かすかもしれないと恐れられるようになってきました。蜂の方もよほどの危険を感じない限り攻撃してくることはありません。巣の存在を知らずにうっかり（勢いよく）近づくのが一番危ないとされています。私も我が家の庭で地面近くにできたアシナガバチの巣を踏んでしまい、12カ所も刺されてしまいました。すぐさま水で冷やしながらクレジットカードの健康サポートに電話しました。近所の内科でいいので、すぐに行くようにとアドバイスをされて自宅から数百メートルのところにある内科にかけこみました。刺されてすぐでしたので、点滴をしてもらっている間に痛みも腫れも引いてきました。蜂に刺されたときには「落ち着く」ことが第一、そして一刻も早く、一番近い内科でも皮膚科でも外科でもいいのでみて

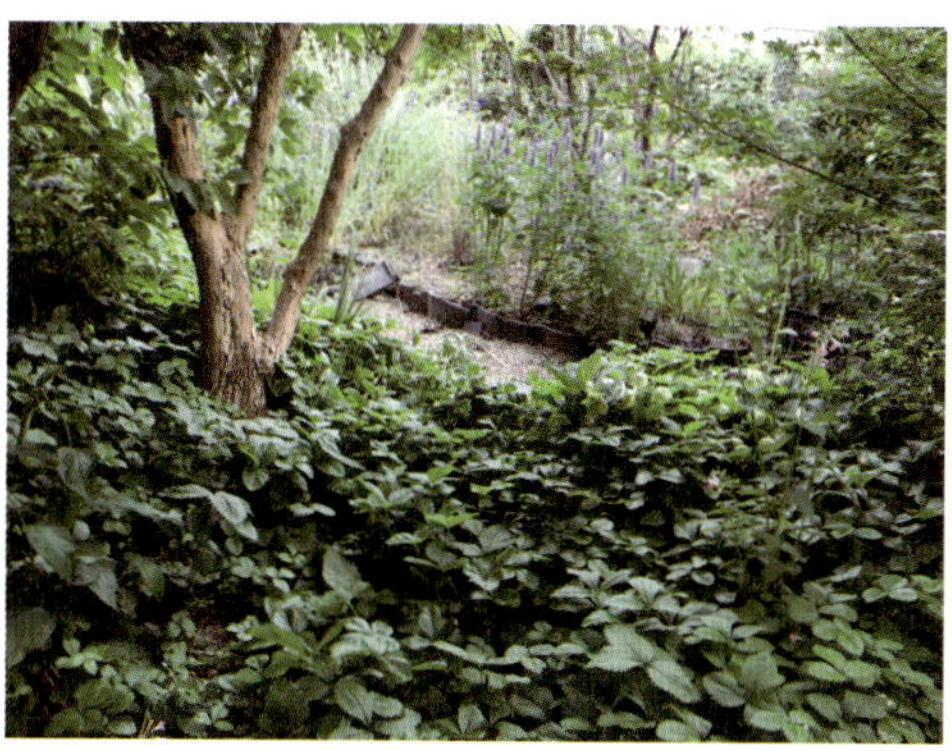

もらいましょう。しっかり刺されたのが12カ所、かすり傷が無数にあったそうです。

　また、蚊は刺されたら痒いだけでなく、様々な病原菌のキャリアになるそうですから、なるべく刺されたくないですね。虫除けスプレーのDEET《ディート》をなるべく使いたくない、という方は、蚊が嫌いな香りの精油を使ってスプレーを自作されるのも良いでしょう。シトロネラ、ゼラニウム、ミント、ラベンダーなどは蚊の忌避効果が高いと言われています。原液を肌に直接つけてはいけないのですが、蚊の多い場所で何もない時は、いつも持ち歩いているラベンダーの精油を自己責任で直接塗っています。

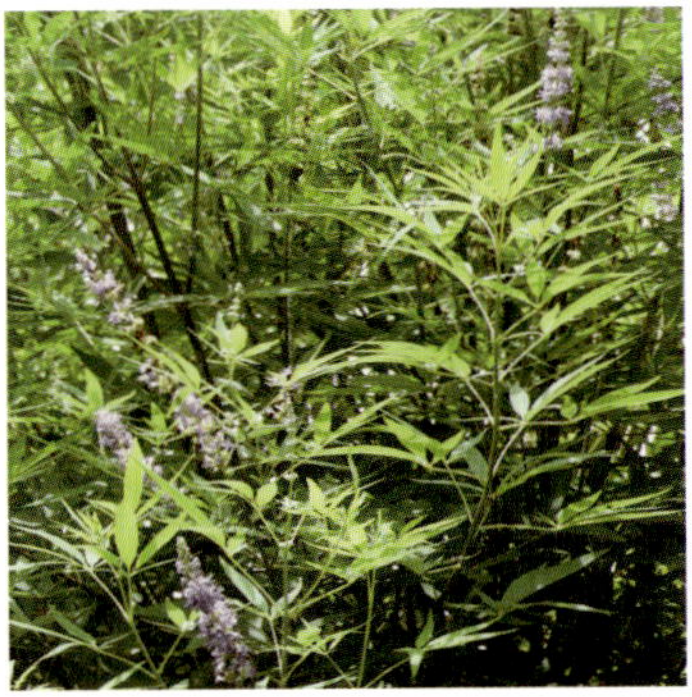

Data

ハーブ名	セイヨウニンジンボク（チェストツリー）
分　類	クマツヅラ科
学　名	*Vitex agnus-castus L.*
原産地	
南ヨーロッパ　西アジア	
成　分	
ルテオリン配糖体　ビティシン	
作　用	
更年期障害の諸症状改善　殺菌　抗菌 月経前症候群(PMS)の改善　他	
注意点	
妊娠中　授乳中 子供の使用は避ける	

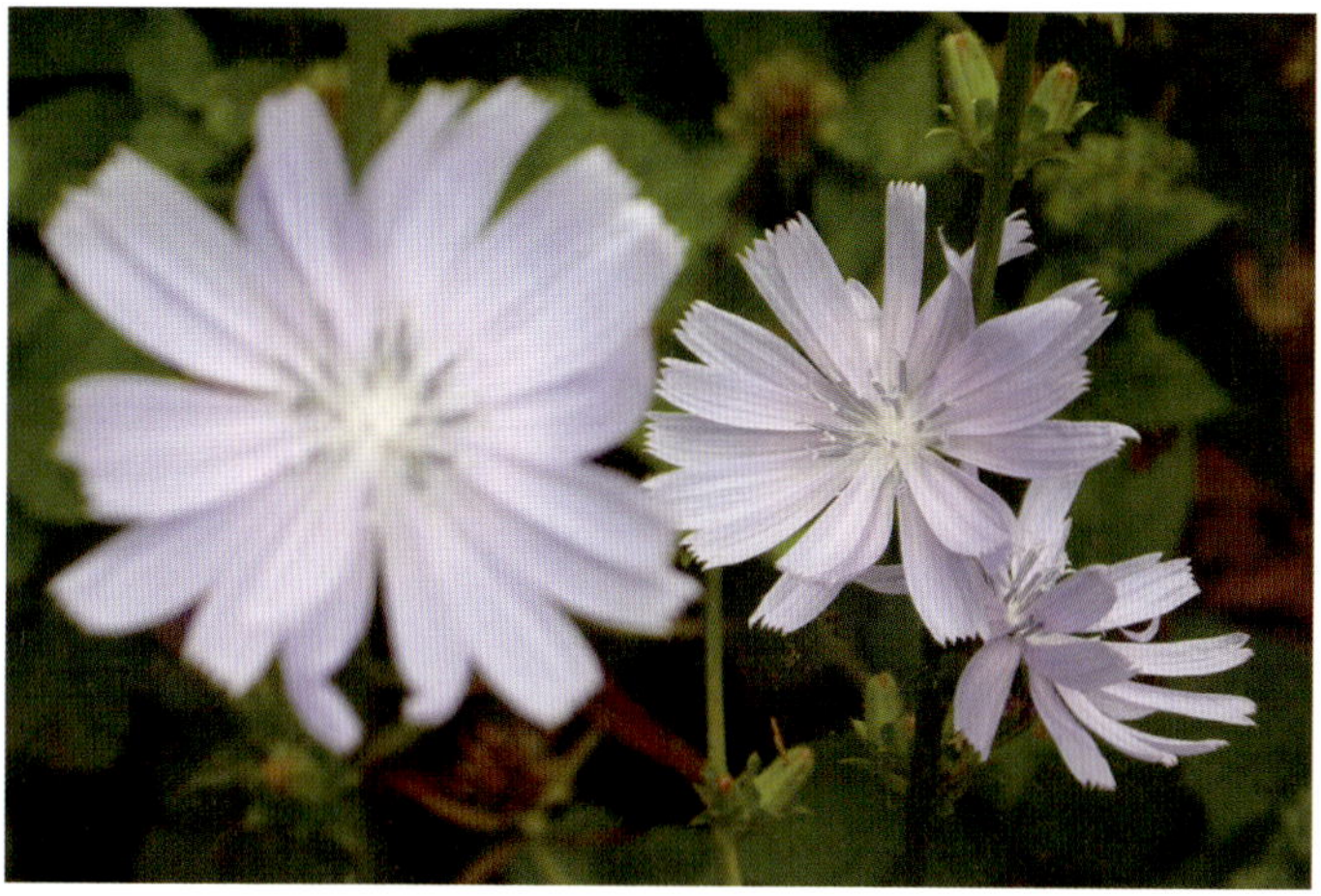

病は健康のはじまり

［チコリ］

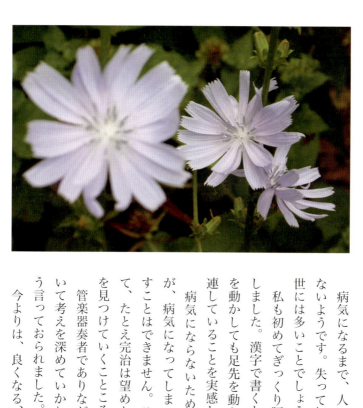

病気になるまで、人はなかなか健康について意識することがないようです。失って初めて知る、ということが、なんとこの世には多いことでしょう。

私も初めてぎっくり腰になったとき、その漢字の意味を実感しました。漢字で書くと「月」に「要」。身体の要なのです。首を動かしても足先を動かしても、痛いのです。身体中全てに関連していることを実感しました。

病気にならないために……そんな情報はたくさんありますが、病気になってしまったら、タイムマシーンで戻ってやり直すことはできません。これから取り戻していくことに目を向けて、たとえ完治は望めなくても、それなりの生き方、暮らし方を見つけていくことこそが健康への道だと思います。

管楽器奏者でありながら呼吸の病を患い、そこから呼吸について考えを深めていかれたある方も「病は健康のはじまり」そう言っておられました。

今よりは、良くなる、楽になる、そう思うと、明日が楽しみになりますね。

五木寛之さんは、ご自身の健康法の中で「こんな時代に毎日、明るく爽やかに生きていける人は病気である」と書かれていました。私は単純かもしれませんが、明日を肯定してこれからも生きていきたいなと思っています。

チコリはとても美しい水色の花を咲かせます。恋人を待ち続けて花になってしまった乙女の涙の色に例えられています。前を向いて新しい生き方を見つけられたら良かったのに……なんて思ってしまいますが、そうなるとあの美しい水色の花を見ることはできなかったのかも？

そんなか弱いイメージのチコリですが、抽出液は強壮作用や血液の浄化、糖尿病の症状改善など、多くの効能が知られています。その根をローストしたチコリコーヒーも、便秘やむくみの改善に効果的で、カフェインを避けたい人の嗜好飲料として愛されています。

Data

ハーブ名	チコリ
分　類	キク科
学　名	*Cichorium intybus L.*
原産地	ヨーロッパ
成　分	
チコリ酸　ヒドロキシクマリン　イヌリン　エスクレチン　タンニン　ペクチン　タラキサステロール　アルカロイド	
作　用	
強壮　消化促進　利尿　駆風	
効　能	
強心　血液浄化　血糖値の安定　胆汁分泌促進　肝機能腎機能の促進　便秘改善　貧血改善	
注意点	
キク科アレルギー	

アナザースカイ

［ティートゥリー］

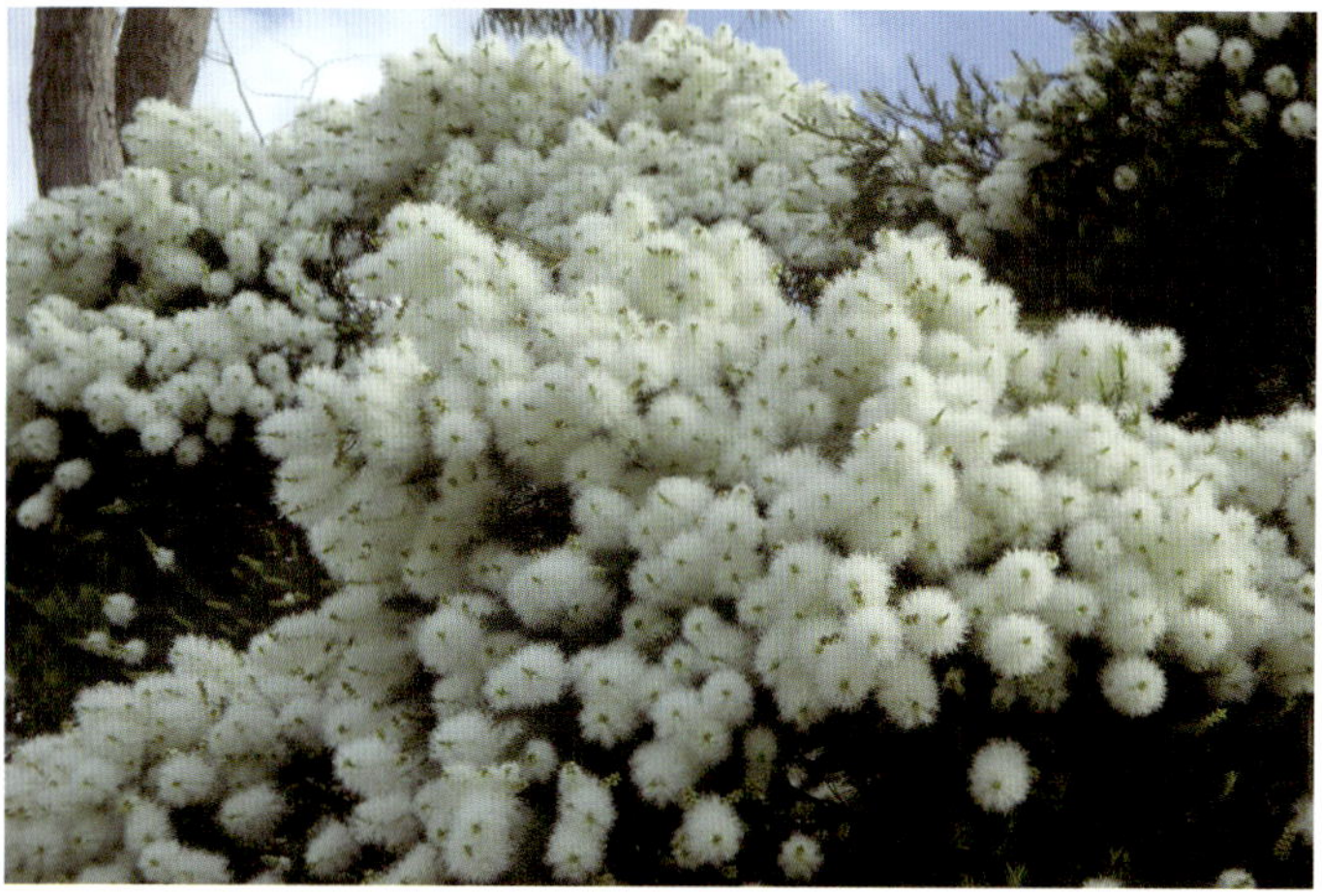

秋も深まったある日の買い物帰り、パスポートセンターの前を通りかかりました。

とっくにパスポートは切れていました。もう、海外に行くこともないだろうな、と思っていました。でもその時、更新しておこうと、なぜか思ったのです。

これから先の10年間、一度も渡航しないかもしれません。生きているかどうかすらわかりません。でも取っておけば、いつか必要になったときに慌てなくてすみます。また、パスポートを申請するくらいなら、それほど懐に大きなダメージがあるわけではありません。

本来は渡航予定のある人が申請するのが原則らしいので、一応翌年3月頃と渡航予定を書き込みました。

そしてパスポートをしまったまま、すっかり忘れていたのですが、ひょんなことから娘とオーストラリアのゴールドコーストに行くことになりました。それも申請どおり3月に。

ふと心に浮かんだことは、よほどの経済的負担や人に迷惑をかけないかぎり、やっておくことをおすすめしたいです。なぜなら、オーストラリアゴールドコーストの空の下、還暦を過ぎた私ですら、新しく生まれるということを感じました。そして、それまで心を覆っていた面倒な諸々が、自分にとっていかに大したことでないかに、ああ、と声をあげそうになるほど気付かされたのです。

最新の心理学でも、目標を決めて、細かくステップを設定するより、まず動き出すことが、意欲を呼び覚ましたり、目標を見つける原動力になるといわれています。それが何につながるかわからないし、何にもつながらないかもしれなくても、動いたことで、筋トレのように、心と身体は力を蓄えることができ、次の行動モチベーションや原動力になると思うのです。

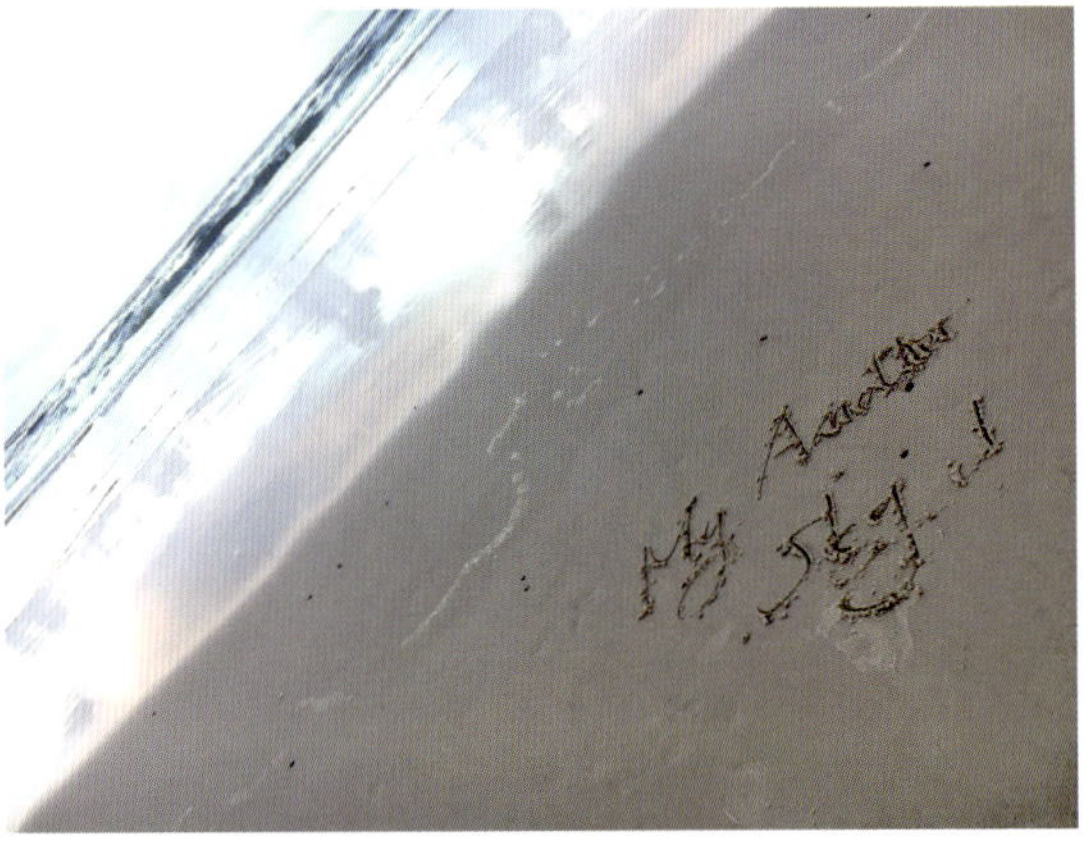

また認知科学者の苫米地英人《とまべちひでと》氏によると、ゴールを達成するために必要なことは、そこに到達するためのステップを常にアップデートすること。常に自分のゴールを問い直し、ゴールやそこへ到達するための道のりを柔軟に変更していくことなのだそうです。ゴールへ到達するためのステップを細かく設定する、というのが、今までの一般的な成功の秘訣でしたが、実はそうでもない人も結構多い、ということがわかってきているようです。

わが家の庭には、毎年真っ白な花をつけて楽しませてくれるティートゥリーの木があります。オーストラリア原産のティートゥリーも見ることができましたし、精油製品は日常的に使われているようでした。

「身土不二《しんどふじ》」※注という言葉をよく耳にします。それも大事です。ただ、今まで身近になかった「遠来の香草」のおかげで、人生50年ではなく、もっともっと長い時間をいただけていることも確かにあると思うのです。

※注　身土不二　もともとは仏教用語で「身」（今までの行為の結果＝正報）と、「土」（身がよりどころにしている環境＝依報）は切り離せない、という意味。食養の観点から「地元の旬の食品や伝統食が身体に良い」という意味でも使われるようになった。

Data

ハーブ名	ティートゥリー
分　類	フトモモ科
学　名	
Melaleuca alternifolia (Maiden&Betche)Cheel	
原産地	
オーストラリア南東 ニュージーランド	
成　分	
テルピネ-4-オール　α-テルピネン γ-テルピネン　1,8-シネオール リナロール　α-テルピネオール　他	
作　用	
抗真菌　抗菌　抗ウイルス　抗炎症 免疫促進　鎮静　防虫　消毒　など	

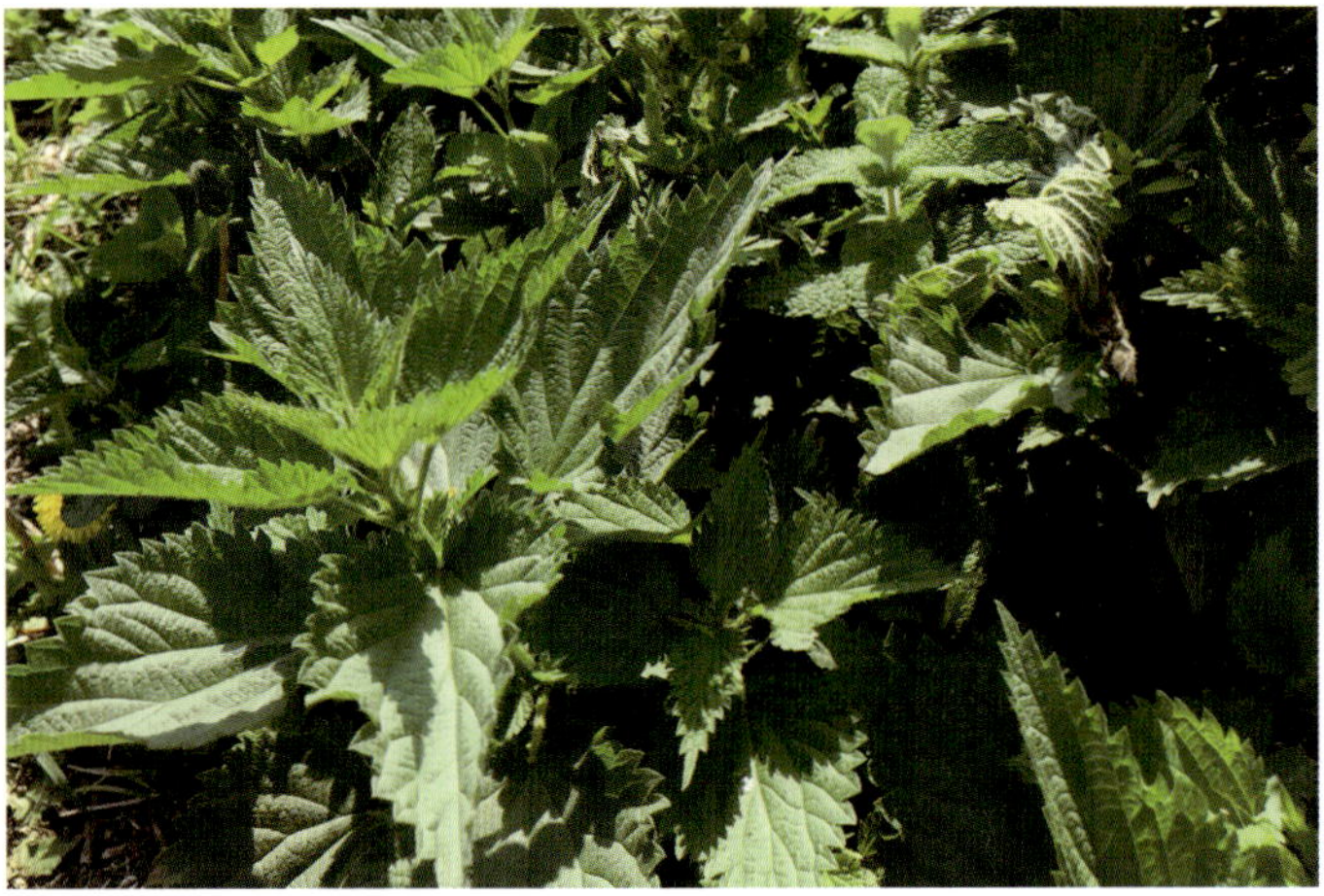

子供には多様な価値観を

［ネトル］

母親が、子供の健康や幸せを祈るのは、自然なことだと思います。そのためには、より安全で身体に良いものをと有機無農薬野菜や無添加食品を選んで子供に与える、私もそんな一人でした。長男はアレルギー体質でしたので、余計に食べ物の安全性にこだわって、ファーストフードはダメ、色の着いたお菓子はダメ、農薬を使った野菜はダメ、そんな呪文を子供たちに投げかけていました。

そんなある日、高校生になったばかりの娘からの電話に愕然としました。「お母さん、友達とマックに行ってもいい？」その言葉は、許可を求めるというより、「食べてはダメと言われていたものを食べることへの不安」を感じさせました。

「私はマック食べない」と帰るか、一緒に行っても何も食べずにそこに座っているか……どちらも、彼女が今一緒に過ごしたいと願っている友達との関係を疎遠にするに違いありません。

「大丈夫よ、行っておいで」「大丈夫大丈夫、人間の唾液ってすごい力があるから、しっかり噛んで食べたら大丈夫。楽しんできてね」

昨日までとは180度違うことを言う母に面食らったことでしょう。

私は、子供の心を縛り付けていただけでなく、不安を植え付けていたと気づきました。現代社会では良いものだけを選ぶことができる環境はまだありません。それならば親としてできることは、なるべく良いものを選んで食卓に出すこと、良いものが選べなくても、安心して食べられる加工法や洗い方、そういうものを教えられたらよかったと思います。そしてどうしても無理なときは、少々のことなら「大丈夫。死にはしない」くらいのおおらかな気持ちでいられたらよかったと思います。

もちろん選択の余地があるときは、国産、有機無農薬、地元産を、懐の許す限り選びます。割高でも、その選択は自分たちの未来への投資だと思っています。

そんな私ですが、子供たちに時々そっと飲ませていたものがあります。アレルギー症状を改善し、免疫力を高め、またミネラル補給にも良いネトルです。効能のわりには味にクセがないので、ハーブティーにして味噌汁のだしに加えたり、子供たちが大好きなコーンのお茶に混ぜたりしていました。

そのおかげかどうかわかりませんが、親元を離れての学生生活、二人とも常備薬も持たず、元気に過ごすことができました。

Data

ハーブ名	ネトル
分　類	イラクサ科
学　名	*Urtica dioica L.*
原産地	ヨーロッパ〜アジア
成　分	
クロロゲン酸　ヒスタミン　鉄 カルシウム　マグネシウム ビタミンC　他	
作　用	
利尿　抗アレルギー　血行促進 造血　血液浄化　消炎　など	

私のホノルルマラソン

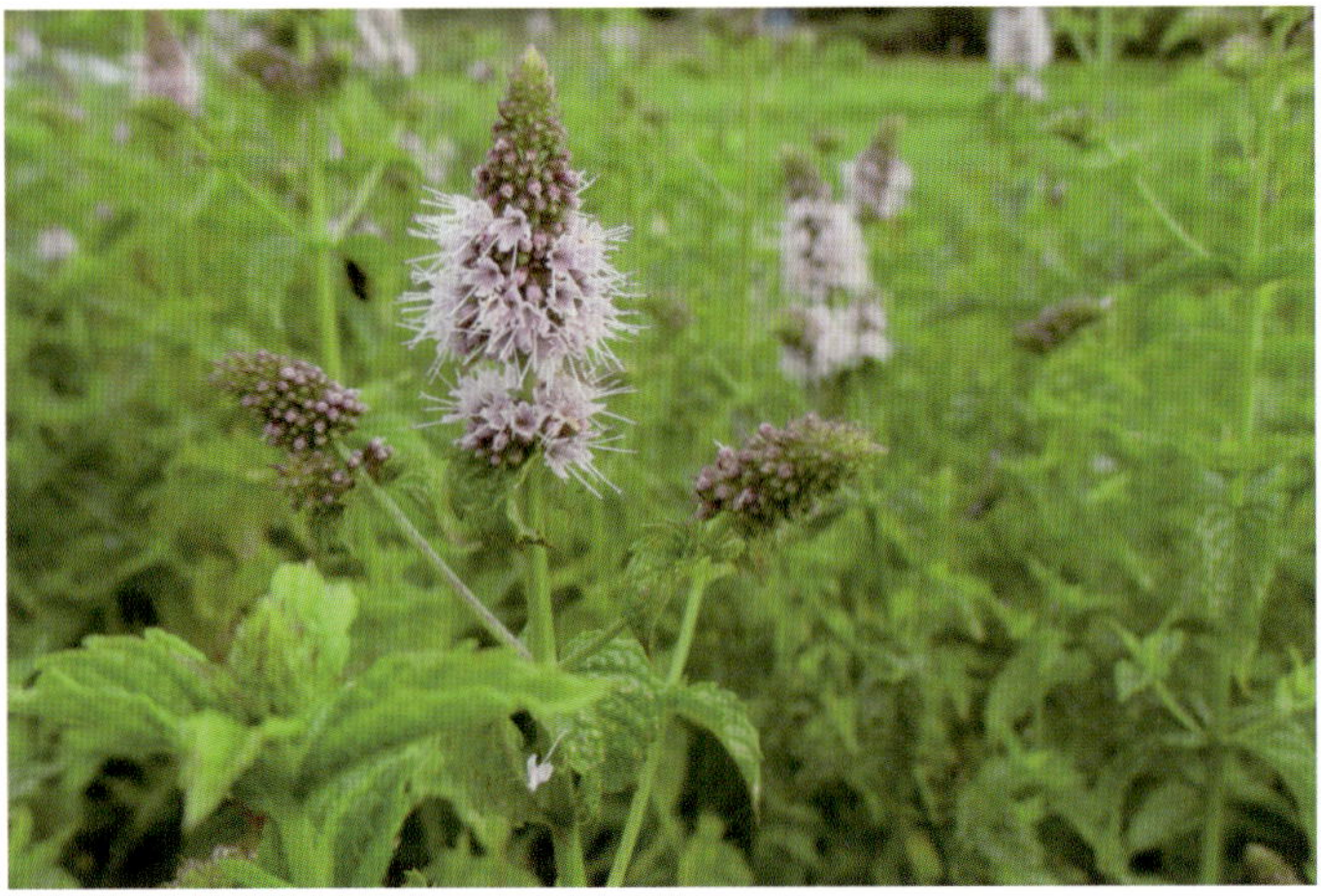

［ペパーミント］

２０１７年、ホノルルマラソンがあることも知らず、ハワイ旅行を闘病の励みにしていた母の遺灰と共にハワイを訪れ、そこで、人生の楽しみとしてホノルルマラソンに向かう人々に出会いました。マラソンだけは死んでもしたくない、そう思っていた私でしたが、走ってみたいと思いました。

思っているだけでは、そのままになってしまうと思い、春にはアーリーエントリーをしました。

ところが諸般の事情で当日午前中の便で帰らざるを得なくなりました。15キロを目標に、途中10キロのゴールをくぐってゴールの気分を味わい、帰途につきました。この飛行機に、今日ホノルルマラソンを走ってきた人は誰もいないだろうなと思いつつ……。

機内では「日々是好日《にちにちこれこうじつ》」の映画がありました。私にとって今日はとても特別な日。でも人生は普通の毎日の積み重ね。普通の日々が積み重なって人生がある。そんな当たり前のことに気づき、また、特別な日を持てたことへの感動で涙が溢れてきました。

午前5時。暗闇の中でスタートラインに立った時には、こんな無謀な企てに快く送り出してくれた夫や、付き合ってくれた娘への感謝で胸いっぱい。脳内にはエンドルフィン※注が溢れていたと思います。

運動の機会が少なくなり、生活習慣病のリスクが高まってきた私に、天国の母が送ってくれたメッセージだったのかもしれません。こんな突飛な目標でも設定しない限り、積極的に運動をしようとは思わなくなっていました。80代を迎えられずにこの世を去った母の、娘にはいつまでも健康でいてほしいという願いなのだと思います。

マラソンは完走するのが一番。でも走ることを始める、スタート地点に立つ、そんないろいろなステップを経て人生が続いていくのだなあと思います。いつか娘とフルマラソン完走を目指したいと思います。コンプリートでなくても、誰もがそれぞれの目標に向けて一歩ずつ越えていく、それこそが人生なのだと思います。

そんな私の、第一の目標は身軽になること。脂肪が多いと、わざわざ肉を抱えて走っているのと同じことですから、運動しながら燃やしていきたいですね。ペパーミントに含まれるメントールや乳酸メチルなどは、脂肪燃焼のスイッチを刺激するといわれています。市販のサプリメントほどの効果はないかもしれませんが、抗酸化作用やデトックス作用、リラックス作用も併せ持つハーブティーを飲みながら、健康的に脂肪を落としていきたいですね。

※注　エンドルフィン　脳内で機能する神経伝達物質のひとつ。モルヒネ同様の作用を持つ。脳内の「報酬系」に多く分布する。多幸感をもたらすと考えられている。

Data

ハーブ名	ペパーミント
分　類	シソ科
学　名	*Mentha × piperita L.*
原産地	ヨーロッパ
成　分	
タンニン　ペクチン　ルテオリン	
精油成分	
メントール　1.8- シネオール	
酢酸メチル　など	
作　用	
駆風　健胃　鎮静　抗菌	
抗ウイルス　鎮痛　抗炎症	

くま先生と育代先生

［ベルガモット］

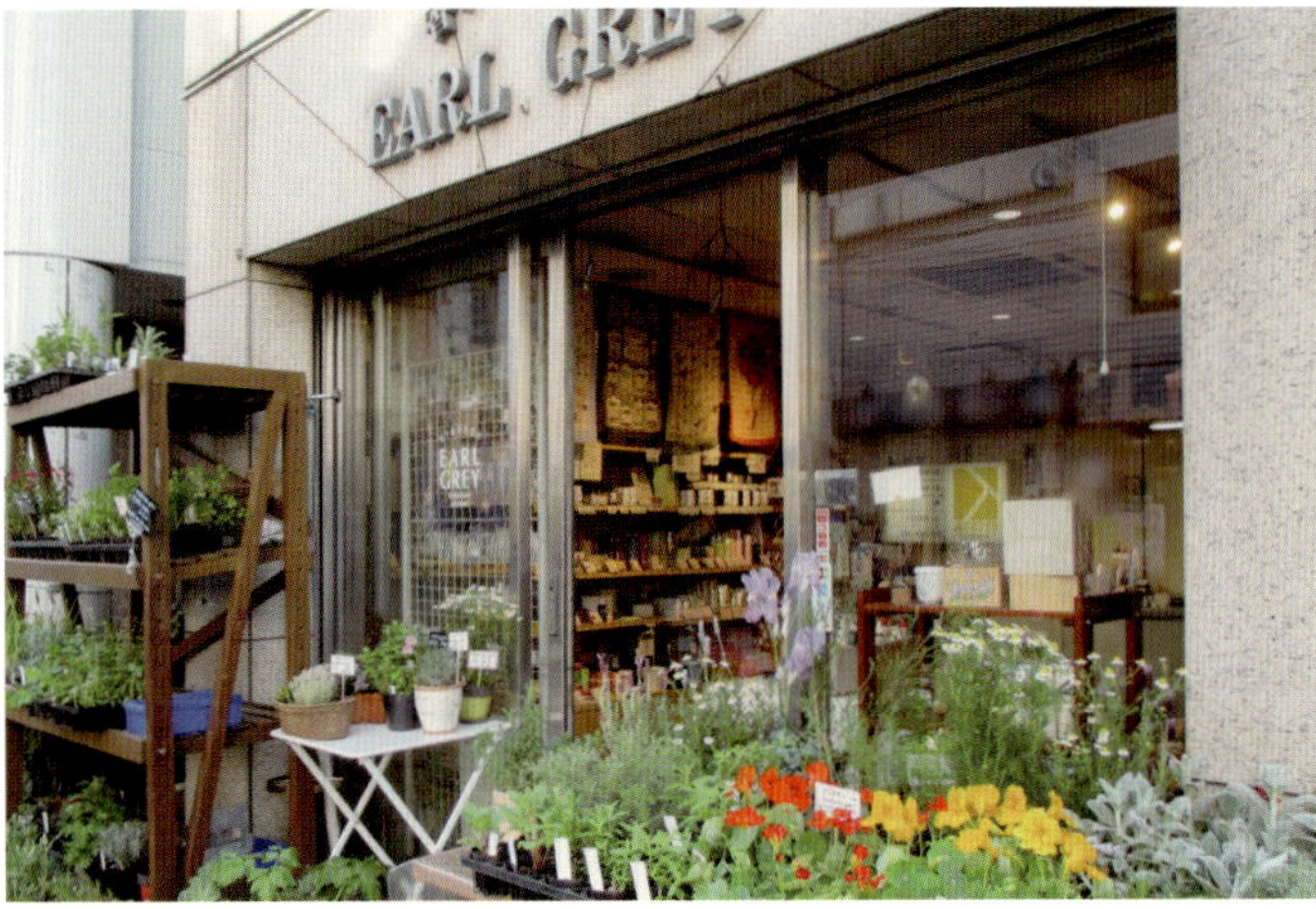

ハーブショップ「アールグレイ」（茅ヶ崎）

ハーブは人の心を穏やかにし、気持ちを明るくしてくれるもの……ですが、生きて生活をしている限り、ハーブが身近にあるからといって楽しいことばかりではありません。時に不愉快な出来事や行き違いに出合い、いやになることもあります。

そんな時に、いつも温かく導いてくださった仲の良いご夫妻のことを思い出します。くま先生こと熊谷博先生ご夫妻です。先生にお会いすると、いつも「育代が」と目を細めて奥様の話をされて、本当に尊敬し合い、愛し合っている素敵なご夫妻だなあと思っていました。

２０１７年、育代先生はふいに私たちの前から消えてしまわれました。関わりのあった全ての人の心に、素敵な思い出と温かい記憶を残して。

お別れの前年、あるセミナーでチラシを配布していた私を見つけて、「あなたは、他のお仕事をして」と私からチラシを受け取り、戸口に立って笑顔で来訪者に配布してくださいました。自分よりもずっと年長の理事長（当時）の奥様にそんなご負担をおかけすることに戸惑いながらも、有り難くそこを離れました。その頃には、お体もきっと疲れやすくなられていたと思います。笑顔を絶やさず、ご自身ができることを迷わず引き受けてくださるお姿を思い出すたびに、今も涙がこみあげてきます。

人はこうあるべきとか、こういう時はこうしなさいなどと何度も言われるより、実際の行動が伝えるものの方が大きいと思います。私はまだまだ足元にも及びませんが、自分が誰かのためにできることがあれば、育代先生のように、迷わずそっと手を差し伸べるような人になりたいと思います。

この本を書いたきっかけも、ハーブに関心はあるけれど、何から始めていいのかわからない、いろいろ揃えることを考えるとなかなか手が出せない。そういう方のために、お二人のようにそっとお手伝いができたら、少しでもお役に立てればと思ったからです。

くま先生は今、人生の剪定の時期だそうです。宮迫千鶴さんのエッセイのように若い時は枝をぐんぐん伸ばして自分の世界を広げるけれど、限られた自分の持ち時間の中で、これからどうありたいかを思い定めてむやみに伸ばし続けず〝剪定〟していくことが木（自分）に負担をかけない生き方だと思われたそうです。

私も、くま先生の背中を追いながら、人生の剪定の時期を迎えたいと思います。

くま先生ご夫妻が営むハーブショップは「アールグレイ」という名前

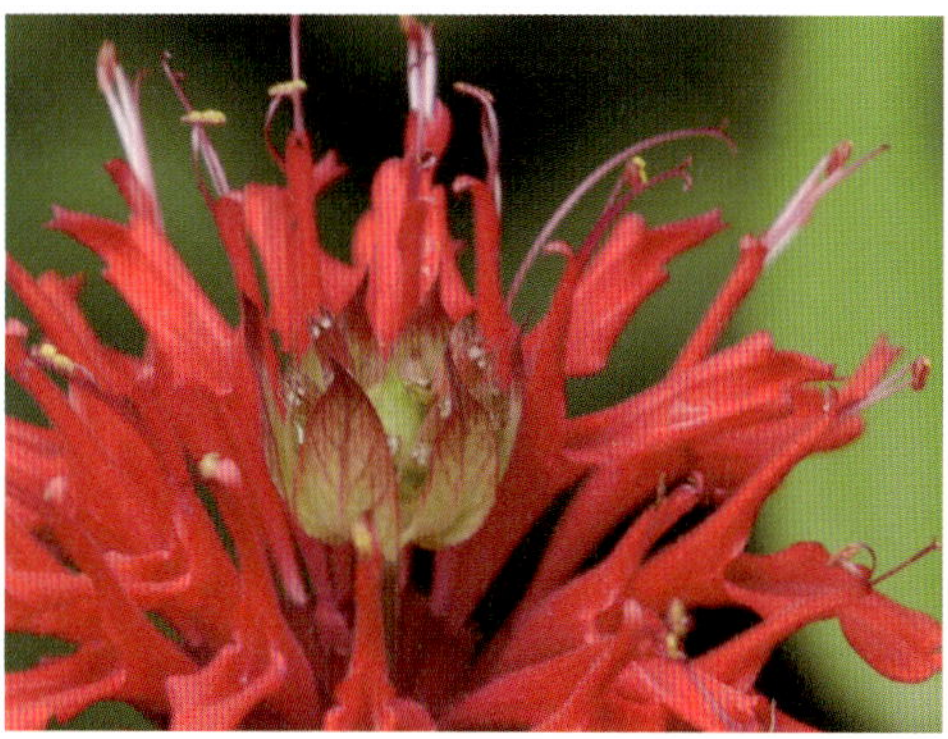

モナルダ

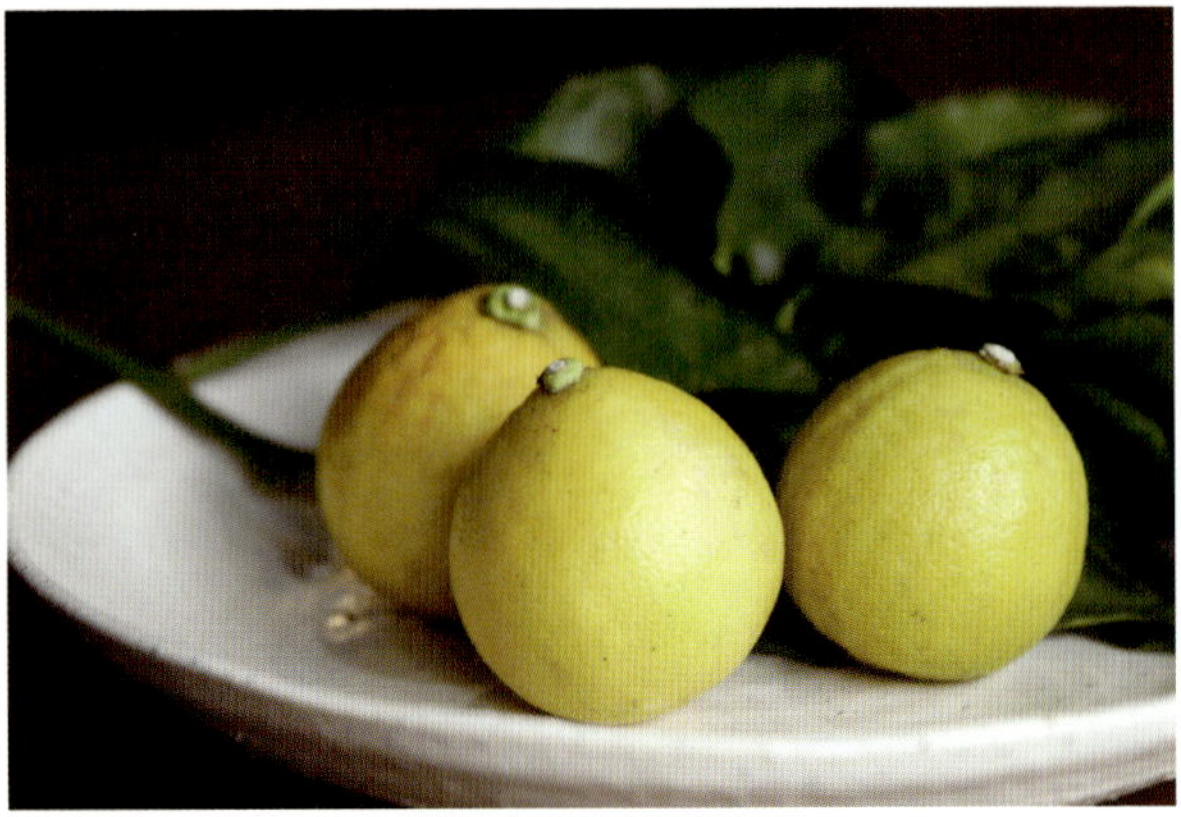

ベルガモット

でした。アールグレイは、ベルガモットで風味をつけた紅茶です。このベルガモットと呼ばれるものには、草本のベルガモット（モナルダorタイマツバナ）と柑橘のベルガモットの両方があり、勘違いをしている人が案外多いのですが、紅茶に使われるのは柑橘のベルガモットです。ですから私は、タイマツバナの方は常にモナルダと呼ぶようにしています。

Data

ハーブ名	ベルガモット
分　類	ミカン科
学　名	
Citrus bergamia Lisso&Poit	
原産地	イタリア
成　分	
リモネン　リナロール 酢酸リナリル　他	
作　用	
抗うつ　消化促進　安眠　など	

花言葉

［ボリジ］

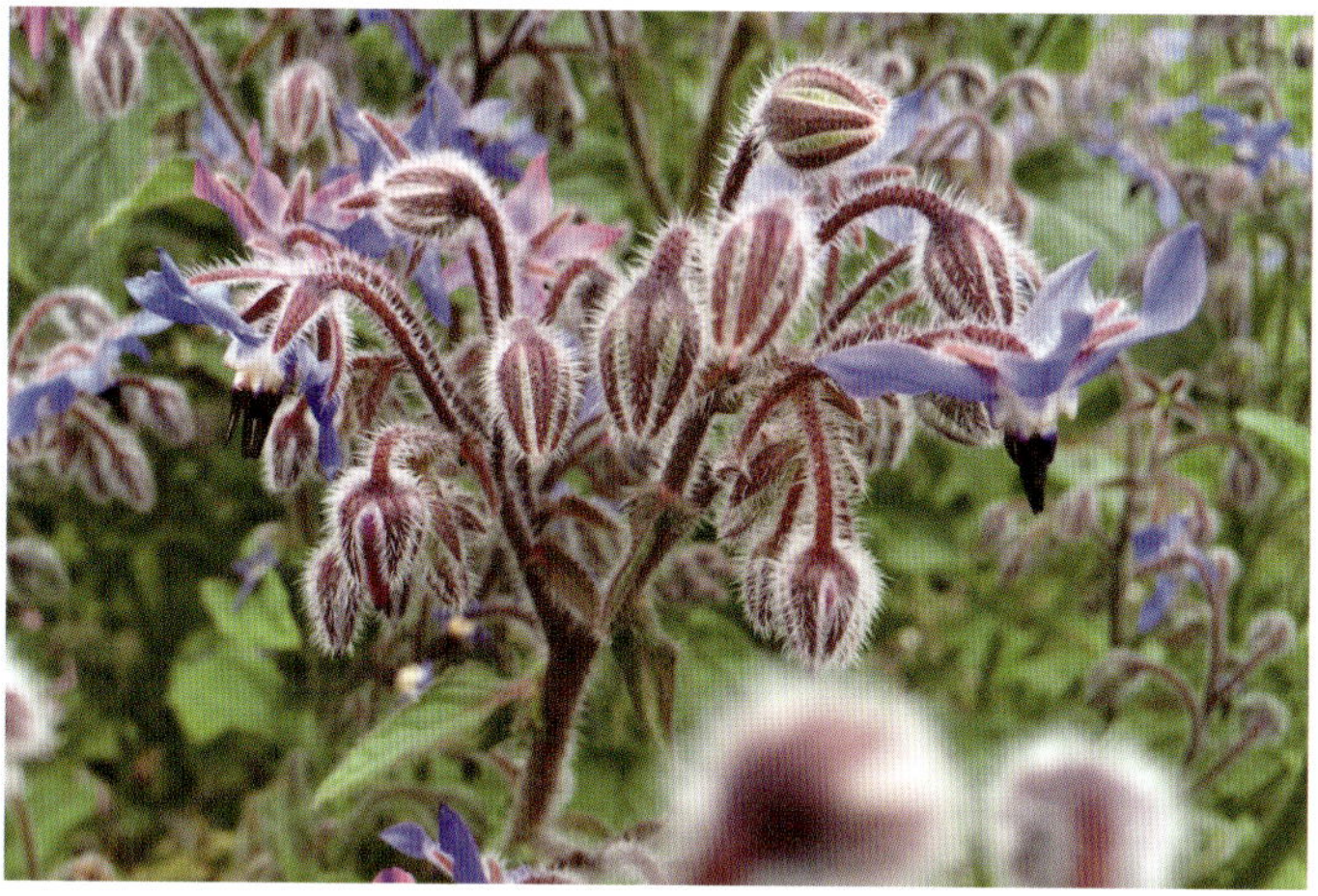

古い友人にカフェでばったり出会いました。

その人は40代の時に、ご主人がある朝起きてこなかった、という急な別れ方をされた方でした。葬儀の時にはかける言葉もなく、後日ボリジの種を送りました。

〝「逆境から立ち上がるエネルギー」という花言葉を持つ種です。良かったら蒔いてみてください。春に芽が出る頃にはお元気になられていますように〟

そんな言葉と共に、わが家のボリジの種をお送りしました。こぼれ種で、放っておいても芽が出ることはわかっていたので、必ず芽を出し、彼女を勇気づけてくれると信じて。

ところが、この花言葉はカモミールの花言葉だったことにその後すぐに気づきましたが、春になって友人から「ボリジの芽が出た、私は元気ですよ」と嬉しいお便りをいただきました。

当時は、私も小さな子供を抱えてフルタイムで勤めていたので、ゆっくりハーブの本を見る時間もありませんでした。花言葉が正しいかどうかなんて、人間が決めたことですから、そう信じられればいいのではないかと思いました。

カフェでしばらくぶりに出会ったその日は、お互いに一人だったので、ご一緒してしばらく話しました。

「あの時の、種をもらったの本当に良かった。忙しくしてても、ふと、庭にハーブを植えたら元気になれるような気がするのよね」と話してくれました。

花言葉の間違いを伝えようかと思いましたが、次の予定に遅れそうでしたので、またお会いしたときにと、そのまま別れました。

Data

ハーブ名	ボリジ
分　類	ムラサキ科
学　名	*Borago officinalis L.*
原産地	ヨーロッパ
成　分	
γ-リノレン酸　ロスマリン酸　他	
作　用	
血液浄化　鎮痛　解熱　強壮　など	
注意点	
妊娠中　授乳中　大量に飲用しない 子供の使用は避ける	

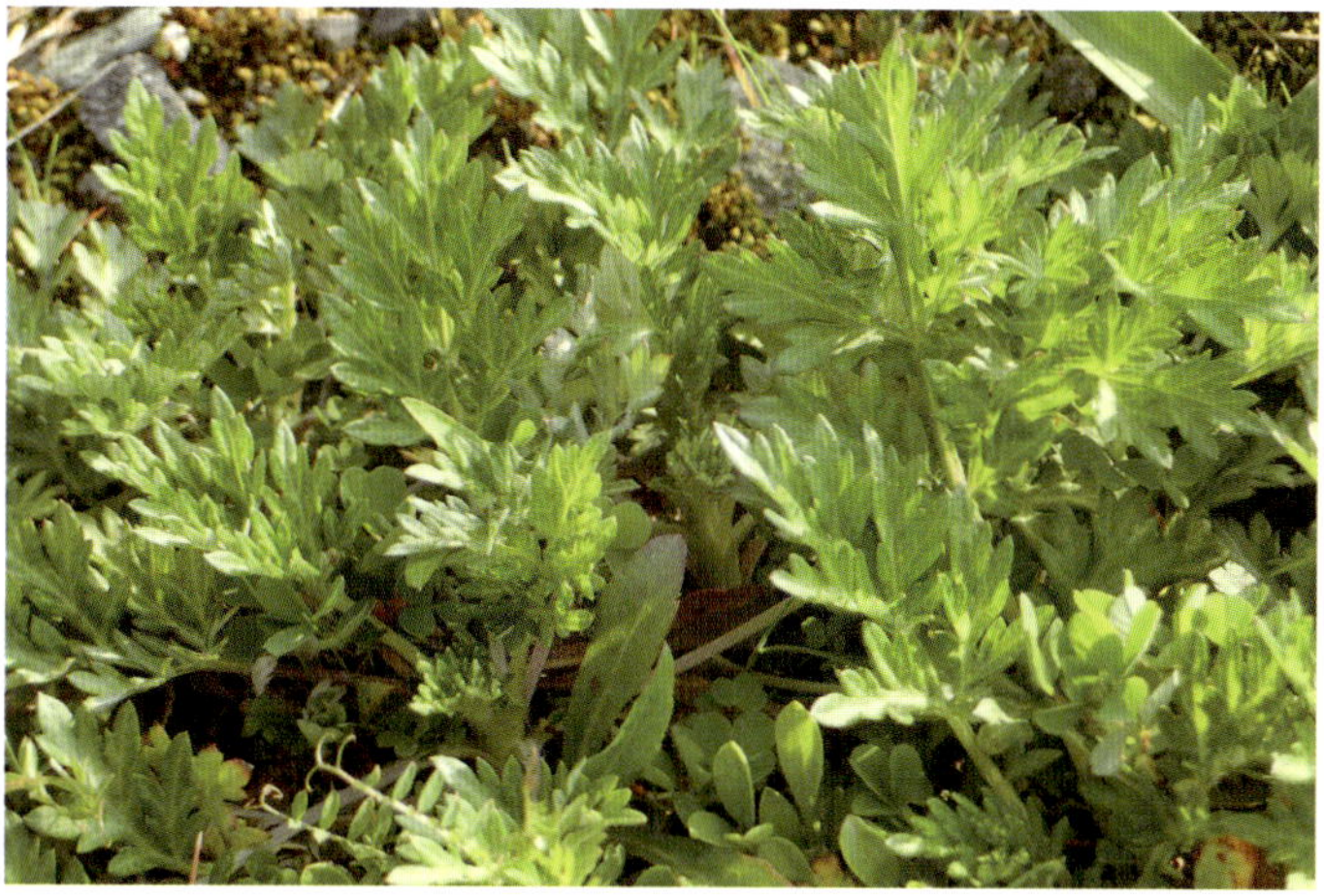

災害に備える

［ヨモギ］

２０１８年7月、西日本豪雨で身近な人たちが被災しました。それまでは、被災者の皆さんには申し訳ないのですが、画面の向こうの遠い出来事でした。被災後現地へ行ってまず驚いたのは、町を覆う空気全体が異臭を放っていたことです。これは、テレビやパソコンの画面から感じることはできません。

そんな中、被災したハーブの仲間に会うと、思いがけなく元気で、身近にハーブやアロマオイルがあって助けられたという話を聞きました。災害に備える、というと、非常持ち出し袋に入れておくものと思いがちですが、日頃から暮らしにハーブやアロマを取り入れ、手元に置いておくと、いざというとき、自宅の消毒やリラックスに活用できるということを改めて知りました。

日々の暮らしを、より豊かに、楽しみにしてくれたものが、いざというときに役に立つ。なんて素敵なのでしょう。自分の今後のライフワークを見つけて胸が熱くなりました。

ハーブというと、衣食足りてからの趣味というイメージを自分自身も持っていましたが、こんなにも人を励まし、いざという時に働いてくれるのだということに感動しました。

そこでまず、私が講座の中に取り入れようと思ったのは、万能のハーブ、ヨモギでした。ヨモギはどこにでも生えていますが、意外と見慣れていない人にとっては、他の植物と間違いやすいのです。また、除草剤や動物の糞尿の影響もあります。

そこで、庭や鉢でヨモギを育てて身近に置くことをおすすめしました。育っている様子を見ていたら、手触りや匂いで他の植物と自信を持って見分けられますし、非常時は仕方ないにしても、普段は安心して使いたいですよね。

ヨモギがお灸のモグサになるということはご存じだと思いますが、大変手がかかる作業を繰り返して作られるので高価なのです。ヨモギの持つ成分をうまく利用していて、先人の知恵は素晴らしいですね。

ヨモギの入った白玉団子をたくさん作って冷凍しておき、味噌汁やスープに入れてもおいしくて栄養たっぷりです。

Data

ハーブ名	ヨモギ
分　類	キク科
学　名	
Artemisia indica Willd. var. maximowiczii H.Hara	
原産地	日本
成　分	
ビタミン B_1、B_2、C、D　β-カロテン　クロロフィル　ミネラル類　他	
作　用	
鎮静　鎮痛　抗菌　殺菌　強壮　止血　抗酸化　消化促進　免疫強化　など	
注意点	
キク科アレルギー	

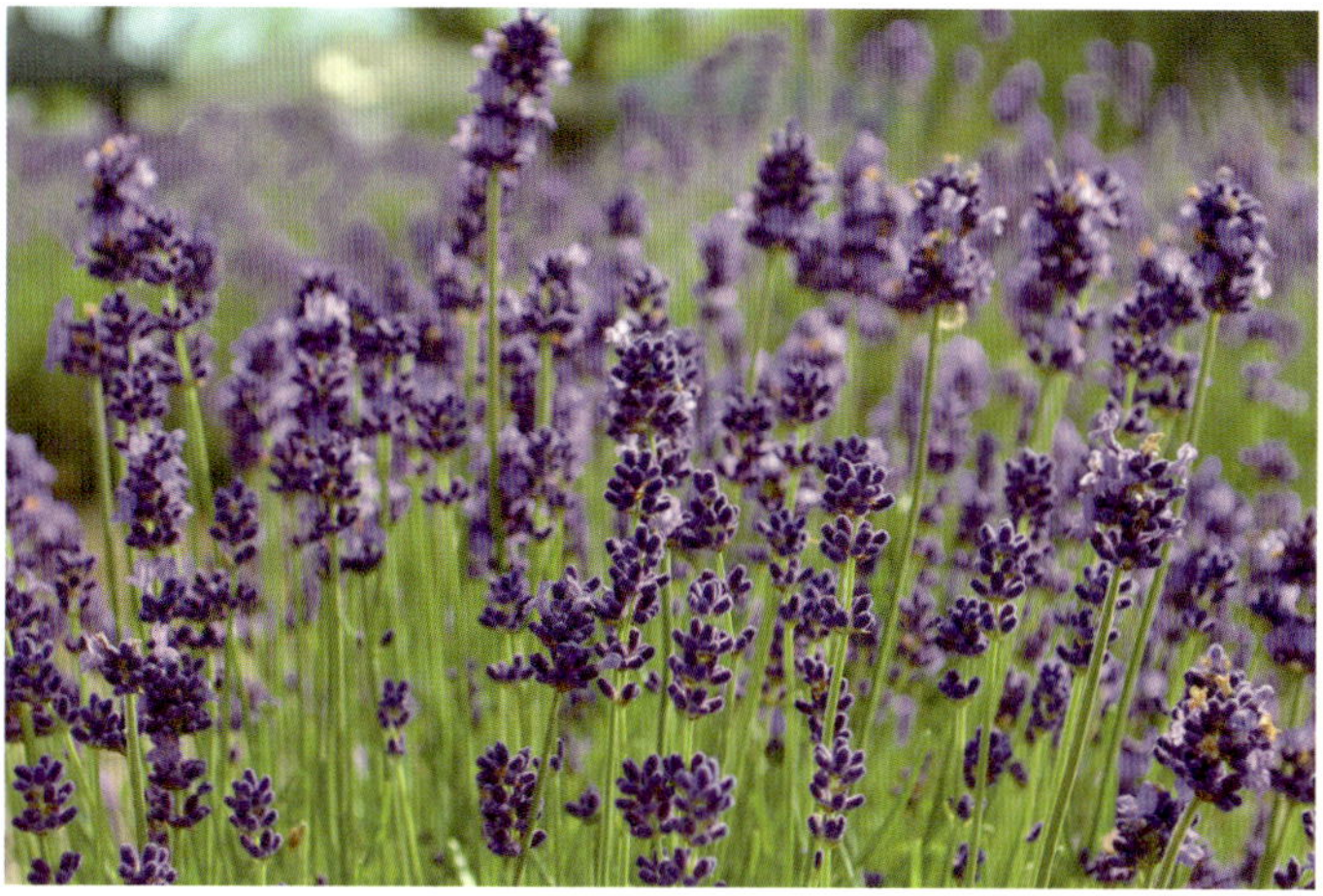

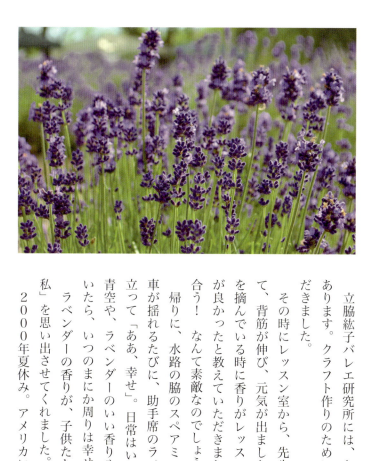

できない理由を探さない……でも慎重に

［ラベンダー］

立脇紘子バレエ研究所には、とても香りの良いラベンダーがあります。クラフト作りのために、ラベンダーを摘ませていただきました。

その時にレッスン室から、先生の溌剌とした声が聞こえてきて、背筋が伸び、元気が出ました。後日、私たちがラベンダーを摘んでいる時に香りがレッスン室に運ばれて、とても気持ちが良かったと教えていただきました。声と香りがエールを送り合う！　なんて素敵なのでしょう。

帰りに、水路の脇のスペアミントもいただいて帰りました。車が揺れるたびに、助手席のラベンダーとスペアミントが香り立って「ああ、幸せ」。日常はいろいろありますが、窓に映った青空や、ラベンダーのいい香りや、そんな小さな幸せに喜んでいたら、いつのまにか周りは幸せでいっぱいになりそうです！

ラベンダーの香りが、子供たちが小さかった頃の「頑張った私」を思い出させてくれました。

２０００年夏休み。アメリカにいた夫から、子供たちを連れて遊びに来るよう連絡がありました。当時、子供たちは小学1年生と2年生。私の英語もほぼ役に立たないとなるとかなり危険だと思いました。

でも、子供たちを連れていってやりたい、という思いのほうが勝りましたので、それからは安全に渡航できるための情報収集や準備にとりかかりました。無理、と言ったらそこで終わりますが、できることを探して行こう、そう思いました。

自分なりに準備万端だったつもりが、いざ出発してみると、トラブル続き。バーゲンチケットだったので、航空会社のサポートがなく、カートに荷物と子供2人を乗せて、離れたターミナルまで爆走しました。降り立ってから予約した国内線出発までは40分。駆け込んだターミナルでサンディエゴ行きを探すと、ほとんどの便がサンディエゴ行き！「乗るのはどれ？」と意味不明な英語で尋ねながら向かった搭乗口はターミナルの一番奥、そこからバス。今考えても、よく乗れたものだと思います。もう無理、と思ったらそこで立ち止まり、何もできなくなって、子供たちを危険にさらすことになるので、「できない、無理」という言葉は全く浮かんできませんでした。

そこから帰国までスリリングなことは多々ありましたが、1本のアロマオイル「ラベンダー」に助けられました。海外で病院にかかるということはとても難しいと思っていました。それならば、体調不良にならないようにするしかない、ということで、日頃から慣れ親しんだラベンダーオイルを使っての健康管理を、手持ちのアロマテラピー専門書から抜粋して一覧表にして持っていきました。長時間の飛行機移動も、胸元に垂らしたラベンダーオイルのおかげで子供たちはぐっすりと眠ってくれました。小さな怪我もラベンダーオイルで乗り切りました。

あの頃の「頑張った私」とラベンダーの香りはセットになっていて、ラベンダーはリラックスさせてくれる香りですが、逃げ腰になる私を奮い立たせてくれる香りでもあります。こんなふうに、香りは人それぞれ、初めて出合った時の印象や心に残った思い出とリンクして、その人なりの効能を発揮するのだと思います。

大人になった子供たちには、残念ながら当時の記憶はあまりありませんが、子供の頃にＵＳＡに行った、ということが、今、気軽に海外へ出て行くきっかけになったのかも、と思っています。

ハーブの中でもミントと並んで認知度の高いラベンダーですが、私はお茶にするのはちょっと苦手。初めてラベンダーティーを飲んだ人が「白粉《おしろい》を飲んでいるみたいだ」と言っていて、なるほど、と思ったことがあります。ただ、ブレンドしたハーブティーに少し加えると味が引き締まり、深みを増してくれます。

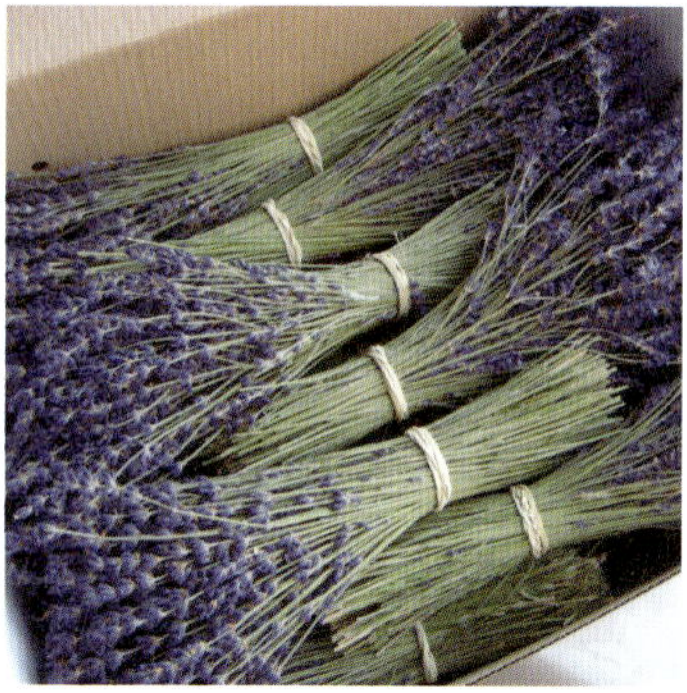

Data

ハーブ名	ラベンダー
分　類	シソ科
学　名	*Lavandula*
原産地	ヨーロッパ南部
成　分	
カレンデュリン　カロテン フラボノイド　サポニン ステロール類　他	
作　用	
鎮静　鎮痛　殺菌　防虫　血圧降下 安眠　など	
効　能	
ストレス緩和　安眠　頭痛　高血圧 傷、火傷の消炎	

時雨心地

［リンデン］

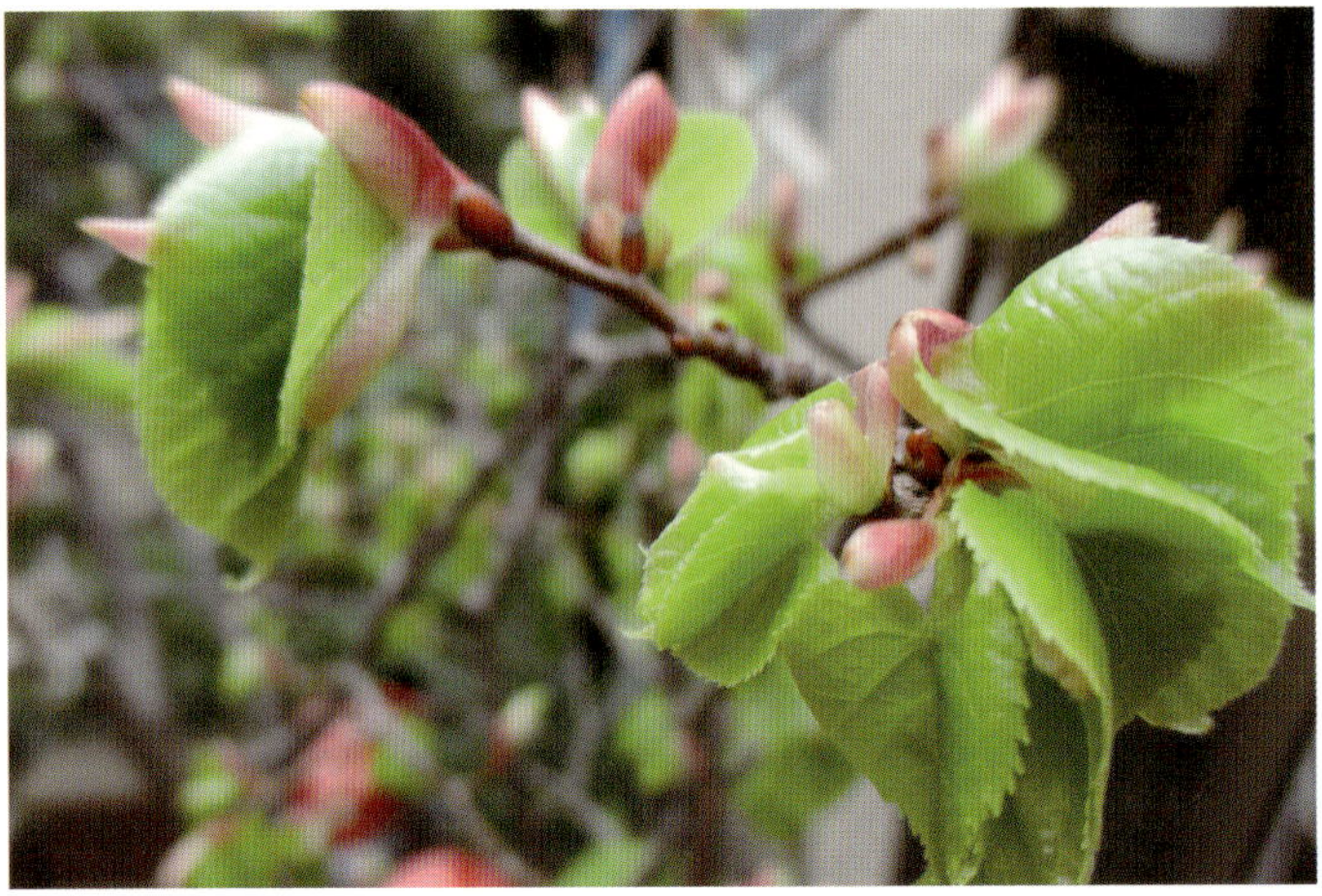

　作家・島村麻里さんとは、ある講演会の講師として愛媛にいらした時に初めてお会いしました。翌日、担当者が対応できないということで、頼まれて松山を案内し、空港へは島村さんと2人で向かいました。フライト時間まで、しばらく2人で話し、上京の折には連絡する約束をしました。

　人と人が惹かれ合うことに、時間の長さや会う回数、立場や年齢、性別はあまり関係ないように思います。「また、東京で会いましょう」そんな会話はいろいろな方と交しますが、社交辞令とお互いにわかっているので、連絡することもありません。でも、なぜか麻里さんにはお会いしたくて、程なくしての上京の折に連絡をし、新宿の焼き鳥屋さんで再会を果たしました。その時、自称「ワーキングプア」の島村さんから奢っていただきました。

　ご両親を既に亡くし、独り身の島村さんと、家族を持つ私の悩みは正反対でした。遠く離れて暮らす気楽さから、心の内を全て話し、島村さんも大泣きに泣いて、将来への不安や苦しい恋の話をしてくれました。そして、お互い乗りこえて報告し合おうと約束をしました。麻里さんと、ツーショットを撮ろうよ、と話したのですが、酒宴が盛り上がり、写真はまたいつでも撮れるよ、と次回にしました。それっきり、彼女とのツーショットは撮れないまま、もう会えなくなってしまいました。

新宿駅のホームでは、どちらからともなく抱き合いました。再会を約束しながらも、なぜか別れがつらく、ホームに残った島村さんはいつまでも手を振って送ってくれました。それが最後でした。

しばらくは、彼女からの「あと5分で着きます」「改札で待っていて」と何通も届いたメールが携帯に残っていましたが、保護をしていなかったので消えてしまいました。

頑張ってね、応援しているわ、という友達より、本を1冊買ってくれる赤の他人がありがたい、とも言っていたなあと思いつつ、彼女の本を買い集めています。ネット上では古い本は1円だったりするのですが、読んでいると、もっと早く知り合って友達になりたかったなあと思います。他の人から見れば、全くタイプの違う私たちで、私は好きでしたけど、彼女はどうだったのでしょう？　聞いてみる術もないので、彼女も私のことをきっと気に入ってくれたから焼き鳥奢ってくれたのよね……と一人納得しています。

彼女の急逝の報を受けて当時の写真や新聞記事を見ていると、もっと彼女と話したかったという残念な思いで、涙が出そうになりました。

時雨心地とは、今にも泣き出しそうな雨空になぞらえて涙が出そうになる気持ちを表す言葉だそうです。

島村さんは、約束どおり、急逝という形で全ての不安を払拭しました。

私が彼女との約束を果たすことができるまでには、それから10年以上の月日が必要でしたが、彼女の声はいつも私の心にあり、くじけそうな時には必ず励ましてくれました。実現不可能と思われた希望は小さな光を灯し、今では周囲のお役に立てる光へと成長しつつあります。

リンデンはつらい思いや悲しみで眠れない時に心を癒し、眠りに誘うといわれています。菩提樹という名前の方が親しまれているかもしれませんね。千の用途を持つ木といわれ、さまざまな薬効のあるシナノキ科の落葉高木です。1本あるといろいろな用途に利用できます。ヨーロッパでは、お休み前に「お茶」といえばリンデンティーといわれるほど不眠に有効なお茶です。映画でも、夜リンデンティーを飲むというシーンを見ることがあり、心配事や苛立ちを抑えるために飲むシーンが多いように思います。

初夏から咲き始める薄緑の花と葉を使ってお茶にします。

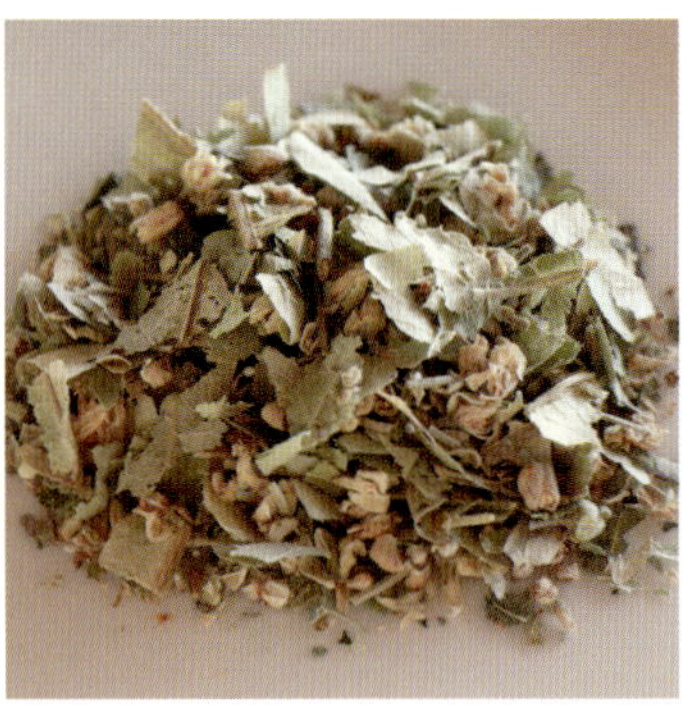

Data

ハーブ名	リンデン
分　類	シナノキ科
学　名	
Tilia ×europaea L.	
原産地	ヨーロッパ
成　分	
フラボノイド配糖体　タンニン サポニン	
作　用	
鎮静　不眠　咳　炎症	

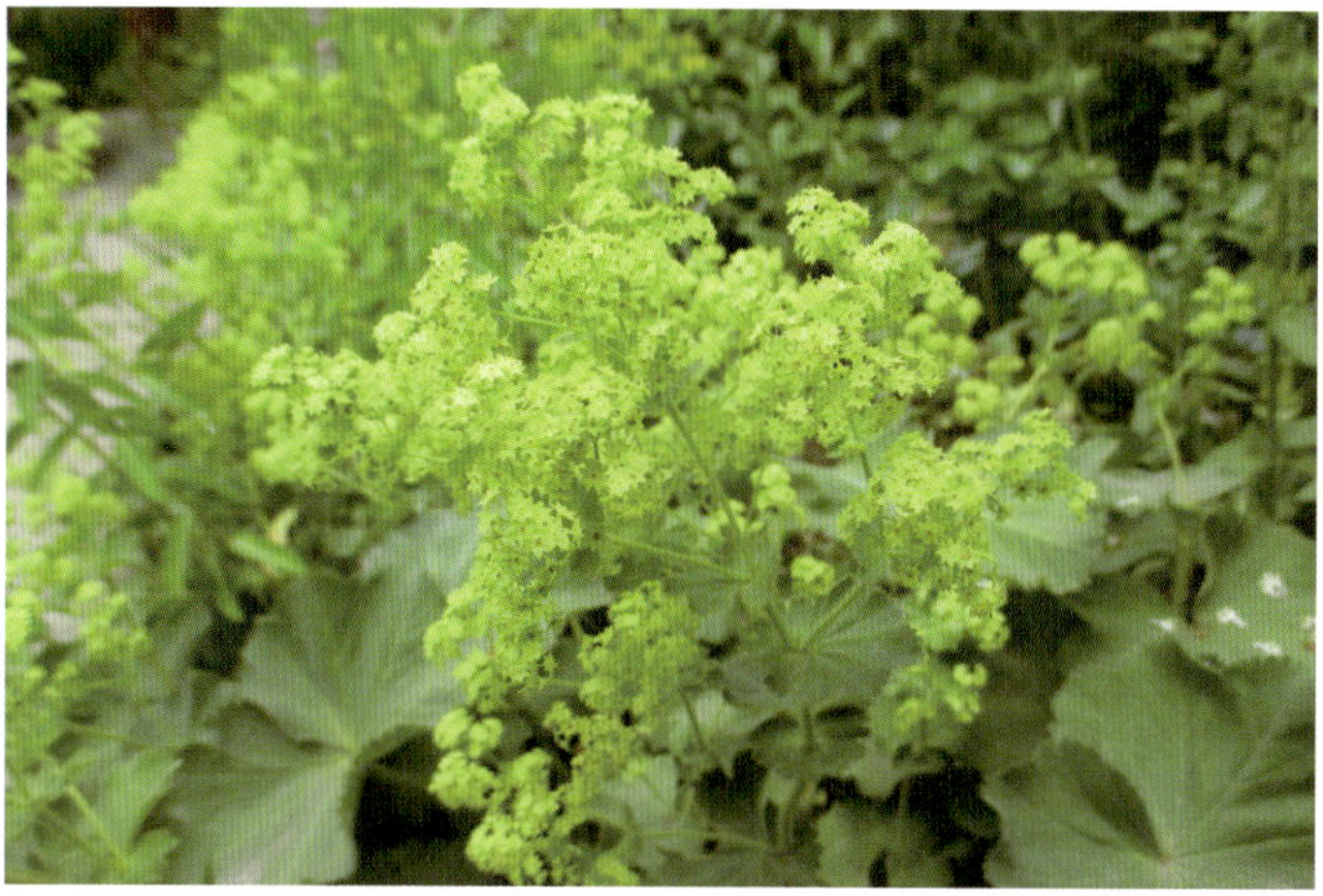

起こったこととどう付き合うか

［レディースマントル］

　先日、食事で立ち寄ったお店で「地域の自然を写真に残して環境保護を目指している」という団体の方が販売しているストラップを、活動支援のためになるのならと、購入しました。500円でした。

　子供の頃、祖母や母が、財布にたとえ500円しかなくても、500円が人様のお役に立てるのなら、と迷わず出していた姿が心に残っていたからかもしれません。「人様のためにすることは、いつか子供や子孫のためになる」そう心から信じていたようです。また、職場の先輩からは、自分が受ける苦労は子供や子孫が受ける苦労を代わってやっているので喜んで受ける、というようなことを聞いたことがあります。

　非科学的かもしれませんが、子供や子孫の未来に直接関与できるわけでもない自分が何かできる、という幸福感があります。

　嫌な出来事に出合っても、子供の苦労を一つ代わってやっていると思うと、嬉しくもあります。これは、人が考え出した処世術かもしれません。

レディースマントルは、葉の形がマントに似ていることと、女性のさまざまな不調を助ける機能性を持つことから、「聖母のマント」と名付けられたと言われています。母としてできる限り子供たちを守りたい、そんな思いを果たすためには、できるだけ健康でいたいものです。

こんなことを言うとジェンダーフリー※注の考えに逆行するようですが、性差ではなく、それぞれが最も適した役割を果たすことが大切だと思っています。

※注　ジェンダーフリー　「社会的固定的な性役割の通念からの自由を目指す」という思想で、さまざまな社会運動が展開されている。

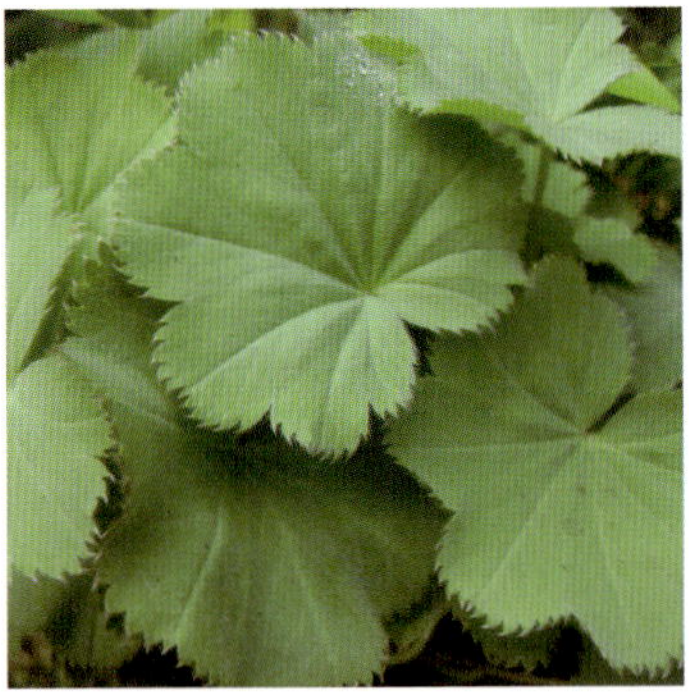

Data

ハーブ名	レディースマントル
分　類	バラ科
学　名	*Alchemilla vulgaris L.*
原産地	
ヨーロッパ　アフリカ　インド	
成　分	
没食子酸　クロロゲン酸 アグリモニン	
作　用	
通経　収斂　整腸　止血	
注意点	
妊娠中は使用を避ける	

悩んだら原点に戻る

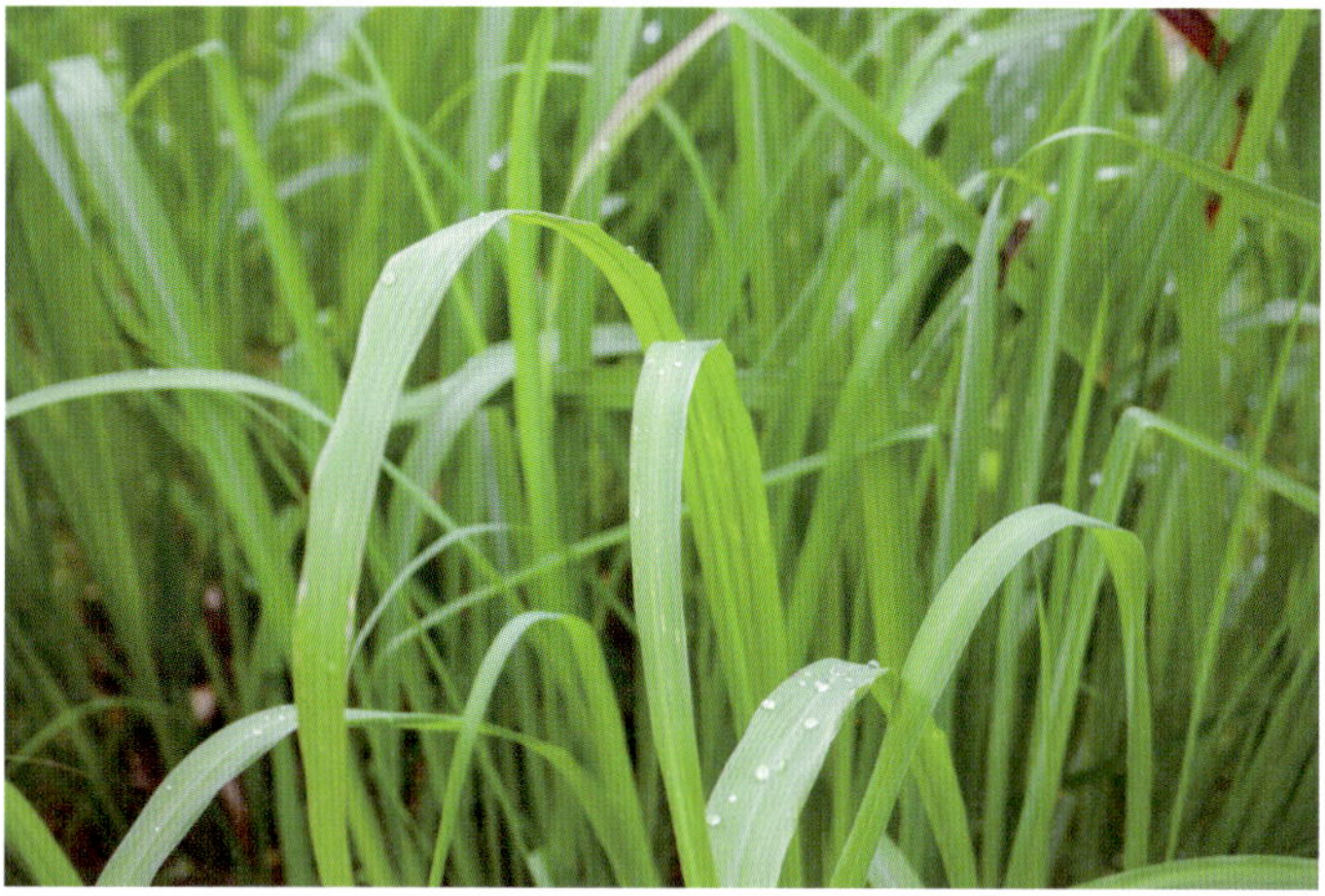

［レモングラス］

心が喜ぶところに行こう。会いたい人に会いに行こう。原点を思い出そう。

最近は、悩むことがあると、よくそんなふうに思うようになってきました。

そんな心が喜ぶ場所、会いたい人たちがいます。

「もにこど２」

ここにお店が移転してから、私にもいろいろなことがありました。嬉しいことも、悲しいことも、つらいことも。

でも、いつもここに来ると、まるで家族のような温かさで迎えられ、美味しいごはんとケーキを食べてお腹いっぱいになった頃には、喜びはもっと大きく、悲しみやつらさは和らぎ、笑顔で家路に着くことができました。

ハーブの楽しみをお伝えすることが楽しくてたまりません。でも、これでいいのかな、と悩む日もあります。そんな時は、ハーブの楽しみをお伝えしよう、と思ったスタート地点のこの場所へ来ます。

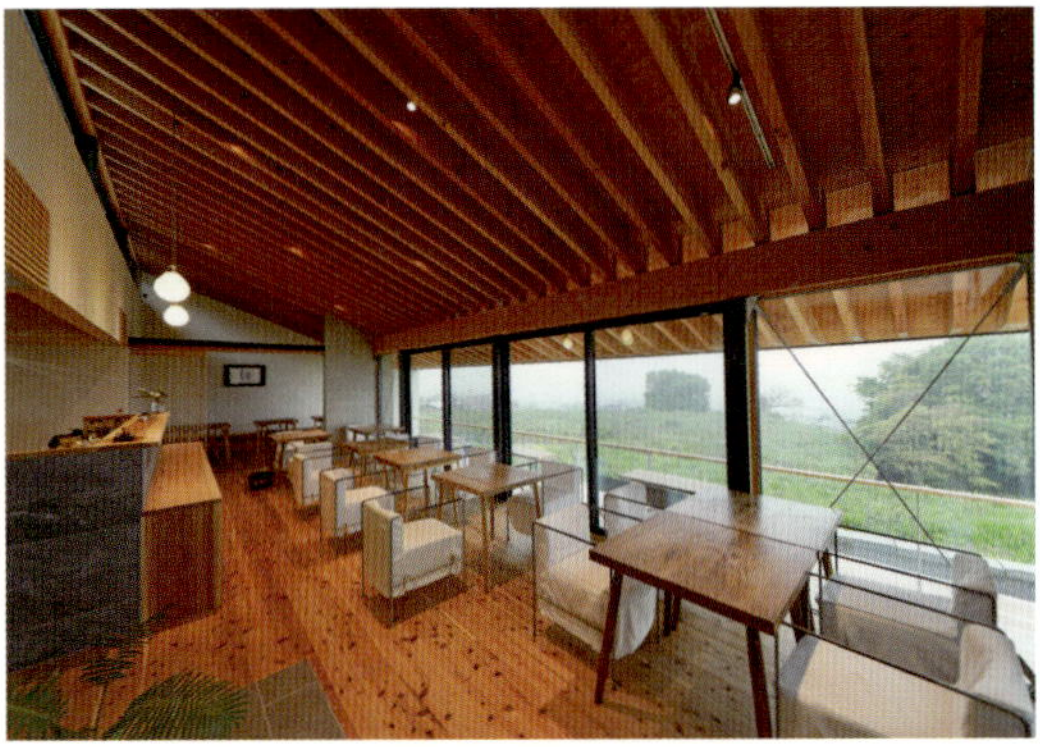

そして、再確認するのです。無責任な声に振り回されず、もっと、心が喜ぶ生き方をしよう！と。

オーナーであるみちこさんが、ハーブ中心の活動からレストラン中心に移ったのは、成分や資格ではなく、美味しいものを楽しく食べてもらいたい、という気持ちに正直でありたいから、なのだそうです。私もここへ来ると、自分が伝えたいものは何か、大切なものは何かと再確認できるのです。「もにこど」は人気店でいつも満員ですが、それに満足することなく、次々と夢を描いて実現されています。

もうすぐ、さらなる夢を求めて移転オープンする「もにこど」と一緒に、私も新しいスタートが切れたらいいなと思っています。

そんな新店舗にレモングラスの苗をお届けしました。レモングラスはレモンの香りが爽やかで、どんなハーブともよく合います。そしてローズマリーと同じく、さまざまな活用法があるオールマイティーなハーブなので、「もにこど」の庭に植えていただいて、活かしていただければ嬉しいです。

Data

ハーブ名	レモングラス
分　類	イネ科
学　名	
Cymbopogon citratus (DC.) Stapf	
原産地	インド
成　分	
ゲラニアール　ゲラニオール シトロネラール　ネラール リナロール　など	
作　用	
鎮静　リフレッシュ　血行促進 殺菌　デトックス　疲労回復	
注意点	
妊娠中は避ける	

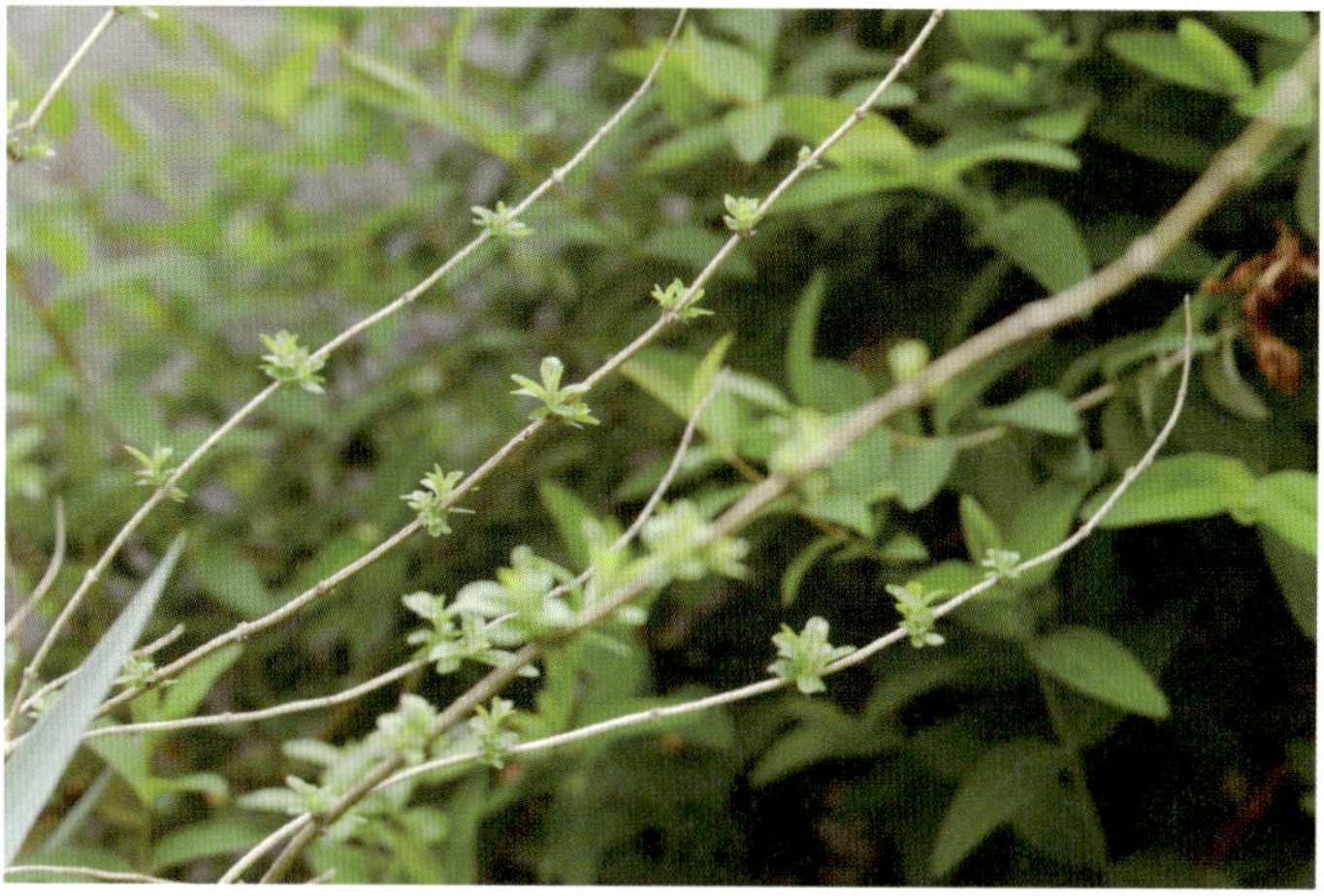

植物から学ぶ

［レモンバーベナ］

毎年、初めてレモンバーベナを植えた生徒さんから、「枯れてしまいました」との悲痛なメッセージが届きます。

「抜かないでね。春まで様子を見て！」

「春になって他のハーブは芽吹いたけど、やっぱり枯れ木のままです」

「5月くらいまで様子を見て！」

「小さな芽が沢山出てます!!」

そんなやりとりがあります。

私も最初は、細い裸木になってしまった時に、枯らせた、と思いました。

寒さに弱いレモンバーベナが冬を生き延びるためなのでしょうか？　植物を育てていると、沢山の学びがあります。苦しい時は見栄えなんか気にせず、葉を落として、根を守ることだけを考えているのかもしれません。

落葉樹は冬を生き延びるために秋になると葉を落とすと思われていますが、実はそうではないそうです。虫や塩害などで命の危険が迫ると、葉を落として身を守ろうとするのです。人も痩せ細ってきたら、ああ、生きるために無駄なものを削ぎ落として闘っているんだな、と思います。

種を蒔いたら、時期が来るまで芽吹かせることはできません。芽が出ないということは、まだその時期ではないのです。わが家の庭でも、どんな環境が好きか、植物は自由に移動して教えてくれます。すごいカリスマ伝道師のもとへ行かなくても、足下の草花が教えてくれることが沢山あるのですね。

レモンバーベナの香りは気分を明るく、前向きにしてくれるといわれています。葉っぱを摘んでお湯をかけるだけで、とても香りの良い美味しいハーブティーになりますので、初めての方はとても驚かれます。

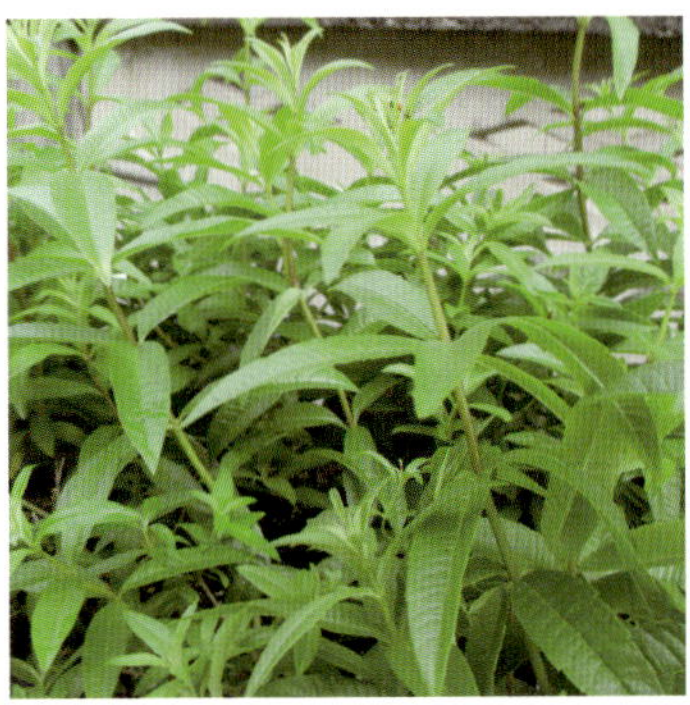

Data

ハーブ名	レモンバーベナ
分　類	クマツヅラ科
学　名	
Aloysia citrodora Palau	
原産地	アルゼンチン　チリ
成　分	
フラボノイド　ゲラニアール ネラール　α-ピネン　リモネン　他	
作　用	
鎮静　鎮痛　抗炎症　抗菌　解熱 疲労回復　など	
注意点	
妊娠中　長期に使用しない	

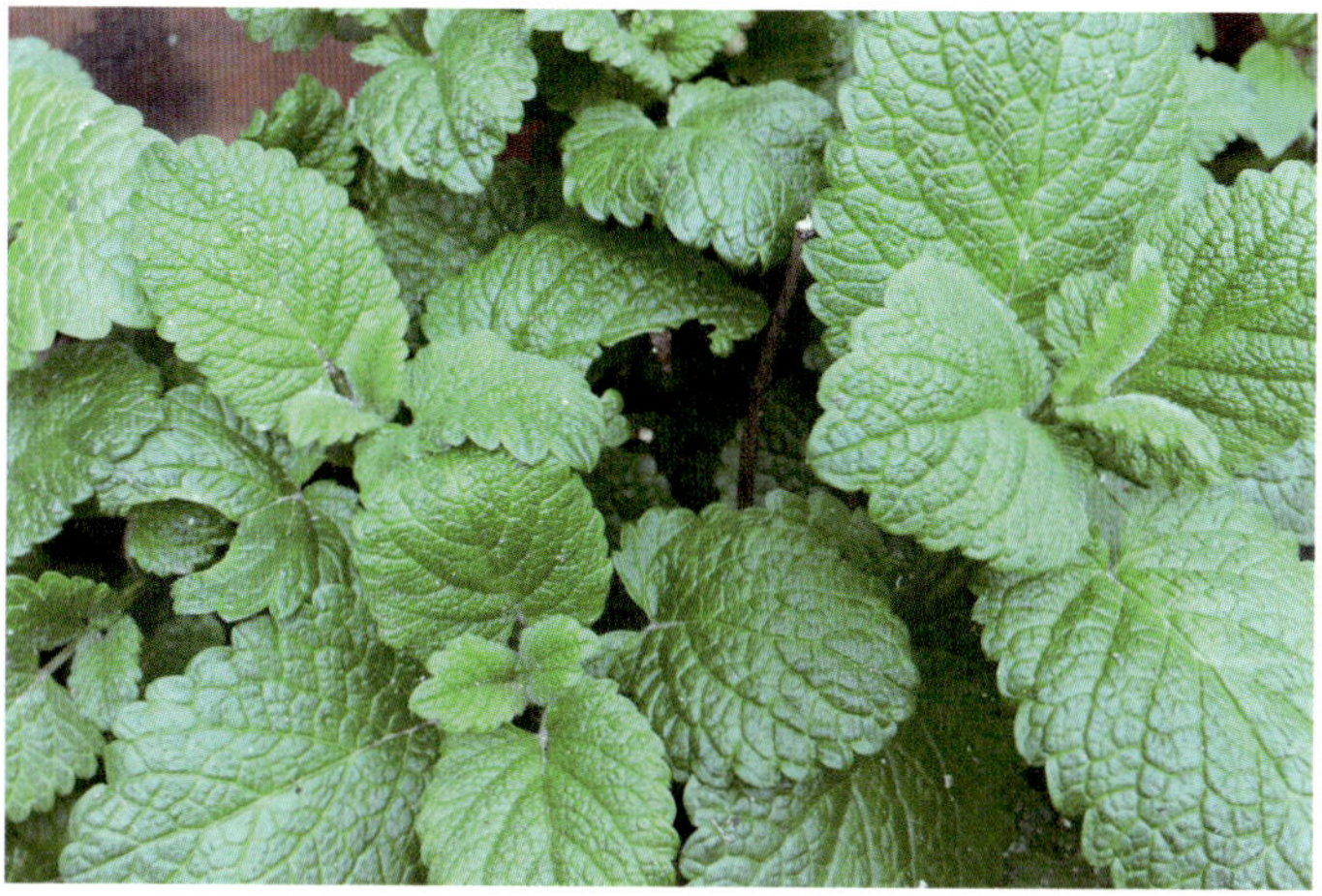

一度や二度のつまずきは誰にだってある

［レモンバーム］

「シービスケット」

実話に基づいた映画で、負傷で引退した競走馬が奇跡の復活を遂げる物語です。

はじめは出会うまでの3つの人生がフラッシュ的に紹介されるので、内容を知っていないとわかりにくく、少し退屈するかもしれません。失敗を許すということは、相手のためだけでなく、許した自分も幸せになるということが、この実話の根幹を支えているようです。

怒りに任せて大切な友達や未来を失うのではなく、許すことで信頼を培い、肯定的な未来を手に入れることができる……。

小柄な競走馬シービスケット。巨漢のサラブレッドを追い越し疾走する姿は、生まれながらに恵まれたものを持たない大多数の人々に勇気と生きる力を与えました。

「一番大切なものは血筋でも体格でもない、ハートだ」

この言葉にどれほど多くの人が勇気付けられたことでしょう。

シービスケットとともに生きた騎手レッドは、人生の転機で、子供の頃に読んだ本や暗誦した詩の一節を思い出し、自分を励まします。十数か所を骨折し、歩くことがやっとのレッドは、同じく靭帯を切ってもう競走馬としては生きられない馬とともにリハビリを続けます。「ハドリアヌス帝はレンガを一つずつ積んでローマを築こうと言った。焦らずゆっくりいこう」と話しかけながら。

みごとに再起を果たしたシービスケットの姿は、観る人の心に何度失敗しても終わりではない、という勇気を与えたことでしょう。

ダービーの騎手になることと、子供の頃の読書、一見何のつながりもないようですが、言葉は人を励まし、癒すことができるのだということをしみじみ感じました。

子供たちには、人生という大海原に旅立つ前になるべく沢山の人の考えに触れ、本を読み、いつか出合うであろう挫折を乗り越える力にしてほしいと思います。

レモンバームのお茶は気分が落ち込んでいたり、将来に不安を感じている人にとってストレスを軽減し、気持ちを明るく前向きにしてくれる力があるといわれています。内田樹氏の『修業論』によると、自分を弱くするものは、外の敵だけでなく、自分の中にある不安や体調変化もあるそうです。爽やかなレモンの香りは体調を整え、気持ちを前向きにしてくれます。不安で前に進めないときにはレモンバームのお茶に助けてもらえるといいですね。

Data

ハーブ名	レモンバーム
分　類	シソ科
学　名	*Melissa officinalis L.*
原産地	南ヨーロッパ
成　分	
タンニン　フラボノイド ロスマリン酸　ゲラニアール リモネン　他	
作　用	
鎮静　強壮　発汗　利尿　抗ウイルス 抗うつ　血圧低下　など	

日常　非日常

［ローズ］

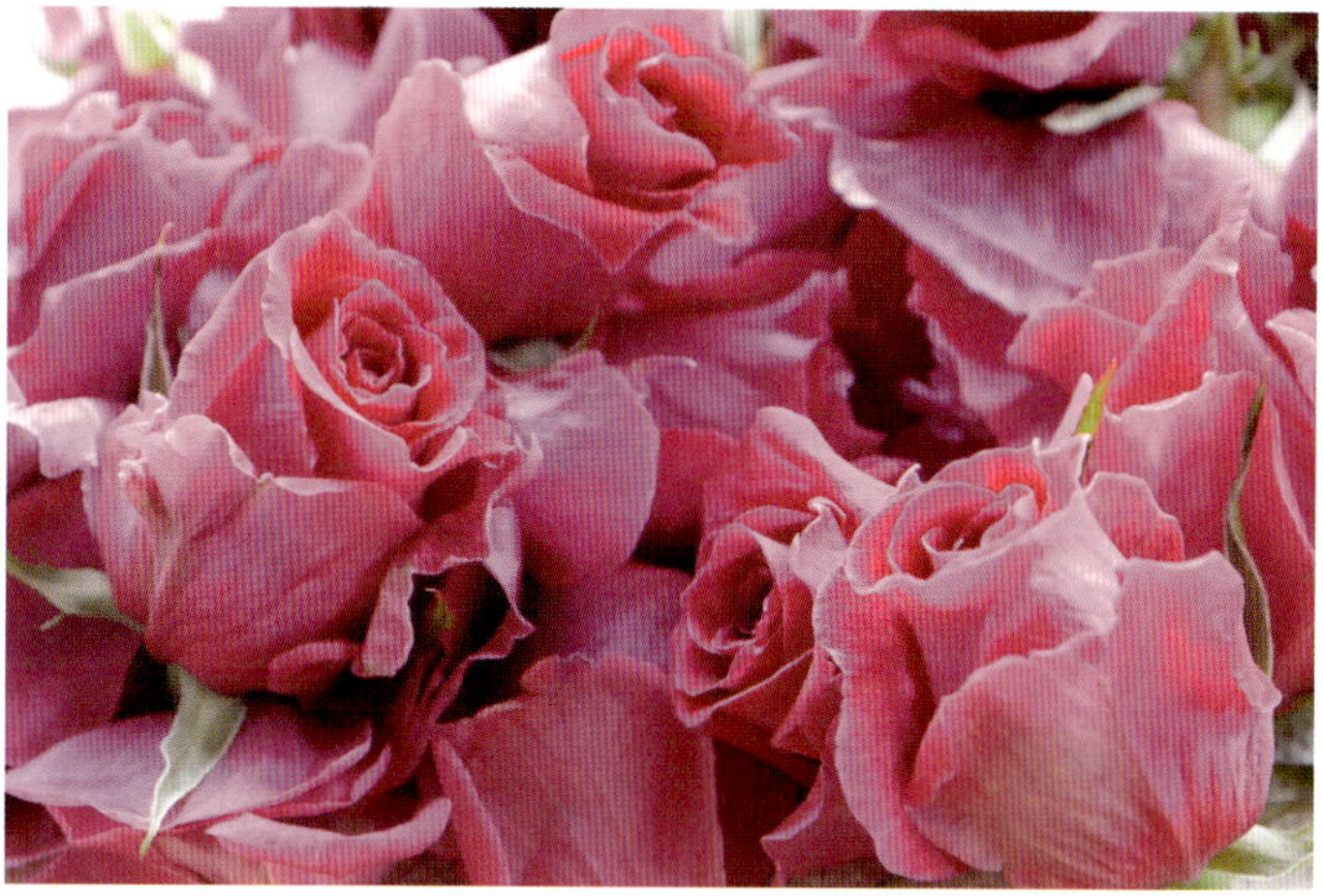
ドラマティックレイン（ベルローズ薔薇ハウスより）

日本人の伝統的な世界観に「ハレ（非日常）」と「ケ（日常）」がありますが、ハーブのある暮らしは両方を持ち合わせていると思います。日常の食事やお茶にちょっとプラスするものであり、また特別なお料理をさらにグレードアップさせるものにもなります。

私は、ハーブを特別なものと考えず、野菜や果物と同じように使っていくことをおすすめしています。野菜や果物に食べ合わせや調理法の知識が必要なように、ハーブもその程度の知識で、誰もが基本的なものを使えることが大事だと思います。

一方、私のライフワークとなりつつある「ピエスの香階」は、イギリスの調香師ピエスが考案したものですが、46種類の香りについて考えることは日常の暮らしにほとんど役に立たない「非日常」の楽しみでもあります。

今は街に出ると、年中「非日常」のような賑わいで、それに慣れてしまうと人生の大半を構成する「日常」を粗末にしてしまいそうです。日本人は「ハレ」の代表格「祭り」に向けて、そこへ至る「日常」をワクワクしながら過ごしていたそうです。「ハレ」がそこらじゅうに転がっている現代社会は「ハレ」の価値が下がり、最近の断捨離、ミニマリスト指向から、それを「無駄」と考える人も出てきているようです。

でも、私は「ハレ（非日常）」を支える「ケ（日常）」をどのように過ごすかで人生の質は変わってくるような気がします。シンプルに片付いたキッチンで、最小限のお茶ではなく何種類かのハーブティーを飲んで豊かな気持ちになっていただきたいな、と思います。

ハレの日に相応しいハーブといえば、やはりローズでしょう。薔薇の香りは５００種類もの成分を持ち、その多くが心を晴れやかに、気分を高揚させる作用を持っているそうですので、受け取った人を笑顔にしてくれます。私はローズの持つ力と風水を合わせて、子供たちの大切な日には玄関を磨き、友人が作る薔薇を飾って吉報を待つようにしています。大きくなった子供に親ができることは「陰ながら祈る」くらいしかできません。気休めのようでもありますが、最近では遠くから送る想いの実態を証明しようとしている科学者もいるようです。また、昔からずっと続けられていたことは、統計的にも効果を認められているのだろうと思います。

Data

ハーブ名	ローズ
分　類	バラ科
学　名	*Rosa*
原産地	
ヨーロッパ　西アジア　北アメリカ	
成　分	
シトロネロール　ゲラニオール ネロール　リナロール　他	
作　用	
鎮静　緩下　強壮　抗うつ 女性ホルモンバランス　など	

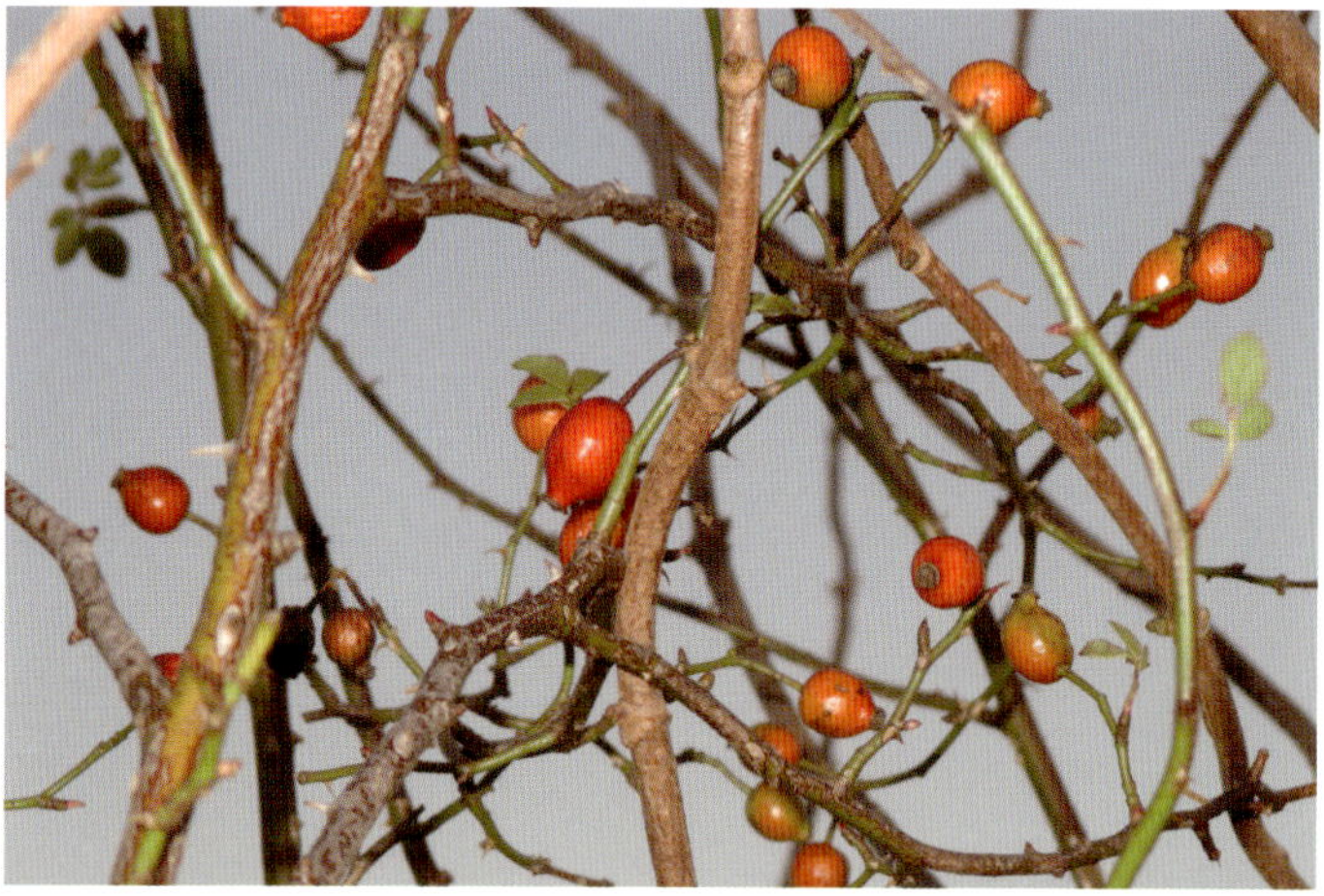

心がキラリと光る瞬間

[ローズヒップ]

もう四半世紀も前のことですが、ふとスイッチを入れたテレビ画面で、登山家の田部井淳子《たべいじゅんこ》さんのインタビューが流れていました。

「山登りは危険でつらくて長い、しかし山頂から見下ろした景色は素晴らしい。その瞬間を求めて山に登る。それが私のキラリと光る瞬間」だと。

そして、「人生が限られた時間なら、心が揺さぶられるような感動の瞬間をひとつでも多く積み重ねながら生きていたい。素晴らしい風景を見て、沢山のことを感じた人は、きっと心の中にキラリと光る瞬間を積み重ねている。

その経験は、お金を稼ぐことより、名誉を築くことより、きっと素敵な財産となる」と。

なぜこれを覚えているかというと、急いで書き留めたからです。書き留めた紙片はいつのまにか失くなりましたが、田部井さんの言葉は今も生き生きと私の心に刻まれています。

私は必要以上に頑張って、よく、そこまでやらなくてもと言われましたが、頑張った先には必ずキラリと光る瞬間がありました。他の人から見たら取るに足らない小さなことばかりですが、私には何ものにも代えがたい瞬間でした。

動機は、お金でも名誉でもない。限られた人生の中でキラリと光る瞬間に出会いたい。25年前にテレビの中の田部井さんから教わったことが、今も私の原動力になっています。

山登りは、普段体を動かしていない人が始めるには、平地でのトレーニングが必要だそうです。しっかり歩ける、登れる体作りのお手伝いができるハーブとして、疲れを回復させてくれるハーブ、ローズヒップがおすすめです。

ビタミンCやクエン酸がたっぷりのローゼルと組み合わせても、シングルでも。薄めに淹れたお茶を携行して、水分補給にお使いください。

ローズヒップは薔薇の実ですが、食用に利用されるのはロサ・カニナに代表されるワイルドローズの一種です。実の中の毛はきれいに除いてからお茶にしましょう。

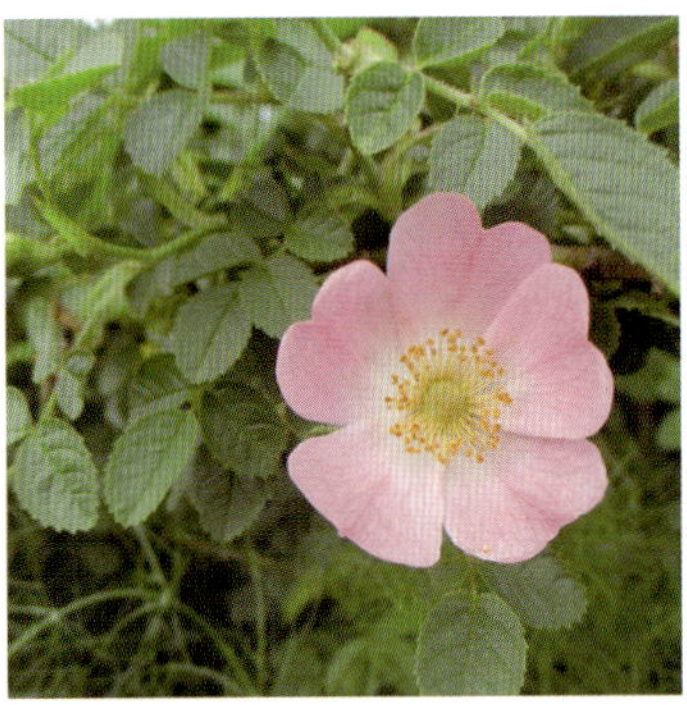

Data

ハーブ名	ロサ・カニナ (果実：ローズヒップ)
分　類	バラ科
学　名	*Rosa canina L.*
原産地	
ヨーロッパ　西アジア　北アメリカ	
成　分	
リコピン　β-カロテン　カフェ酸 ビタミンC、B、E、K　他	
作　用	
鎮静　収斂　消炎　抗菌　抗うつ など	

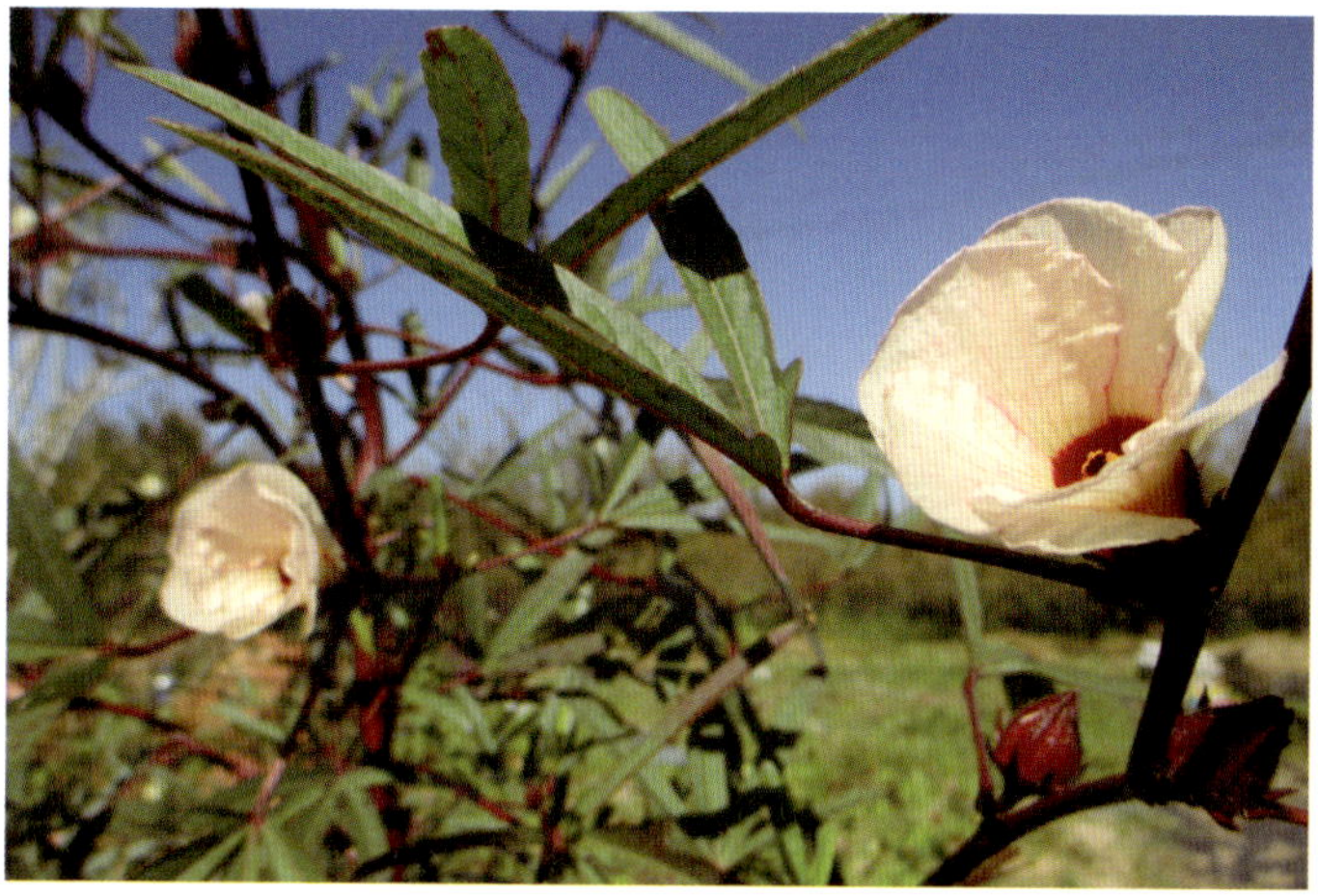

メメント・モリ

［ローゼル］

毎年、フィンランドのサンタからクリスマスカードが届いていました。多分この方からのプレゼントだろうな、と思ってお礼を言ったところ、自分ではない、と言われました。

どう見渡しても、私の周りにこんなロマンチックなプレゼントをくれるような人は他に思い当たりませんでした。

20数年前の1月8日、その方の突然の訃報が届きました。

その年の夏、ご両親からお誘いいただいて、後継者のいなくなった山に子供たちとお邪魔しました。農業用モノレールに乗せていただき、山頂の小屋に行くと、子供たちが座る場所にゴザを敷いて、たくさんのスイカを用意してくださっていました。

やんちゃな息子には、「大事なお子さんを亡くして寂しいご夫婦だから、迷惑かけちゃいけません」と言っておいたのですが、お別れの挨拶をして帰りかけた息子が、お父さんに駆け寄って、「おいちゃん、みかんもぎ、手伝いに来るから」と言いました。おじさんは喜んで、「もう少し大きくなったらよろしく」と、いつまでも手を振って見送ってくださいました。

その冬、もう来ないだろうと思っていたクリスマスカードが届いたのです。あれ？　やっぱり別の人だったのかな？　と思ったのですが、それが最後になりました。亡くなる前のクリスマスに、来年の予約をしてくれたのかもしれません。いただいたカードは、新しいものが届くと古いものを処分していました。最後のカードは「更新」されないので、ずっと手元にあります。

ヨーロッパのお城へ行くと、暖炉の上にドクロの置物を見かけることがあります。これはメメント・モリといって、「誰でもいつかこうなる、死を忘れるな」というものの象徴のひとつなのだそうです。

人に対するときには、このカードのように、「最後のもの」が素敵な心温まる思い出でありたいと思います。このカードが私にとってのメメント・モリなのです。

クリスマスには赤いハーブティーが似合いますね。ローゼルはきれいなルビー色のハーブティーです。ビタミンCたっぷりで、寒い季節、風邪の予防にも力を発揮してくれます。

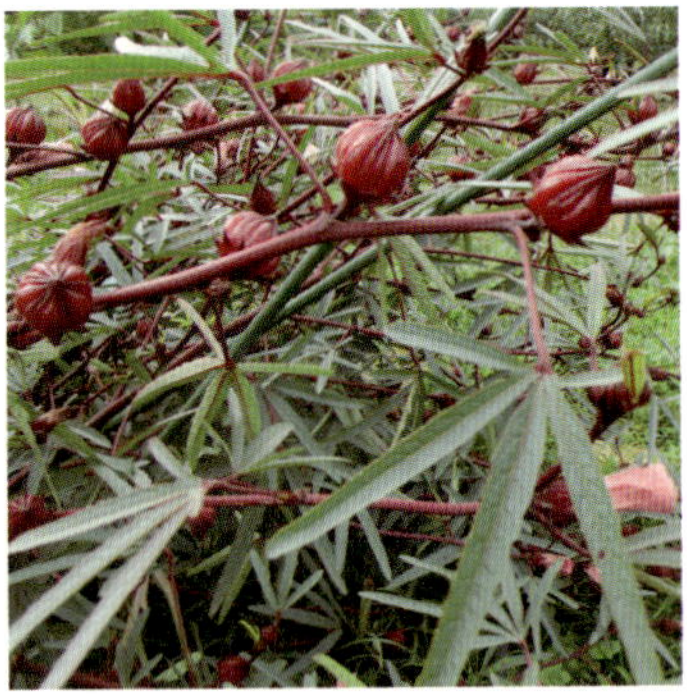

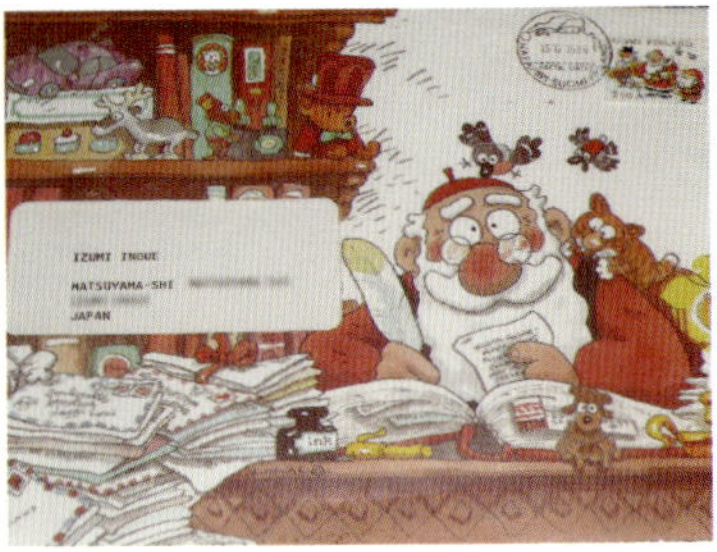

Data

ハーブ名	ローゼル
分　類	アオイ科
学　名	*Hibiscus sabdariffa L.*
原産地	アフリカ北西部
成　分	
クエン酸　リンゴ酸　アミノ酸　ハイビスカス酸　β-カロテン　ビタミンC　他	
作　用	
利尿　血行促進　疲労回復　むくみ　眼精疲労　など	

ハーブへの扉

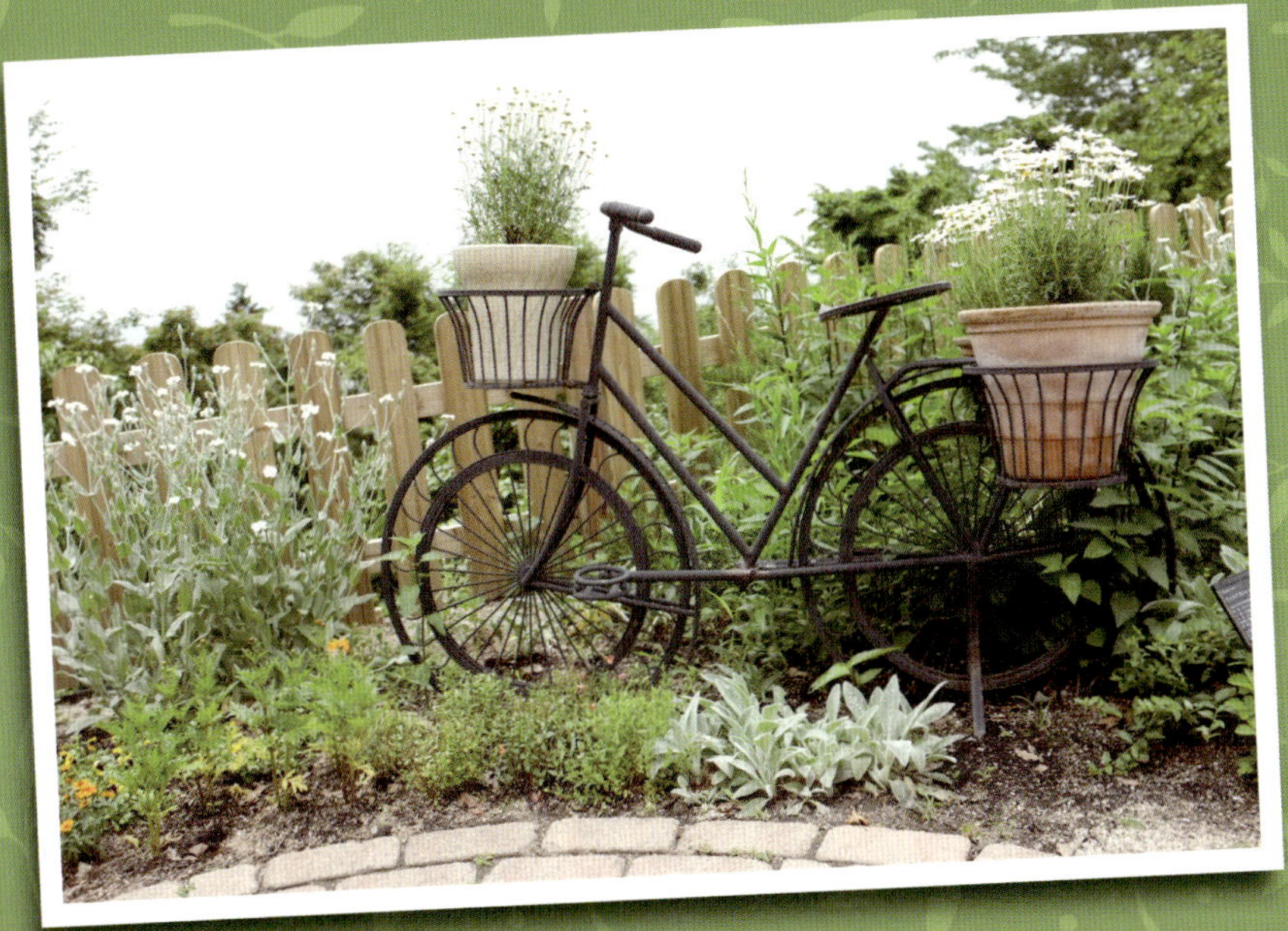

万葉集からデジタルアイテムまで

ハーブに関心を持つ入り口は沢山あります。よく耳にするのは、レストランで料理やデザートに載っていたハーブ。ミントが代表格です。

また旅先で訪問したガーデンに植えられていたハーブの香りに心惹かれたり、お土産でもらったハーブグッズから関心を持たれた方も多いようです。

お料理やお菓子作り、染色やパッチワーク、編み物、フラワーアレンジメントをされていた方がそこで扱うハーブに魅せられて栽培を始めたり、そこからお料理やクラフト、アロマテラピーを楽しまれるようになることもよくあります。

また、文学作品や絵本、映画などでハーブを知り、どんな香りなんだろう？ 見てみたいな、という興味からハーブに関心を持たれる方もいらっしゃるでしょうね。私の入り口は「文字」からでした。

学生時代、万葉集の授業で出てくる植物の色やにほい（香りだけでなく色も指しますが）に興味津々でした。新元号「令和」の元となった、梅花の歌32首のひとつ、

初春《しょしゅん》の令月《れいげつ》にして気《き》淑《よ》く風《かぜ》和《やわ》らぎ、梅は鏡前《きょうぜん》の粉《こ》を披《ひら》き蘭は珮後《はいご》の香《こう》を薫《かおら》す

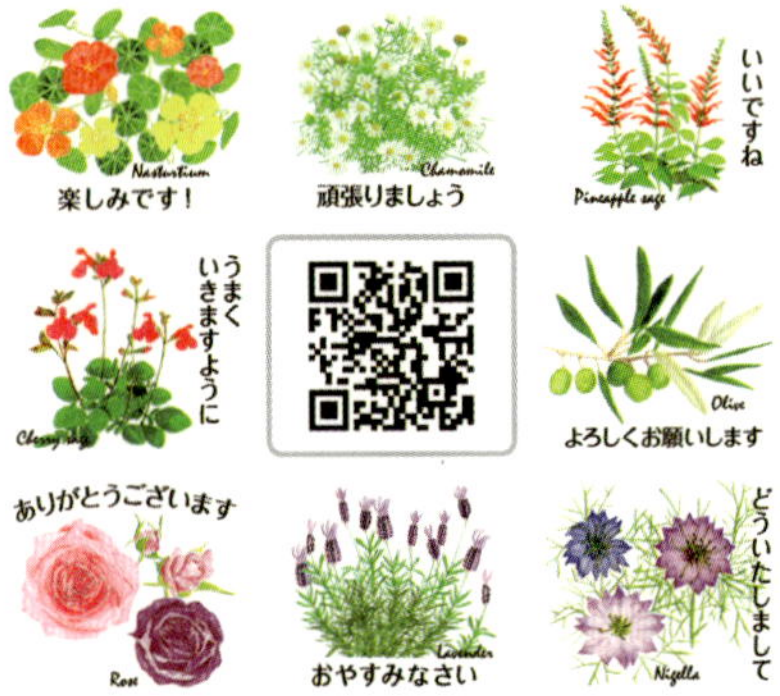

LINE スタンプ（デザイン：マツウラマキコ）

は、香りの講座のため調べ物をしていて知ったものですが、梅の白く咲く姿よりも「珮後の香を薫す」蘭の香りってどんな香りだろう、と気になって仕方ありませんでした。

赤毛のアンに出てくるさまざまなハーブにも憧れました。

ただ、文学からダイレクトにハーブの栽培や使用につながる人は少なく、関心を持っていたものにある日出会い、感動し、そこが入り口になることが多いように思います。

映画は今のところ香りは届きませんが、一面のラベンダー畑など、ハーブの魅力を映像で伝えることができます。

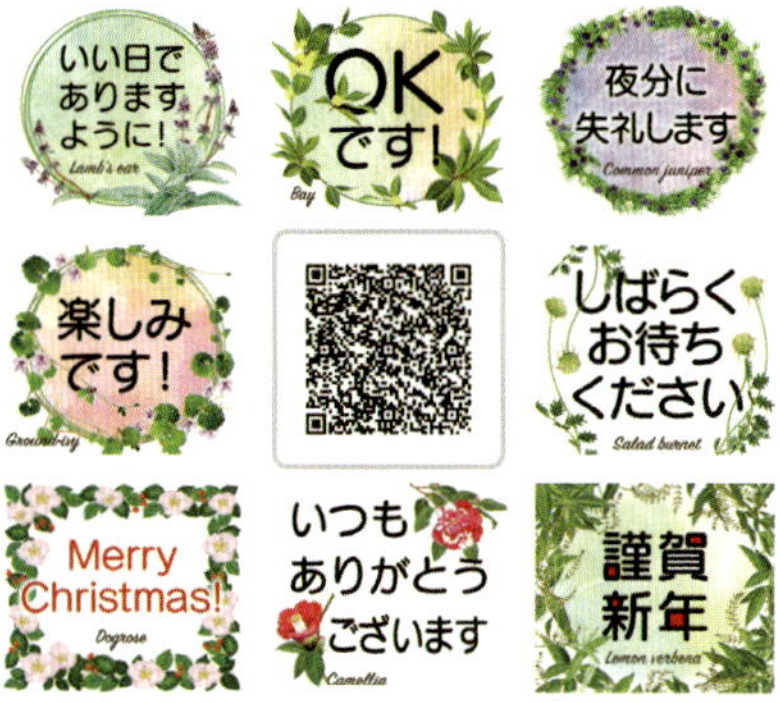

LINE スタンプ　第２弾

最近では、デジタルアイテムからの入り口というのも新しい扉だと思っています。

ＬＩＮＥスタンプを使ったり、ハーブが登場するアプリやゲームなどを使用しているうちに、実際のハーブに関心を持つ方もいます。

私が販売しているハーブスタイルというスタンプを購入してくださった方から、こんなお問い合わせをいただきました。気に入って使ってくださっているそうですが、ハーブの名前が小さくて見えない、名前を教えてほしいとのことでした。早速一覧表にしてお送りしたところ、とても喜んでいただきました。スタンプを使っているうちに、このハーブはなんだろう？とネットで調べようとしてくださったそうです。すでにハーブに関心を持っている方にとっては代表的なハーブばかりなので、このような方からのメッセージはとても嬉しく励みになり、第2弾、第3弾（英語バージョン）を作ることにしました。

一時期、脱法ハーブという名前が世間を賑わせて、すっかりイメージダウンしてしまいましたが、最近では、すっかりそのイメージも払拭されたようで、ハーブに良い印象を持ってくださる方が増えましたね。さまざまな日用品にも、ハーブの香りや、デザインが使われていて、一般の方々にハーブの良いイメージが浸透していることを、とても嬉しく思います。

そんな一般の方々に知られるようになったハーブですが、「え？これもハーブなの？」とよく驚かれることがあります。

「ハーブ」とは、有用成分を持つ香草、香木とされています。

子供の頃から慣れ親しんだシソや山椒など、和のハーブは既に暮らしの中に根付いていますね。

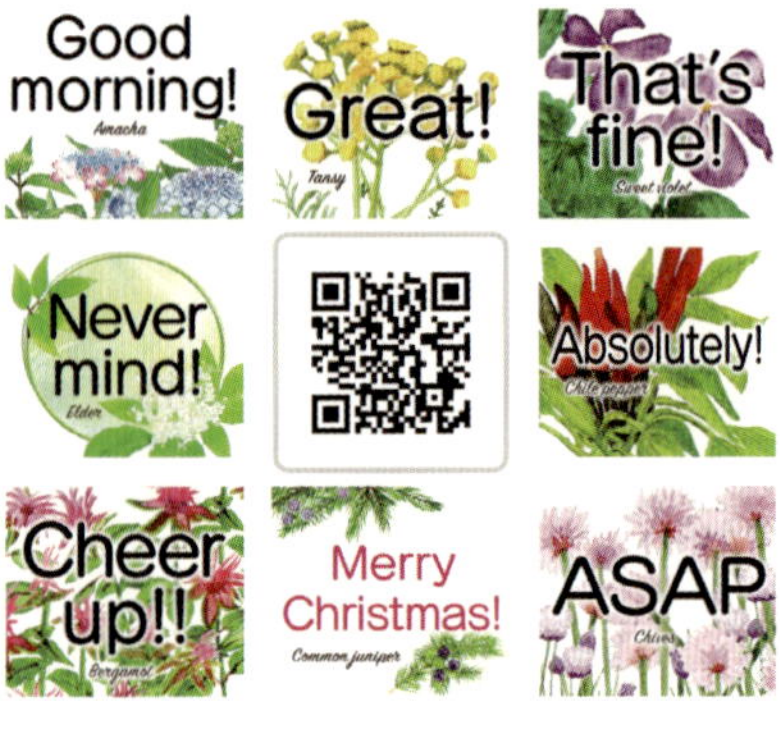

LINE スタンプ　第３弾

ハーブを楽しむBOOKS

最近は読書も、スマホのオーディオブックや音声読み上げ機能などで耳から聞く人が増えてきたそうです。私も、実用書や啓発本など内容がわかればいいものは、長距離移動の運転中に聞いたり、揺れる電車の中でイヤホンを通して聞いたりしています。でも、これは読書ではなく、ラジオを聞くのと同じ聴覚刺激なのだそうです。

目から入った情報を処理する視覚野がとらえた情報は、脳の他の部位も使って処理され、私たちの認識を構成するので、脳全体を動かすことにつながるのだそうです。そういえば、私もあれ？　と心にひっかかったところは、音声を止めて、文字をしっかり見ています。無意識に頭の中に残そう、としていたのだと思います。

かつては、気に入った詩集をカバンの中に入れていることでステイタスを感じたり、満足感を持ったりしていました。本は背表紙で読めと言われるように、いつも目に入る本棚にどんな本があるかで、その人の知性や教養が形作られ、成長

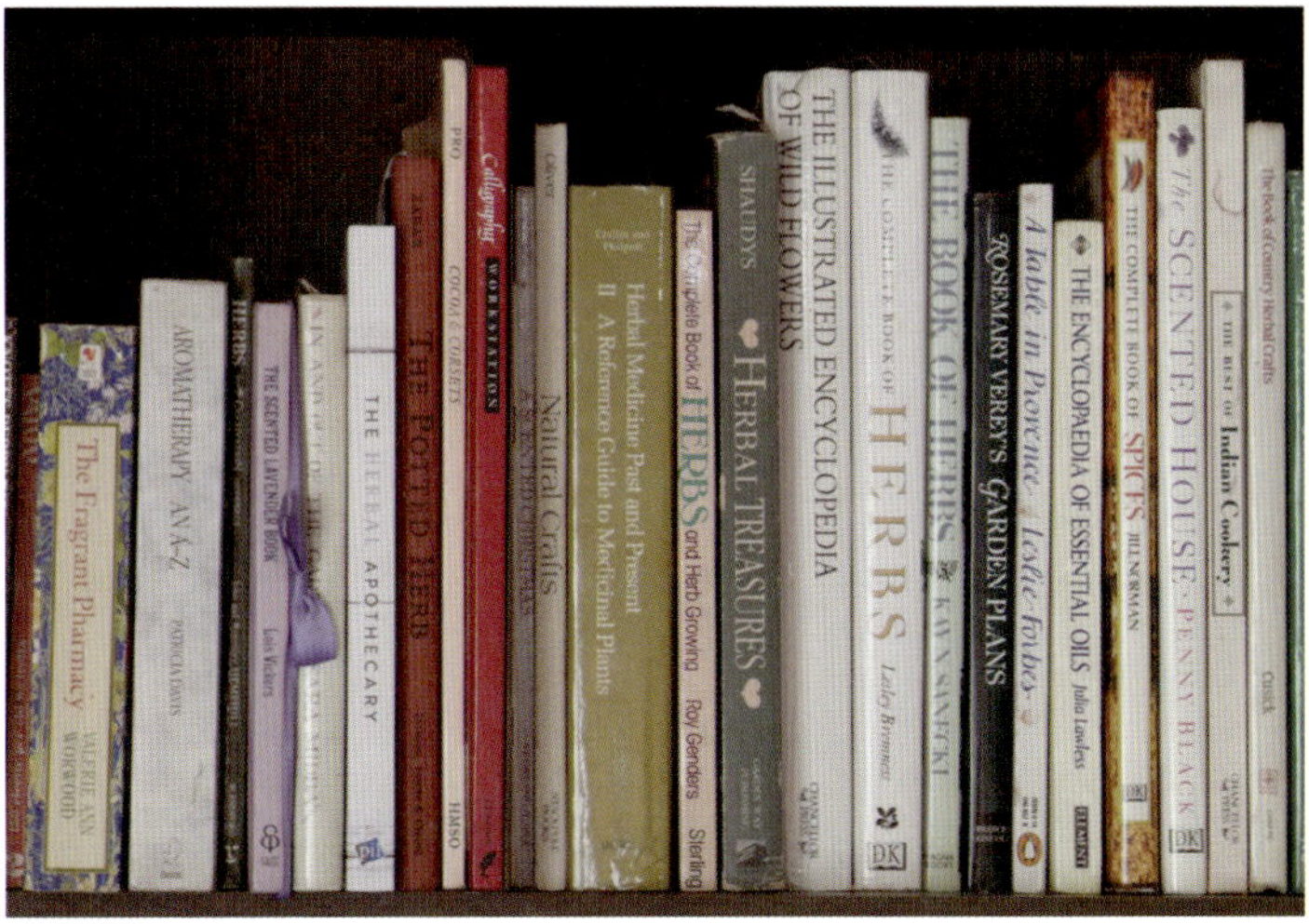

すると言う方がいました。積読を負担に思っている人にとっては、ホッとする明るい情報でもありました。

今は本自体が生活空間の中で「邪魔・無駄な存在」として処分される傾向にあると聞きます。本に囲まれて暮らしたい人と、本なんていらない、デジタルでコンパクトに持っていればいいという人とで、価値観が大きく違ってきています。きっと後者が多いのでしょう。人類が長く、知識の源として大切にしてきた本が、わずかな時間で急速に存在価値が変化しています。「知性・教養」という言葉も、効率最優先の現代社会では、目指すところではなくなりつつあるのかもしれません。

そんな時代に敢えて本を書いているわけですが、この本では、写真やカバーにこだわりを持ち、「本」の魅力を私なりに発信したいと思いました。

以下、ご紹介させていただくものは個人的な嗜好、かつご紹介したいもののごくごく一部ですので、ご了解ください。

《事典・図鑑》

この本では詳しくご紹介しなかったのですが、ハーブに興味を持たれた方へご紹介したい事典、図鑑です。

学名や詳しい機能性、栽培法などが丁寧に紹介されています。もちろんこれ以外にも素晴らしい事典、図鑑はたくさんあります。

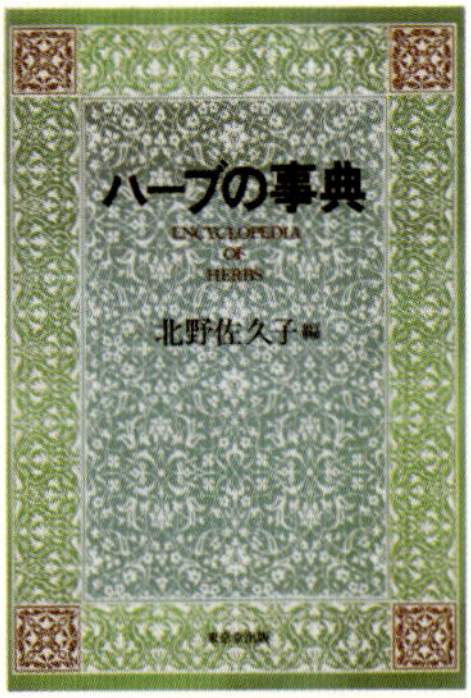

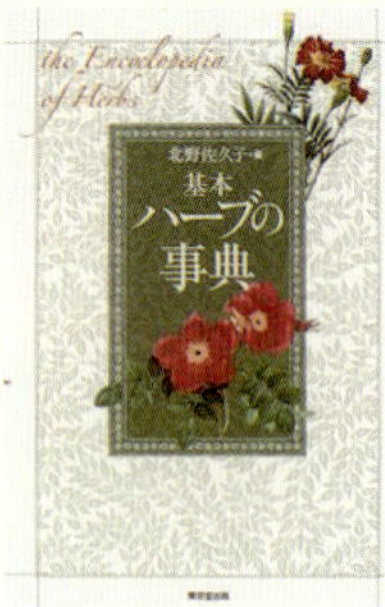

『ハーブの事典』
著　者　**北野佐久子**
1987年　東京堂出版
私が初めて手にしたハーブの事典です。庭にあるハーブたちに、興味を持つきっかけとなりました。英国の事典のように写真ではなく精密な描画で紹介されていて、読み物としても楽しめます。
※写真右は改訂版『基本 ハーブの事典』（2005年）

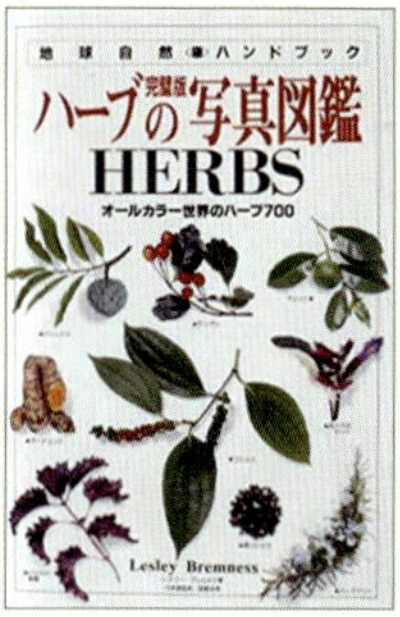

『ハーブの写真図鑑　HERBS』

著　者　　**レスリー・ブレムネス**
監　修　　**高橋良孝**
1995年　日本ヴォーグ社

700 種のハーブを 1,500 点の写真で紹介しています。根を含む全草が写真で紹介されていて、どの部分からでも確認できます。ハーブに造詣の深い著者の、図鑑とはこうあるべき、という考えが反映されていて、とても役に立ちます。絶版になっているので入手は困難でしたが、昨今の断捨離ブームで、中古本が手に入るようになりました。

『ハーブのすべてがわかる事典』

発　行　　**ジャパンハーブソサエティー**
2018年　ナツメ社

381種のハーブの紹介と、使い方が紹介されています。

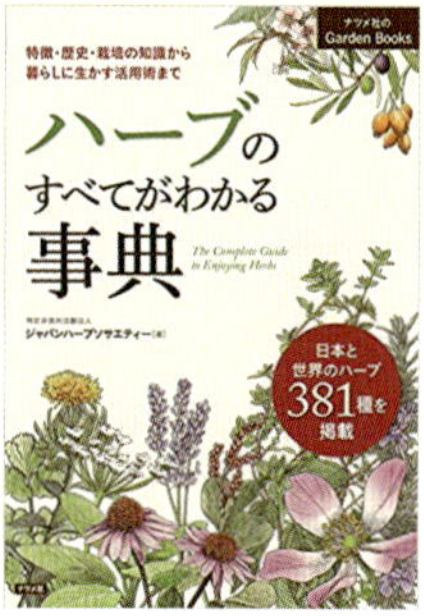

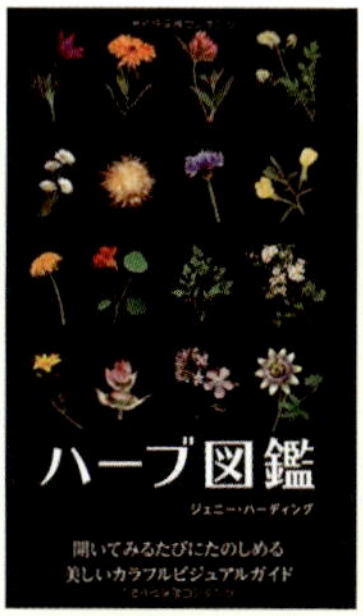

『ハーブ図鑑』

著　者　　**ジェニー・ハーディング**
翻　訳　　**服部 由美**
2012年　ガイアブックス

背景が黒のモダンな図鑑で、ハーブの葉や花の色がとても引き立ち、まるで写真集のような素敵な図鑑です。効能や用法がコンパクトにまとめられています。

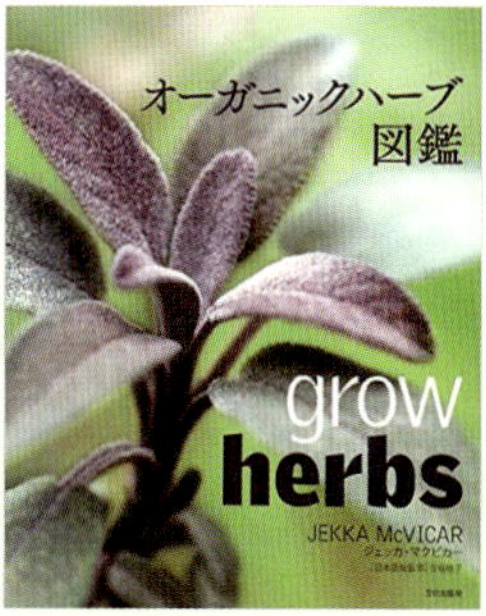

『オーガニックハーブ図鑑』

著　者　　**ジェッカ・マクビガー**
翻　訳　　**吉谷 桂子**
2013年　文化出版局

写真がとても美しい図鑑です。
ハーブの解説も丁寧で、翻訳本ですが利用法も役に立ちます。

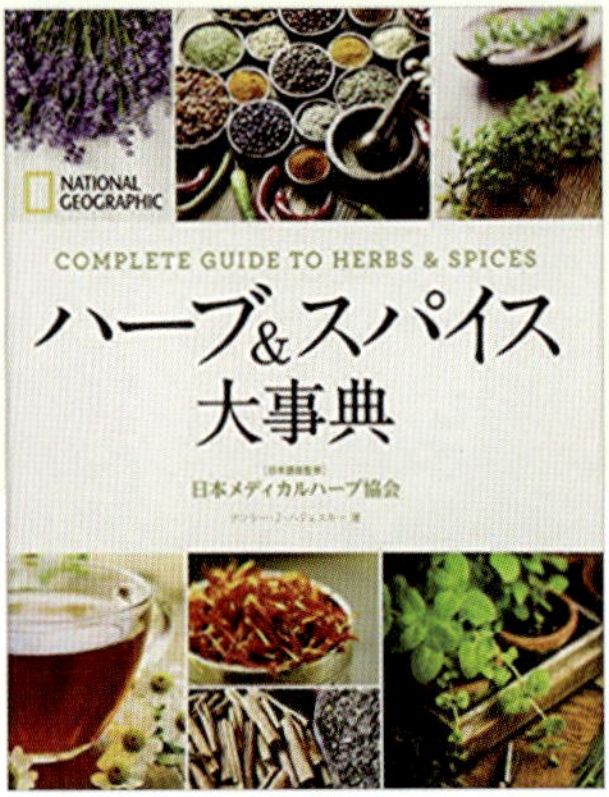

『ハーブ&スパイス大事典』

著　者　**ナンシー・J・ハジェスキー**
発　行　**日本メディカルハーブ協会**
2016年　日経ナショナルジオグラフィック社

ハーブの分類が「料理用」「メディカル用」「アロマティック」の3つに大別されています。解説は大変詳しく、情報量の多い事典です。

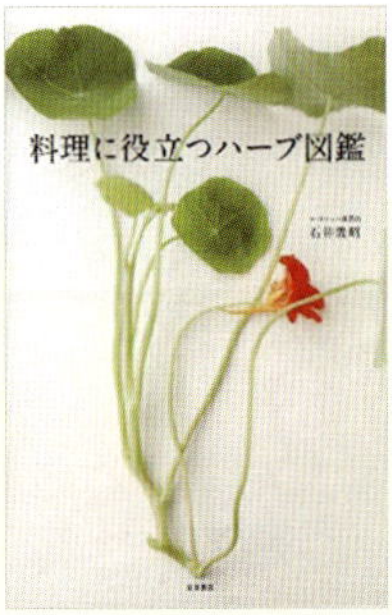

『料理に役立つハーブ図鑑』

著　者　**石井義昭**
2012年　柴田書店

ハーブを料理やお茶にするときの基本をフレンチシェフが、一般の人向けに書いた本です。
ハーブの洗い方など、キッチンで役に立つアドバイスが満載です。

《文学作品の中のハーブ》

古典から現代まで、ハーブは物語の中で時に主役として、また時には重要な伏線として登場してきました。ハーブがもつ意味を知ると物語をもっと楽しむことができます。

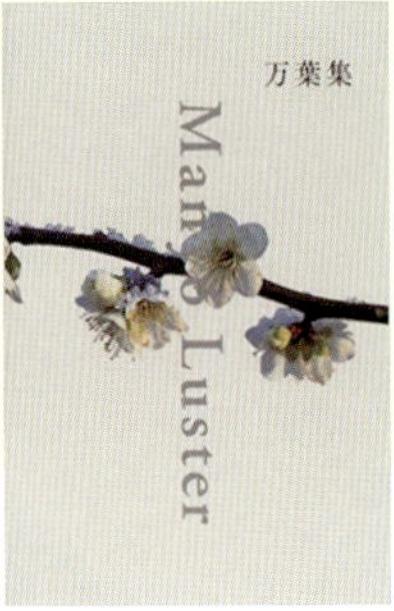

『Man'yo Luster』

翻　訳　**リービ 英雄**
2002年　ピエブックス

万葉集の中でも人気の歌を美しい写真と英語対訳で紹介しています。
初めて万葉集に触れる人や、英語圏の人におすすめです。

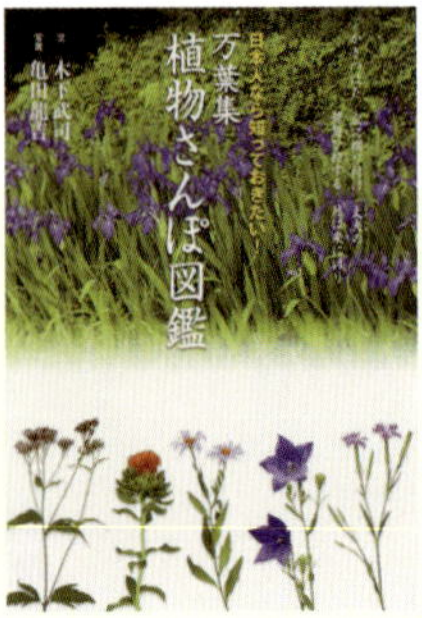

『万葉集植物さんぽ図鑑』

文　**木下武司**
写　真　**亀田龍吉**
2016年　世界文化社

万葉集に出てくる植物が美しい写真とともに紹介されています。

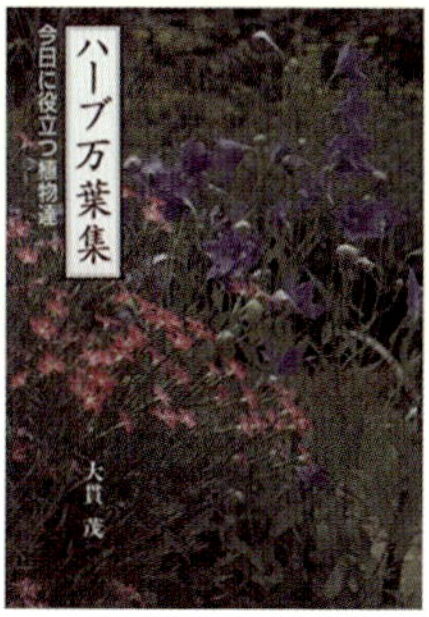

『ハーブ万葉集』

著　者　　**大貫茂**

1996年　誠文堂新光社

万葉集に出てくる植物をそれぞれ食用、染料、装身具など、目的別に紹介されています。

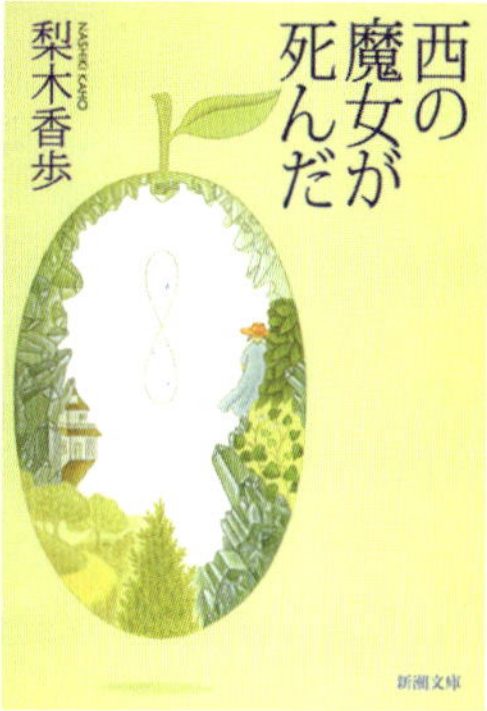

『西の魔女が死んだ』

著　者　　**梨木香歩**

2001年　新潮文庫

学校へ行けなくなった中学１年の少女まいが、西の魔女こと、母方のおばあちゃんの家で過ごすうちに元気を取り戻していくお話です。さまざまなハーブが暮らしの中に登場し、魅力的に描かれています。

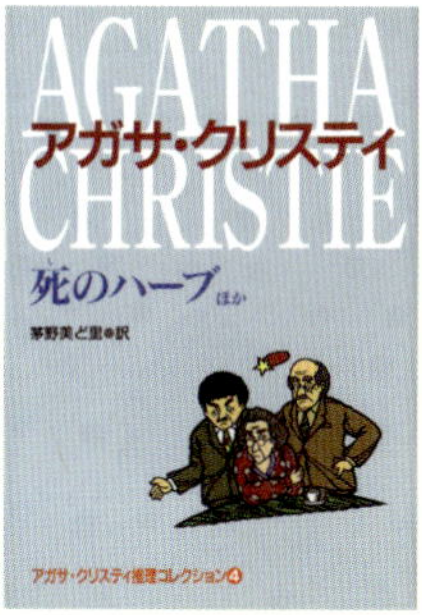

『死のハーブ』

著　者　　**アガサ・クリスティー**

翻　訳　　**茅野美ど里**

1997年　偕成社

ハーブが殺人事件に使われるミステリーです。ジギタリスの中にセージを植えるという、ハーブの知識がなければ書けないストーリーです。

『シェイクスピアの香り』

著　者　　**熊井明子**

1993年　東京書籍

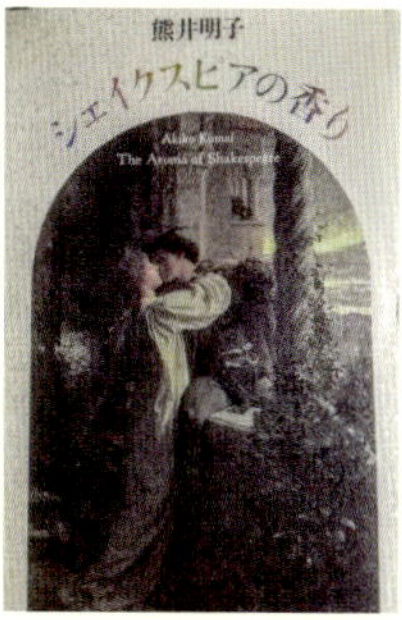

シェイクスピアは、読むより舞台や映画で観ることの方が多いのですが、そこに沢山のハーブが登場します。この本を読むまでは、それぞれのハーブに意味が込められているなど、思ってもいませんでした。シェイクスピアがハーブに込めた意図を知ると物語の見方感じ方が変わってきました。翻訳本を読むということは、言葉だけでなく、その国の宗教や文化、習慣などを知らないと正しく理解できないこともあります。この本はそういう見落としを改め、面白さに磨きをかけてくれる本だと思います。

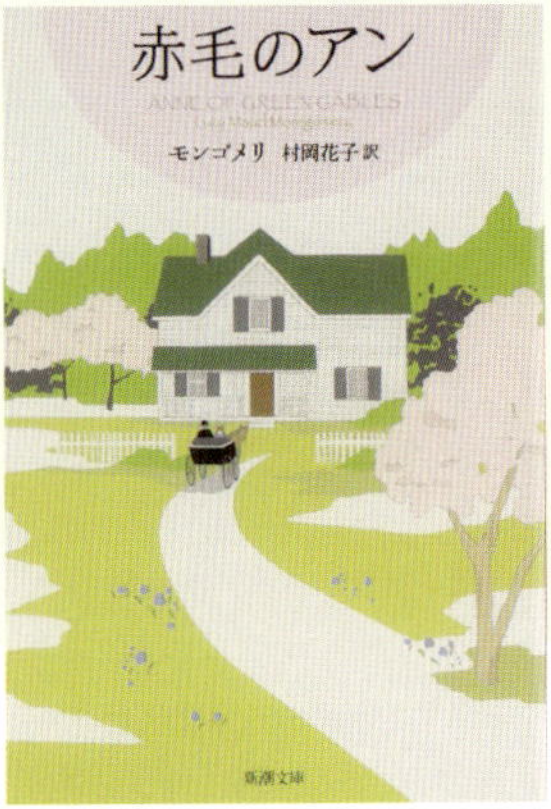

『赤毛のアン』

著　者　**L・M・モンゴメリ**

2008年　新潮文庫

赤毛のアンを読んで、クラフトやお料理、お菓子に興味を持った人も多いと思います。私もそんな一人ですが、一番心惹かれたのは、アンの物語に出てくる香りの良い植物や美しい自然の風景でした。
バラ、ラベンダー、ニオイスミレ、ミント、タンポポ、スイカズラ、アップルゼラニウムなどなど、たくさんのハーブが登場します。

My Favorite Books.

《ハーブティーを飲みたくなる本・絵本》

ハーブティーについてもっと知りたい、もっと楽しみたい、そんな方にオススメです。物語を楽しみながら、また図鑑で確かめながらハーブティーに親しんでください。

『決定版　ハーブティー図鑑』

2015年　主婦の友社

ハーブティーに使用するハーブの基礎がわかりやすくまとめられています。

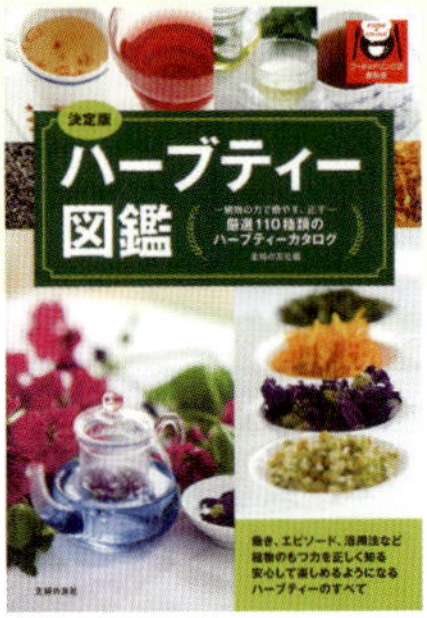

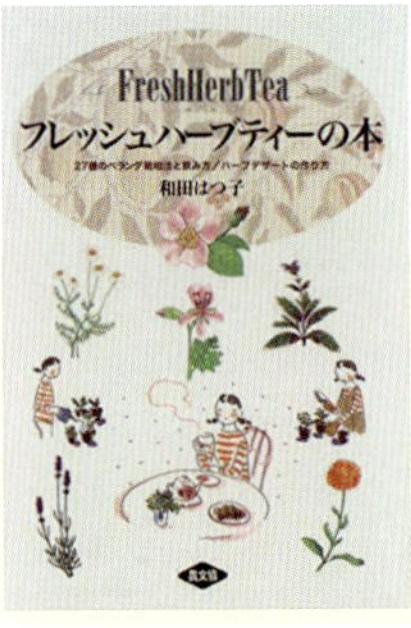

『フレッシュハーブティーの本』

著　者　**和田はつ子**

1998年　農山漁村文化協会

27種類のベランダ栽培法と使い方が紹介されていて、すぐに試してみることができます。

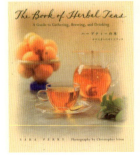

『ハーブティーの本 やすらぎへのガイドブック（The Book of Herbal Teas）』

著　者　**サラ・ペリー**

1997年　フレックス・ファーム

初めての人にもわかりやすくハーブティーの魅力が書かれています。
美しい写真と、素敵な装丁で、眺めているだけでもワクワクしてきます。

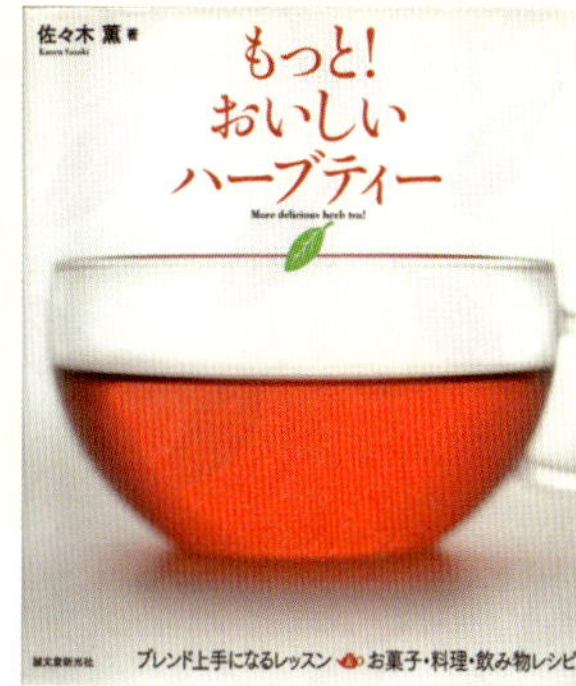

『もっと！ おいしいハーブティー』

著　者　　**佐々木薫**

2008年　誠文堂新光社

ハーブの解説と楽しみ方が、とても素敵な写真とともに紹介されています。
シングルハーブティーを「紙上テイスティング」として紹介されているのが面白いです。説明と写真の色でテイスティングした気分になります。

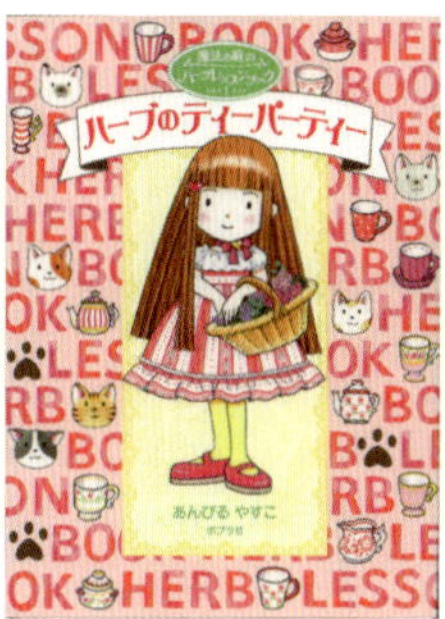

『ハーブのティーパーティー』

著　者　　**あんびるやすこ**

2001年　新潮文庫

小さなお子さん向けに易しく書かれたハーブティーの本です。最近は、この本を読んだお子さんの影響で家族もハーブのファンになるという、逆転現象が起きているようです。

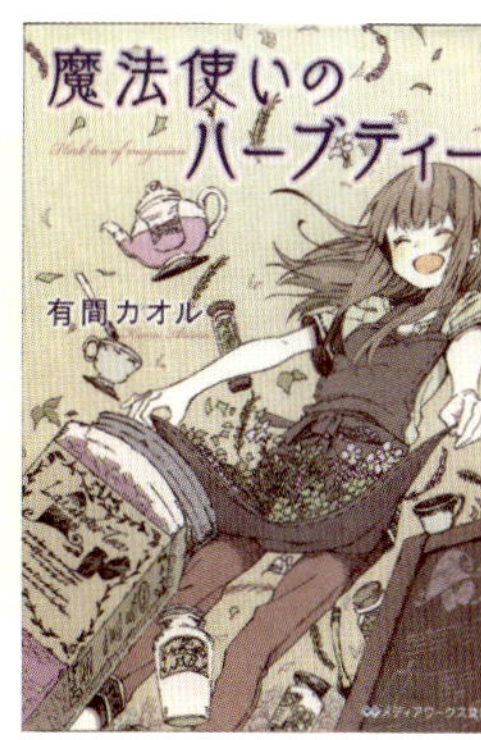

『魔法使いのハーブティー』

著　者　　**有間カオル**

2013年　メディアワークス文庫

両親を亡くした主人公が、不思議なカフェを営むマスターの元で過ごした日々の物語です。ハーブやハーブティーを中心に物語が進みます。
読みながら、ハーブティーを飲みたくなることでしょう。

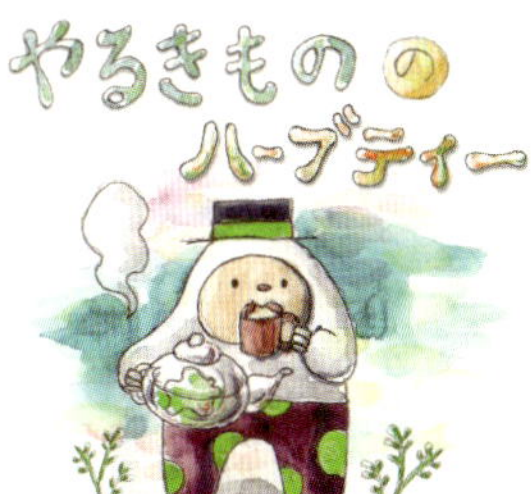

『やるきもののハーブティー』

著　者　　**あむ**

1998年　Amazon Kindle 版

kindle（電子書籍）版のみですが、育てたハーブを飲んでみる楽しみがシンプルに描かれています。

《庭づくりをしたくなる本・絵本》

庭づくりは知識や体力も必要ですが、「私もやってみたい！」そんな気持ちが一番です、まずは素敵な本や絵本にナビゲートしてもらいましょう。

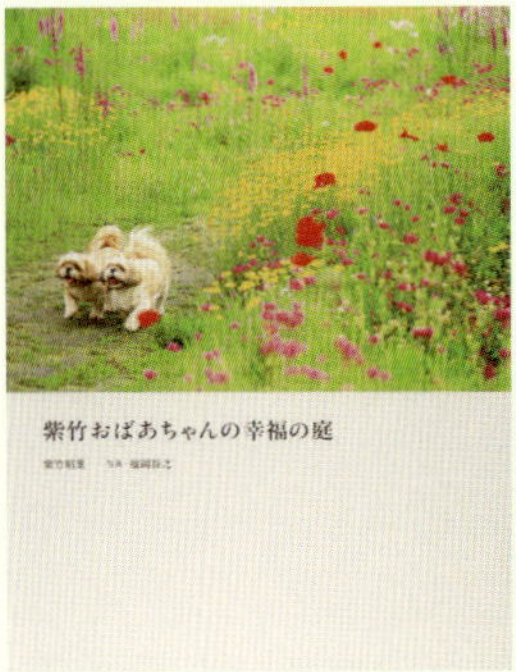

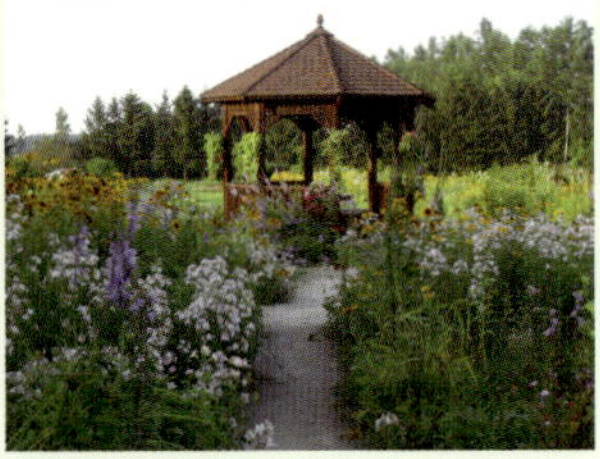

『紫竹おばあちゃんの幸福の庭』

著　者　　**紫竹昭葉**
写　真　　**福岡将之**
2008年　日本放送出版協会

紫竹おばあちゃんのお花畑を見ていると、小さな庭でもお花でいっぱいにしたくなります。

そして植物と暮らすことの幸せを教えてもらえます。

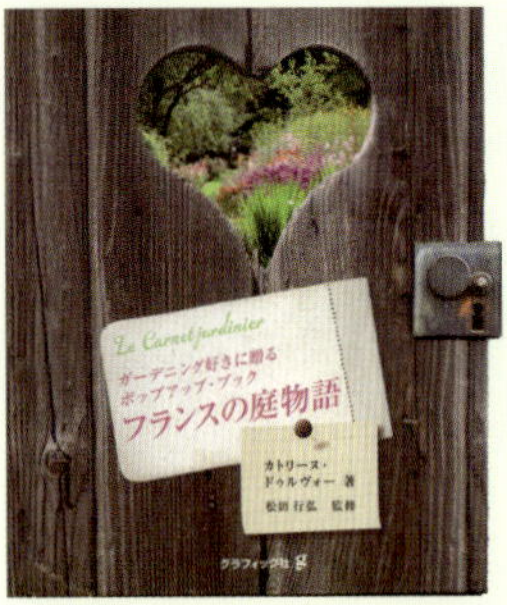

『フランスの庭物語』

著　者　　**カトリーヌ・ドゥルヴォー**
1997年　グラフィック社

ポップアップ本というよりは、仕掛け本と呼びたいような、どのページにも素敵な仕掛けがあります。ハーブの紹介や使い方、育て方も楽しく紹介されています。ポケットの中に花言葉のカードやラベルの保存袋、本の中にさらにミニブックが貼り付けられていて、見ているだけでワクワクします。板塀調の表紙の小窓から花畑が見えます。

板塀の表紙はマグネットが仕込まれたドアの鍵のようなベルトで留められています。

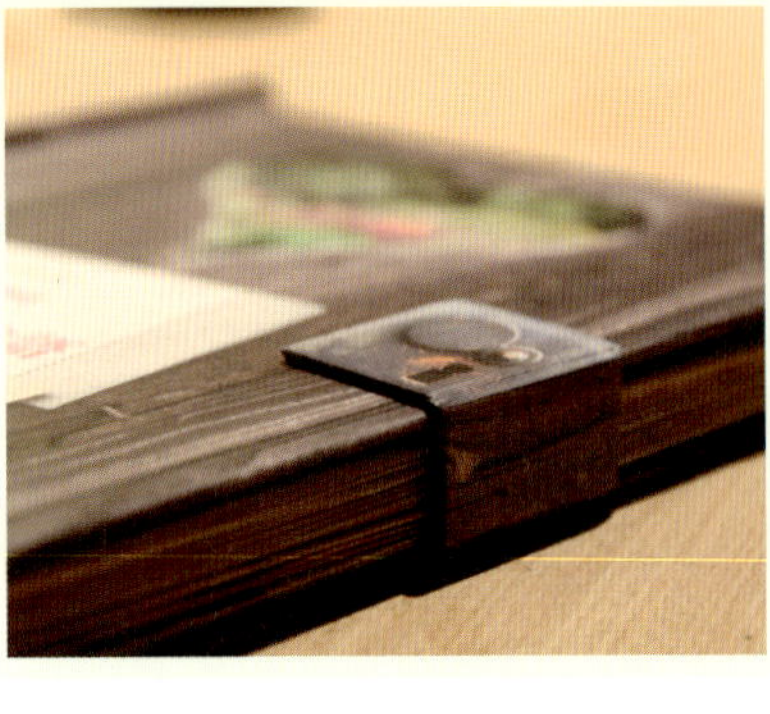

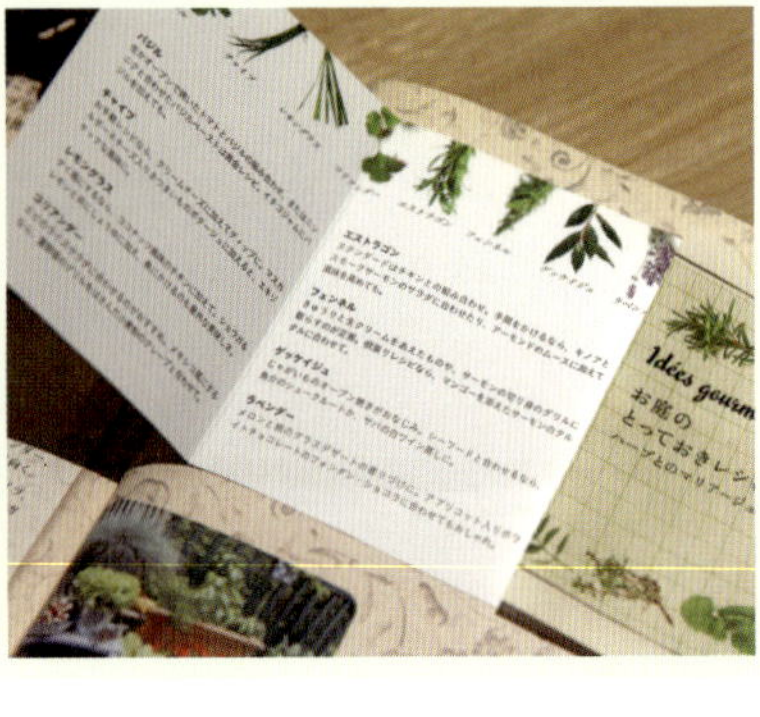

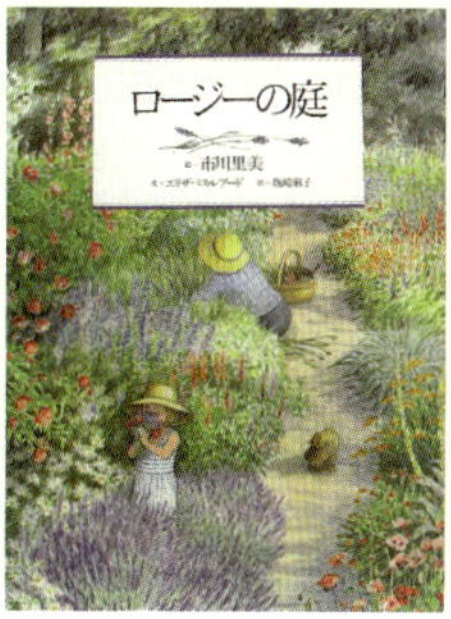

『ロージーの庭（原題 :Rosy's Garden）』

著　者　　**エリザベス・レアード**
　絵　　　**市川里美**
1991年　リブロポート

夏休みをおばあちゃん家で過ごしたロージー。色鮮やかな庭の絵がとてもきれいです。ハーブ園で刈り取ったハーブを、ストローイングハーブとして床に撒いて香りを楽しんだり、お風呂に入れたり、お料理に使ったり。お子さんたちも真似てみたくなるようなワクワクがあります。

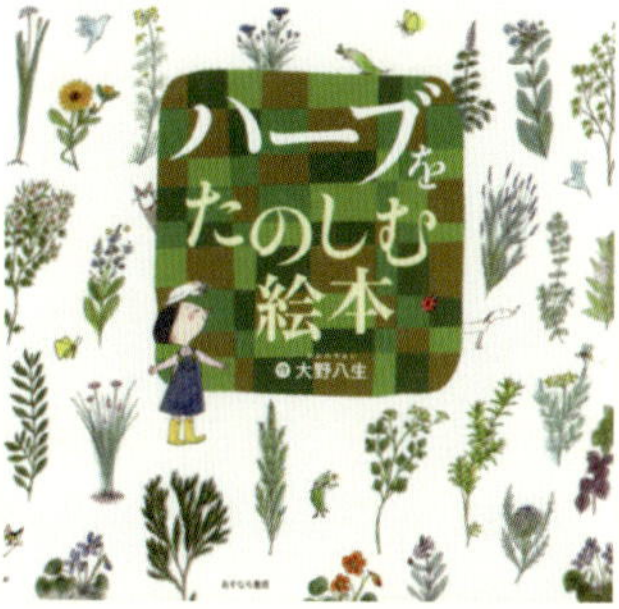

『ハーブをたのしむ絵本』

著　者　　**大野八生**
2016年　あすなろ書房

可愛らしい絵で、易しく詳しくハーブの楽しみ方を紹介しています。お子さんから大人まで、ハーブが好きになると思います。

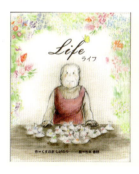

『Life』

著　者　　**くすのきしげのり**
　絵　　　**松本春野**
2015年　瑞雲舎

心が疲れたり悲しんでいたりする人を元気にできるもの、励ますことができるもの。それは植物、種を通して人の心が温かく再生していく物語です。
植物が身近にある暮らしが広がると、世界はもっと優しくなれる。そう思わせてくれる絵本です。

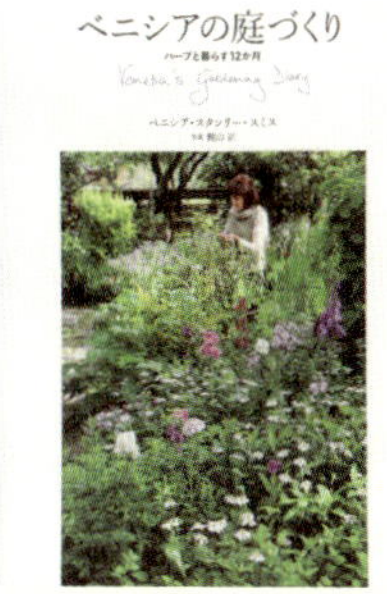

『ベニシアの庭づくり』

著　者　　**ベニシア・スタンリー・スミス**
写　真　　**梶山正**
2013年　世界文化社

ベニシア流ガーデニングのコツや、自分で育てたハーブをすぐに使う楽しみや方法も併せて紹介されています。

《日々の暮らしに役に立つ本》

ハーブのある暮らしを楽しむための、使いこなしテクニックが沢山紹介されています。

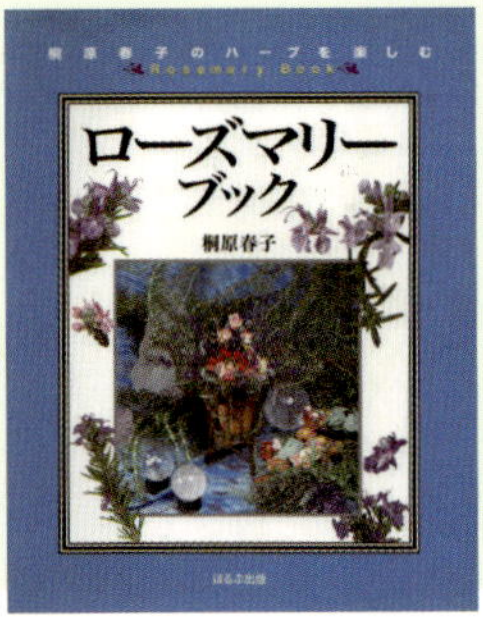

『ローズマリーブック』

著　者　　**桐原春子**

1998年　ほるぷ出版

本書でご紹介したローズマリーの使い方はシンプルなものがほとんどですが、さらにワンランク上の利用法が沢山紹介されています。シリーズでラベンダー、ミント、センティッド・ゼラニウム、セージもあります。

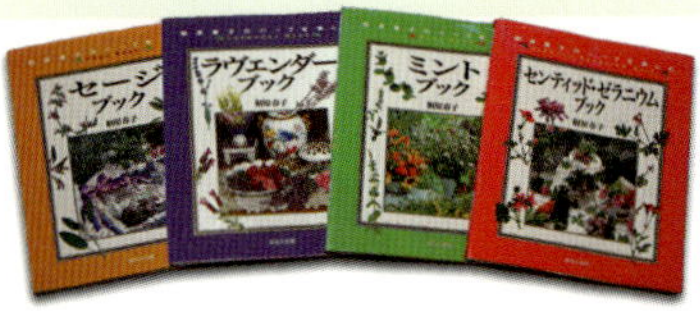

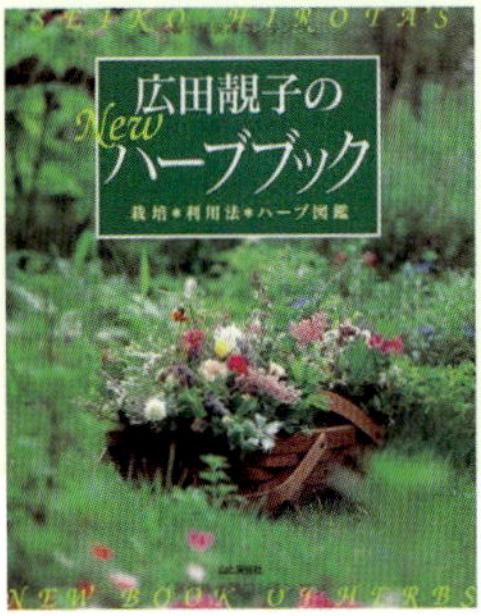

『広田靚《せい》子のNewハーブブック』

著　者　　**広田靚子**

1985年　山と渓谷社

ハーブ愛好家のバイブル的な本です。
この本でハーブ入門を果たした人は多いと思います。
栽培から食事やクラフトまで素敵に紹介されています。
※画像は 2005 年発行の改訂版です。

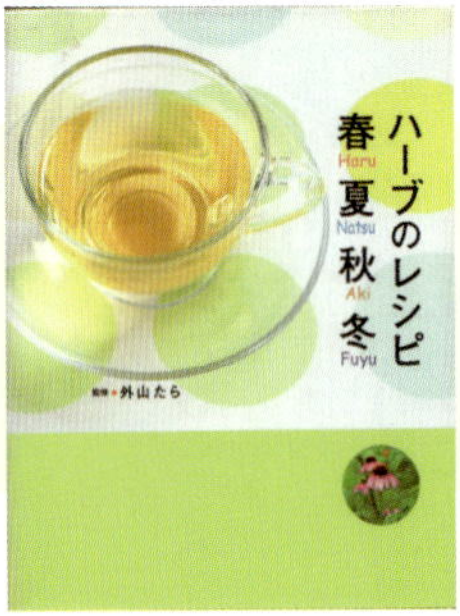

『ハーブのレシピ　春 夏 秋 冬』

著　者　　**外山たら**

2003年　全通企画

2003年発刊のものですが、基本的なハーブの使い方が紹介されています。

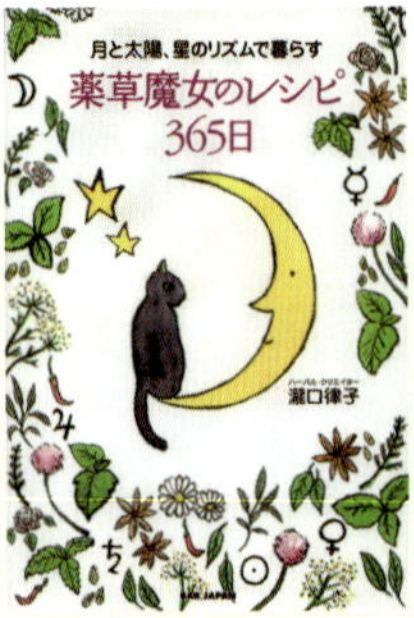

『薬草魔女のレシピ３６５日』

著　者　　**瀧口律子**

2017年　ＢＡＢジャパン

四季折々のハーブ（薬草）の利用法が紹介されているので、今日はどんな日？とカレンダーのように確かめて暮らしに取り入れることができます。ハーブが暮らしに馴染んでいる方向け。

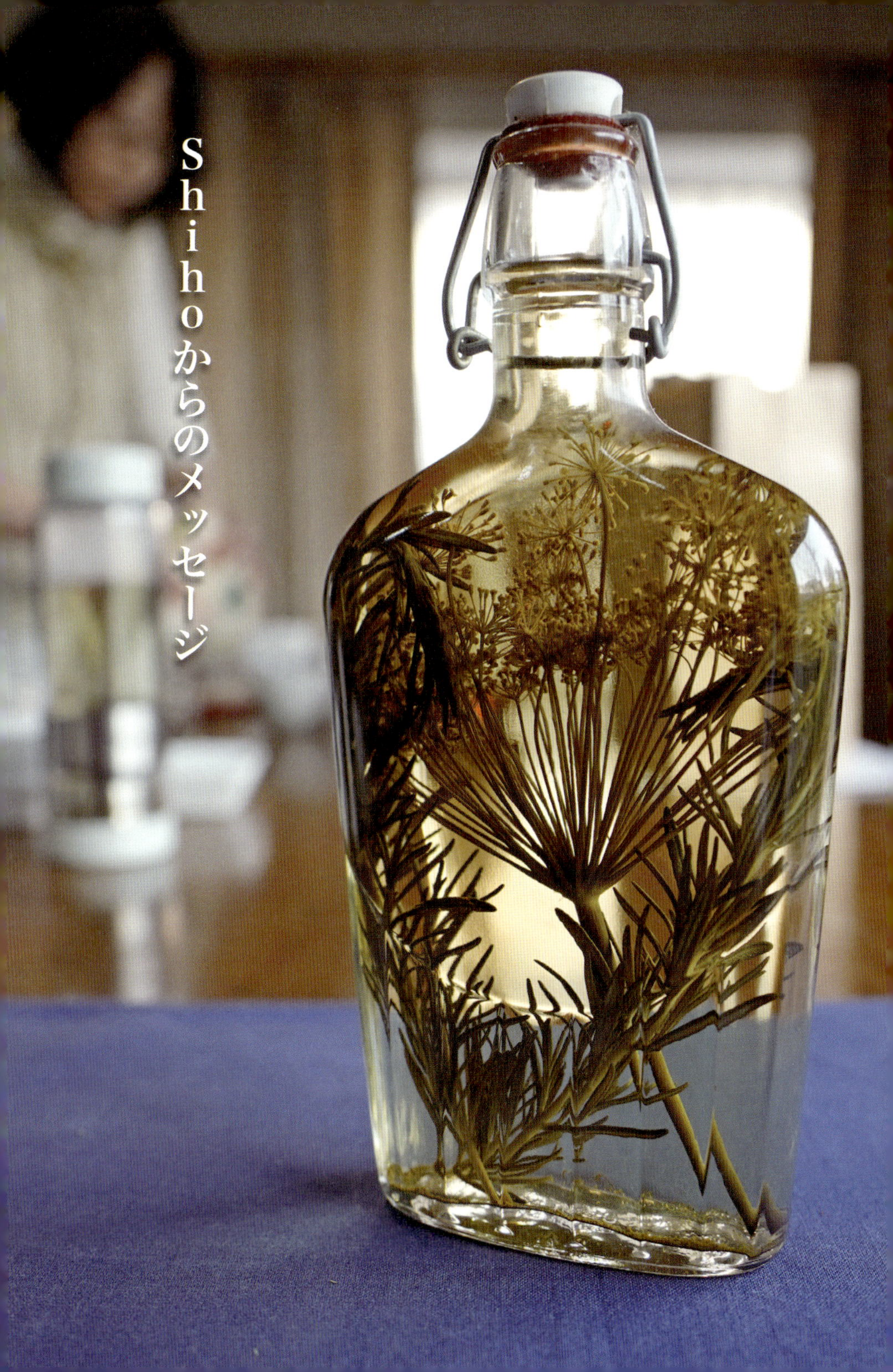

Shihoからのメッセージ

あなたは何も諦めなくていい

この本に出会ったのは、羽田空港の書店でした。

キャリーバッグをひいて狭い書店に入ることは、他のお客様に迷惑なので、空港では極力入らないようにしているのですが、その日はなぜか呼ばれるように入っていきました。

志保さんから依頼されたハーブティー。彼女の葬儀のときに作ると心に決めたものの、納得できる材料がなく、いつも心のどこかにひっかかっていました。全て県内産、それも安全で美味しいとなると無理かも……そう諦めかけていたところに、帯の「あなたは、何も諦めなくていい」が目に飛び込んできました。手に取ってみると、なんとそれは、アメリカのシングルマザーが全米最高のお茶ブランドを築き上げたお話でした。

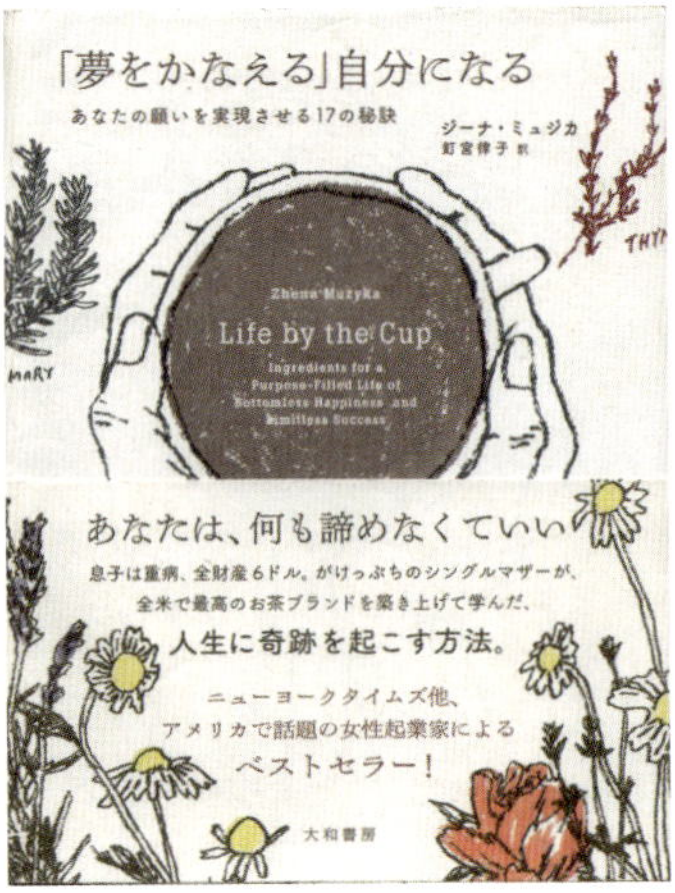

それ以来この本は、安易さに流されそうになる私を叱ってくれたり励ましてくれたり、忘れかけたことを思い出させてくれたりしました。簡単に手に入るものを使ってごまかしても、誰にもわからないのではないかと妥協しそうになることもありましたが、そんな時、いつも彼女（著者）とのこんなやり取りが頭に浮かんでくるのです。

自宅の庭の薔薇を使ったジプシーラブというハーブティーが好評を博し、量産体制に入ろうとしたときのことです。オーガニックの薔薇を仕入れようとしたとき、6倍の価格であることに気づいたそうです。出資者からは「誰もそんなこと気づかない。そもそもオーガニックとして売られているものだって、そうとは限らない」と、採算ベースで考えなければ出資しないと迫られたそうです。

そのとき彼女は、一般の薔薇と、自分の庭のオーガニックの薔薇を使った両方のお茶を米国茶協会教育部門の委員会に持ち込み、飲んでもらいました。目隠しテストの結果は半々でした。プロの人でさえ、一般の薔薇を「明るい味」と評します。がっかりしていた彼女に、香料会社で人工香料とオーガニック香料の両方を作っている人が声をかけ、かすかだけど決定的な違いを教えてくれました。それは太陽をたっぷり浴びて育てられた「太陽の風味」なのだそうです。たいていの人はその違いを嗅ぎ分けられないかもしれないけれど、わかる人にはわかるというのです。そして、このビジネスを頑張ればそういうことがわかる人も増えてくると思うけれど、何より「作る人自身が、最高のことをしているとわかることが重要」だと教えてくれたそうです。

そんな矢先でした。乳酸菌で育てられた美味しい伊予柑に出会ったのは。そして火中の栗を拾う思いで引き受けたイベントの中で、クロモジ茶を作ってくださる筒井さんにも出会うことができました。筒井さんは、ご家族総出で、堅い伊予柑皮を手作業で丁寧に刻んでくださ

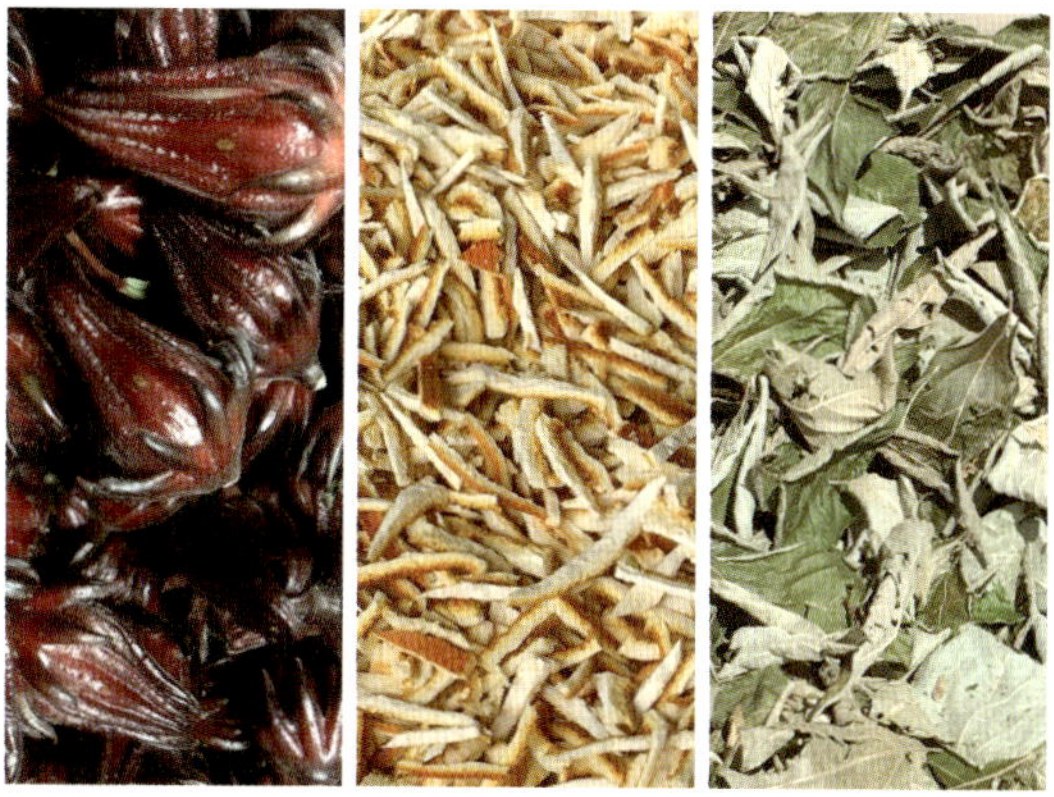

ハーブティーShihoの材料　ローゼル・伊予柑皮・クロモジ葉

いました。粉砕器で傷め付けられていない伊予柑ピールです。

「太陽の風味」これははっきりとしたものではないと思いますが、Shihoをお飲みくださった方が「優しい味」と感じてくださることではないかと思います。材料は全て、作っておられる方から直接受け取りました。どんな味かもわからないのに、私の想いに共感してお買い求めくださった方、「太陽の風味」に気づかれた方に、これからもお届けしたい。そんなふうに考えています。

と言いつつも、普段はそれほどオーガニックにこだわっているわけではありません。美味しいもの、いただいたもの、なんでも大切にいただきます。そして考えごとをしていて眠れない夜に、Shihoを少量淹れてゆっくり飲みます。太陽が身体の中に入ってゆっくりと温めてくれ、ハーブの鎮静効果で、ゆったりと眠りに入ることができます。心に溜ったものが少しずつ洗い流されるような気がします。

生きているうちから諦めないで

八百甚さんから、新しいお店に飾りたいからと相談され、アドバイスさせてもらったハーブビネガーの瓶が、閉店するため我が家にやってきました。

夢いっぱいに改装したShihoさんのお店の賑わいがよみがります。

志保さんは、この世を去る時に全てを手放さざるを得ませんでした。

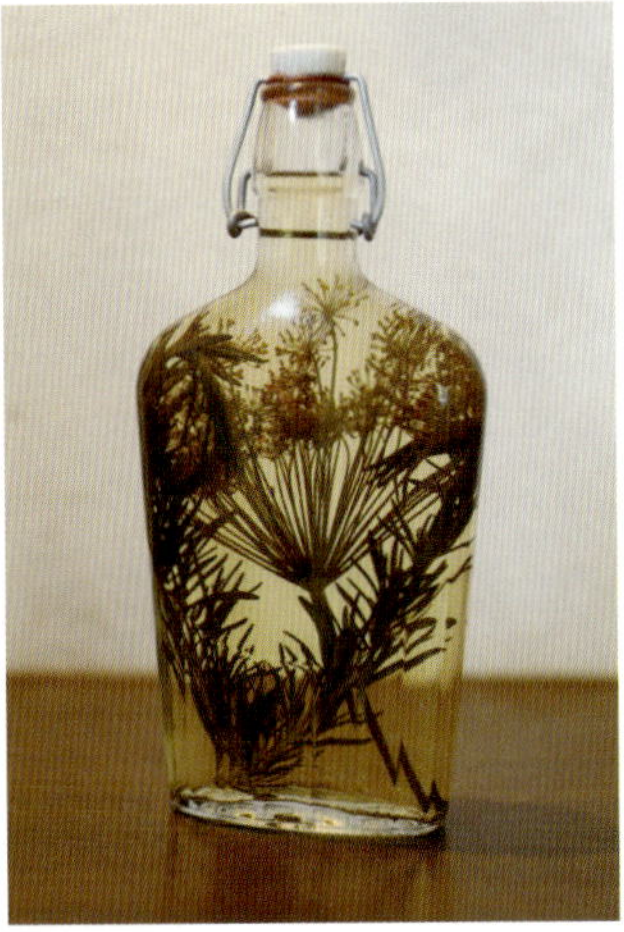

手に取ってハーブビネガーの瓶を見ていると、つい先日まで聞こえていた志保さんの声がしました。

「諦めちゃだめですよ」と。

そうですよね。命が終わったら、全てを手放して諦めなくてはならないのですから、生きてるうちから諦めることないですよね。

4日間の奇蹟

フェイスブックの友達やさまざまな方に見つけていただいて、Shihoさんの願いどおり、愛媛県産の伊予柑やクロモジを、小規模ではありますが、全国の方々に知っていただく機会を得ました。

心温まる応援をいただき、ハーブティーって素晴らしい、という気持ちを改めて感じることができました。

そんなエピソードの一つをご紹介します。

本物の味を知る、道後温泉ふなや旅館役員の方のお目に止まり、社長さんにも気に入っていただいて、カフェスペースとお土産コーナーに置いていただきました。

最後にお伝えするエピソード「4日間の奇蹟」は、ふなや旅館さんを舞台に始まりました。

ふなや旅館さんでShihoをお買い上げくださった方から、中身のクロモジとローゼルの説明がない、とお叱りの電話をいただきました。確かに、一般的に知られているものではないので、大変勉強になりました。

その方はいろいろと不遇な身の上で、痛みの強い持病がある上に、余命宣告をされたばかりで、怒りが治まらないと言われていました。「おつらいですね」そんな言葉しかかけられませんでしたが、じっくりとお話を伺うことができました。

翌日も、「リラックスできると言っていたのに、眠れなかった」とお電話がありました。前日は非通知、名前も名乗らないといわれましたが、その日はお名前を名乗って、お住まいもどのあたりかお伝えくださいました。いろいろお聞きして、「午後紅茶を飲まれたのならその影響もあるかも。また強いお薬を飲まれている方は味や香りもわかりにくく、機能性も十分に発揮できないかも」とお話ししました。

このことをフェイスブックに書くと、友人たちはあまり関わり合いにならない方がいいと心配してくれました。しかし、お話を聞きながら気付くことが、私の方にも沢山ありました。

3日目、非通知からの着信のすぐ後に、見知らぬ番号から電話がありました。「昨夜はよく眠れた。どうしてでしょう?」とのこと。Shihoだけでなく、いろいろな要因も関係あると思いますよ、とお話をしました。電話を切ってから、先方が敬語になられていたことに気付きました。もうこれで、お電話はないだろうと思っていました。

4日目、とても穏やかな声で電話があり、「昨日も眠れた」と短い報告がありました。病院へ行くためにタクシーを待たせてあると。

あれからお電話はありません。こちらから調べることができる、様々なヒントを伝えていただきました。どうなさっているのでしょうか?

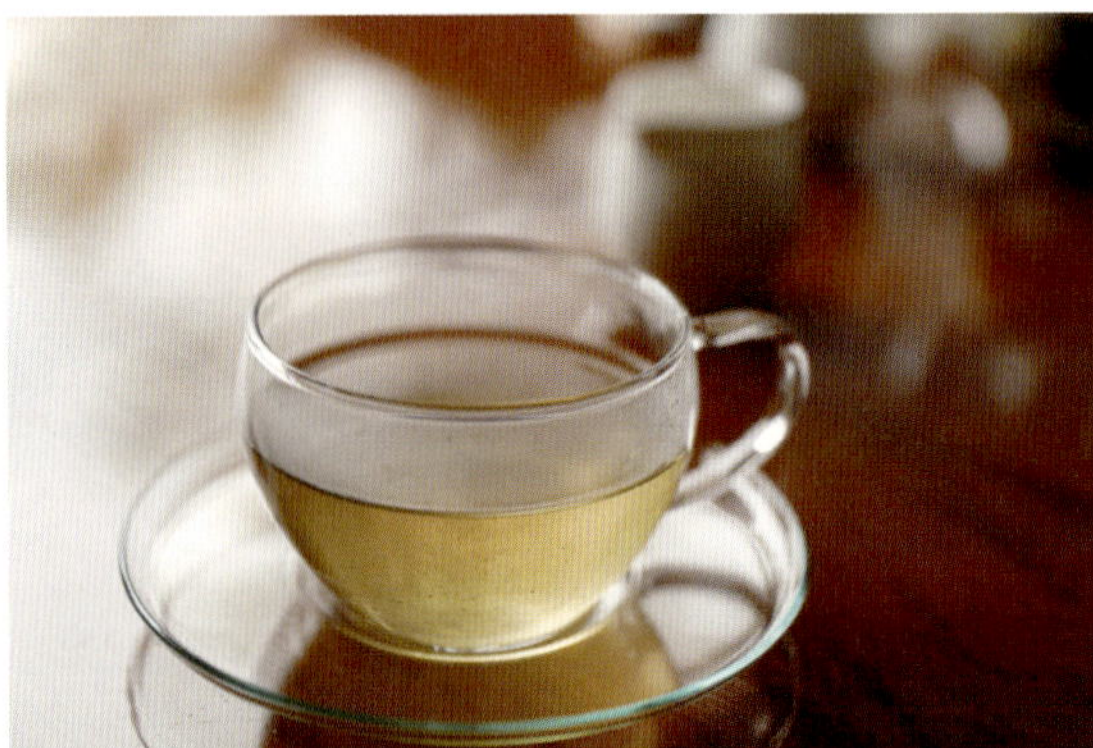

このことをあまり多くの方にはお伝えしていませんでした。お茶の宣伝、捏造エピソードと思われると、その方との4日間が汚されてしまうように思ったからです。

でも、Shihoの説明冊子を作るにあたり、迷いましたが、私の「とっておきの」エピソードとして最後に加えました。

おわりに

最後までお読みくださり、ありがとうございました。

私はよく、亡くなられた方へ想いを馳せ、話題にすると言われます。確かにこの本の中にも、今は彼岸に旅立った方々のエピソードがいくつもあります。私は亡くなった方から教わったことを、今この世に生命がある人たちにお伝えし、その生命をさらに輝かせることができるよう、バトンを預かっているのかもしれないと思うようになりました。

この本を制作するにあたり、多くの先輩方の少し古い書籍も参考にさせていただきました。今、世の中は新しいことに溢れ、情報も次々と書き換えられています。ただ、新しいことを求めるあまり、オリジナルを知らずにアレンジから入る、そんな印象も持っています。

そこで私は、安全性や体質に配慮しながら、長く使われてきたハーブを中心にご紹介させていただきました。はじめにも書きましたが、成分も多い順ではなく、特徴的なものを抜粋してご紹介しています。四半世紀にわたってハーブの魅力をお伝えする活動をしてきた者として、一般の方々にハーブの魅力を知っていただく最初の一歩として、削ぎ落としました。

ハーブに関心を持ち、いつかは伝える立場になりたい、と思われる方には物足りない内容だったかもしれません。勉強を始めると、学んだことを全部伝えたいと思う時期があります。さらに学びを続けると相手のニーズに合わせて、「自分の言葉で語る」ことができるようになります。私はこれからも入門者の方々に向けて、自分の言葉で語っていきたいと思っています。「簡単なことでいい」のではなく、発信は易しくても、大抵の質問には答えられるという自負を持つことです。自分が学んだことだけでなく、世界で何が起こっているか、安全性も日々情報が更新されています。ハーブの知識だけでなく、広く事象に関心を持ち、一見何の関連もないようなものにも関心を持って視野が狭くならないよう、学んだことを「自分の言葉で語ることができる」ようになっていただきたいと思います。

最近は講座でもスマホを机上に置き、講師が何か言うたびに検索して確認する方もいらっしゃいます。さきほどの「大抵の質問に答えられる」というのは、「わかっていることだけを伝える」ということです。そうすれば、ネットで調べてもらっても怖くはありませんし、もし、違う情報があると言われたら、そういう説もあるかもしれないが、「今のところ」こちらが正しいとされている、と胸を張って言えることだけを伝えればいいのです。

今はデジタル社会で、私はどちらかというと周囲からデジタル人間と思われていますし、デジタル機器はいち早く試す方です。でも、私たちは生身の人間ですから、「手から手へ、声から心へ、目から心へ」そんな営みが、疲れていびつになりそうな心を呼び戻してくれると信じます。

もしこの本を気に入っていただけたら、周りのどなたかに、「あなたは私の大切な人」と、なかなか言えない言葉を、この本に託して手渡していただければ幸いです。

出版にあたり、私が書いたものを読みたいと励ましてくれた多くの友人、私を導いてくださった先輩方、惜しみないご協力を下さったガーデン関係者の皆様、私の未熟な作品にアドバイスし、素敵な写真も提供してくださった尊敬するハーブの先輩熊谷博先生、私を励まし、素敵な本にしてくださったアトラス出版の中村さん、素敵なカバーを作ってくださったデザイナーの都築さん、お母様のことを本にすることを喜んでご承諾くださった志保さんの忘れ形見、星菜さん明日香さんご姉妹に心から感謝申し上げます。

ハーブのある暮らしに、家族の協力も欠かせません。半分呆れながらも、私の企てをいつも応援してくれる夫、人工知能を研究する長男、臨床心理士、公認心理師として大学病院に勤務する長女のアドバイスにより、裏付けられている内容もあります。

人生は終わってみなければわからない……とよく言われますが、嬉しいことや楽しい

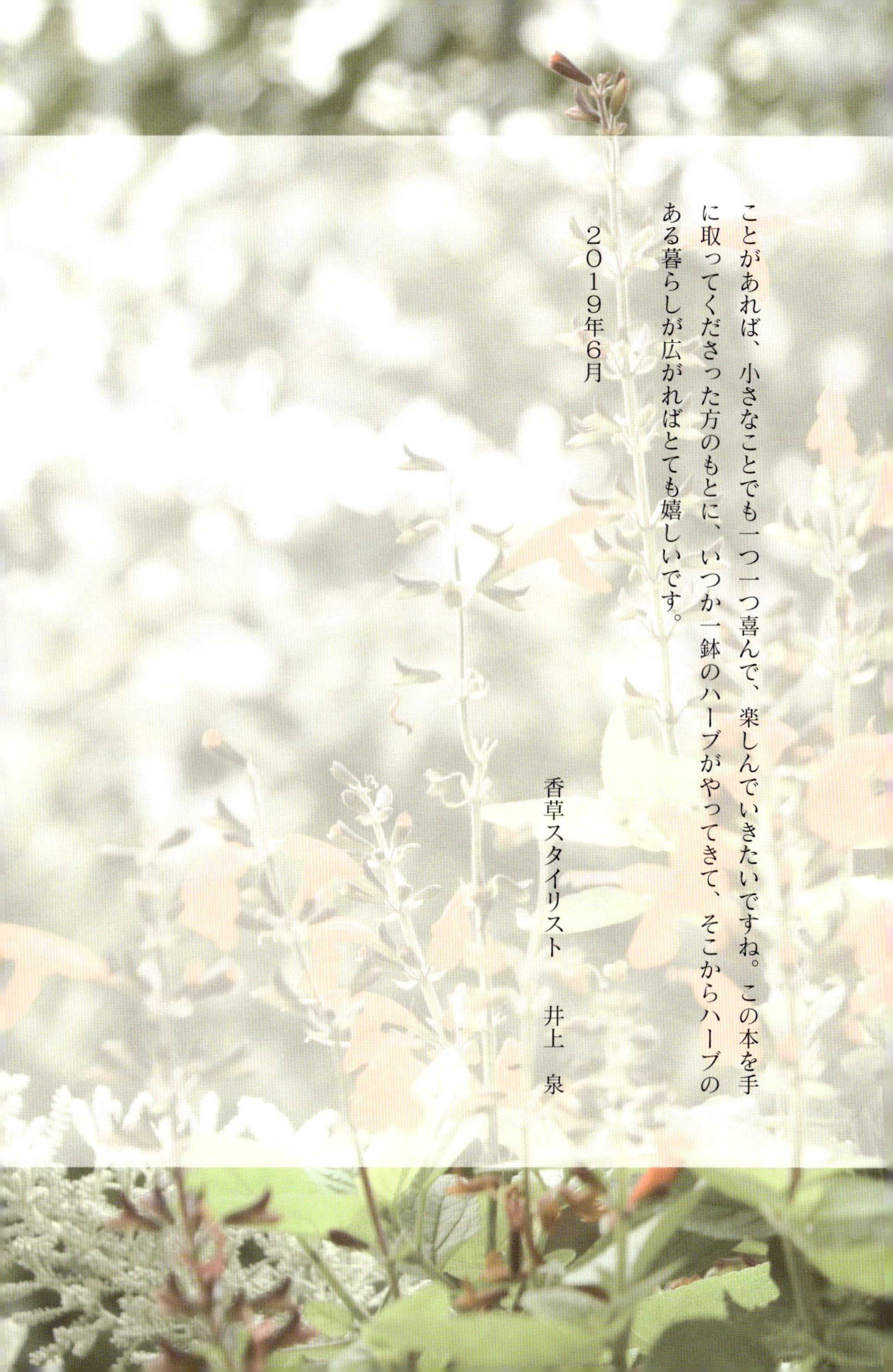

ことがあれば、小さなことでも一つ一つ喜んで、楽しんでいきたいですね。この本を手に取ってくださった方のもとに、いつか一鉢のハーブがやってきて、そこからハーブのある暮らしが広がればとても嬉しいです。

２０１９年６月

香草スタイリスト　井上　泉

ブレンドメモ

名前	
ブレンド日時	/　　/
内容	
機能性	
メモ	

名前	
ブレンド日時	/　　/
内容	
機能性	
メモ	

名前	
ブレンド日時	/　　/
内容	
機能性	
メモ	

名前	
ブレンド日時	/　　/
内容	
機能性	
メモ	

名前	
ブレンド日時	/ /
内容	
機能性	
メモ	

名前	
ブレンド日時	/ /
内容	
機能性	
メモ	

名前	
ブレンド日時	/ /
内容	
機能性	
メモ	

名前	
ブレンド日時	/ /
内容	
機能性	
メモ	

名前	
ブレンド日時	/　/
内容	
機能性	
メモ	

名前	
ブレンド日時	/　/
内容	
機能性	
メモ	

名前	
ブレンド日時	/　/
内容	
機能性	
メモ	

名前	
ブレンド日時	/　/
内容	
機能性	
メモ	

名前	
ブレンド日時	/ /
内容	
機能性	
メモ	

名前	
ブレンド日時	/ /
内容	
機能性	
メモ	

名前	
ブレンド日時	/ /
内容	
機能性	
メモ	

名前	
ブレンド日時	/ /
内容	
機能性	
メモ	

プロフィール

井上　泉　Izumi Inoue

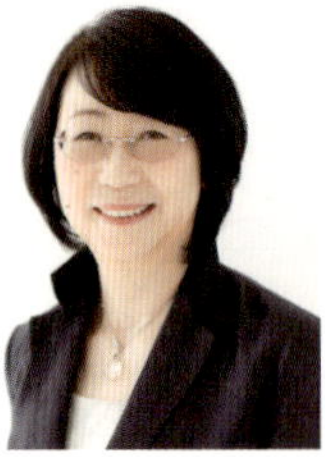

愛媛県松山市出身
広島大学教育学部卒
香草スタイル NaturalSpaceタッジー工房主宰
ジャパンハーブソサエティー 上級インストラクター
NHK 文化センター松山教室講師
愛媛県環境マイスター

ホームページ　http://kousoustyle.com

協力 (敬称略)

熊谷博　北川村モネの庭マルモッタン　館ヶ森アーク牧場

写真提供

熊谷博　酒井洸嘉　宮村真知子　園藤祐子　梶川嘉徳　高嶋清子　民本博利　一貫田達也　中村洋輔　紫竹ガーデン

撮影協力

石川真紀　岡野ゆき

カバーデザイン

都築洋文

心のお茶。大切な人へ

2019年6月21日　初版第1刷発行

著　者　井上 泉
発行人　中村洋輔
発　行　アトラス出版
〒790-0023 愛媛県松山市末広町 18-8
TEL 089-932-8131　FAX 089-932-8131
HP http://userweb.shikoku.ne.jp/atlas/
E-mail atlas888@shikoku.ne.jp
郵便振替 01650-5-8660
印　刷　不二印刷株式会社

ISBN979-4-906885-34-3 C0077